ENTRETIENS

DERMATOLOGIQUES

DE L'ÉCOLE LAILLER

(HOPITAL SAINT-LOUIS)

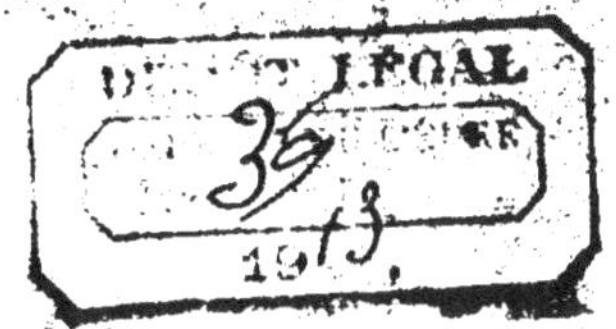

PAR

LE D' R. SABOURAUD

Chef du Laboratoire municipal de la Ville de Paris
à l'Hôpital Saint-Louis.

Avec 49 figures dans le texte.

PARIS

OCTAVE DOIN ET FILS, ÉDITEURS

8, PLACE DE L'ODÉON, 8

1913

ENTRETIENS

DERMATOLOGIQUES

ENTRETIENS
DERMATOLOGIQUES

A L'ÉCOLE LAILLER

(HOPITAL SAINT-LOUIS)

PAR

LE Dr R. SABOURAUD

Chef du Laboratoire municipal de la Ville de Paris
à l'Hôpital Saint-Louis.

Avec 49 figures dans le texte.

PARIS

OCTAVE DOIN ET FILS, ÉDITEURS

8, PLACE DE L'ODÉON, 8

1913

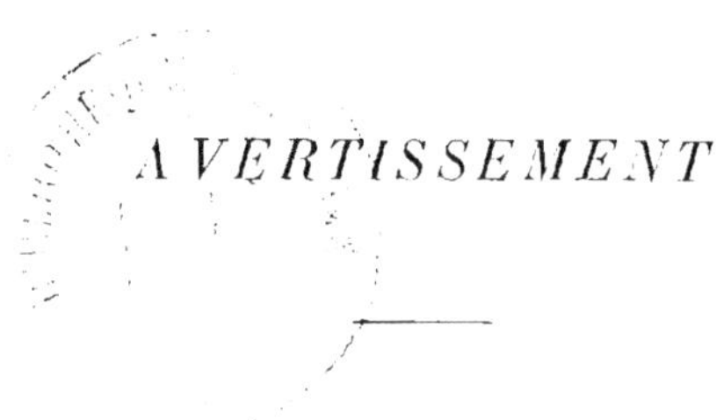

AVERTISSEMENT

Ces années dernières, j'ai publié — le plus souvent dans La Clinique — des articles de dermatologie pratique. Ce sont ces articles que je réunis aujourd'hui en un volume, à la demande de quelques amis qui, les ayant lus avec intérêt, ont supposé qu'ils pouvaient intéresser d'autres lecteurs.

Ces articles résument pour la plupart l'enseignement que je donne chaque semaine au laboratoire de l'École Lailler, à l'hôpital Saint-Louis. Évidemment ce livre n'est pas, au sens propre du mot, un livre didactique, car il est loin de comprendre tous les cas dermatologiques qui peuvent se présenter au médecin. Tel qu'il est, il peut représenter cependant pour le praticien un livre utile.

La grande préoccupation qu'on a eue en l'écrivant a été de faire comprendre, à tous, des questions souvent mal comprises parce qu'elles sont souvent mal exposées. La clarté même un peu schématique est une nécessité première de tout enseignement.

En outre, ces articles ont été expressément consacrés aux cas cliniques les plus ordinaires et les plus fréquents. Les monographies sur les cas rares peuvent *intéresser le spécialiste, elles ne sont d'aucun intérêt pour celui qui n'en verra jamais d'exemples.*

Enfin cet enseignement écarte les hypothèses cliniques et les recherches de laboratoire quand elles n'ont pas un intérêt pratique immédiat. Au laboratoire, pour une expérience qui doit passer dans le domaine de la pratique journalière, mille autres n'auront servi qu'à trouver celle-là. De ces mille recherches il est inutile de parler. Quand donc il sera question ici d'histologie ou de bactériologie ce sera seulement à l'occasion d'un fait de pratique et pour justifier un procédé thérapeutique ou éclairer la conduite à suivre dans un cas donné. De même les théories générales ne seront discutées qu'en tant qu'elles auront donné lieu à des pratiques médicales justifiées ou discutables, pour les justifier ou les discuter.

Les matières traitées sont divisées en quelques chapitres, eux-mêmes subdivisés en de très courts articles, ayant chacun un objet particulier.

I. — De ces chapitres le premier a trait aux principales affections séborrhéiques : pityriasis, acné, séborrhées, calvitie.

II. — Le second traite des alopécies et de la pelade.

III. — Le troisième de quelques épidermophyties ou épidermites parasitaires.

IV. — Le quatrième a pour objet les pyodermites *de toute origine et de toutes formes : folliculites, furonculose, sycosis et impétigos.*

V. — Le cinquième traite de questions relatives à l'eczéma et aux prurigos.

Deux chapitres de thérapeutique terminent ce livre :

VI. — L'un consacré aux médicaments dermatologiques usuels et surtout à ceux qu'on connaît peu et qui pourtant peuvent servir journellement au prati-cien.

VII. — L'autre aux procédés de petite chirurgie der-matologique facile, qui doivent être à la portée de tous les médecins.

R. Sabouraud.

Paris, octobre 1912.

ENTRETIENS
DERMATOLOGIQUES
A L'ÉCOLE LAILLER

CHAPITRE PREMIER

PITYRIASIS, SÉBORRHÉE, ACNÉ, CALVITIE ET ALOPÉCIES SÉBORRHÉIQUES.

I. Quelques mots sur l'étiologie de la calvitie masculine. — II. Sur les rapports de la calvitie masculine avec les fonctions sexuelles. — III. Sur les alopécies spontanées de la femme. — IV. Microbisme spontané de la peau humaine : ses quatre hôtes et parasites les plus fréquents. — V. La désinfection cutanée est-elle possible ? — VI. Le pityriasis simple et son traitement. — VII. Analyse clinique et microbienne de la séborrhée vraie microbacillaire. — VIII. Hypothèses actuelles concernant l'étiologie générale des états séborrhéiques.

Acnés : — IX. Le rhinophyma. — X. Acnés congestives par troubles gastriques : acnés indurées par stase fécale. — XI. De l'acné chronique de la nuque.

I

Quelques mots sur l'étiologie de la calvitie masculine.

On écrit tous les jours sur l'hygiène de la chevelure, et, à mon avis, sans connaître les faits qui doivent, en cette question, provoquer les premières remarques du médecin. Que faut-il pour voir clair en ces matières ? Il faut examiner — sans aucune idée préalable — beaucoup de chevelures, et laisser parler les patients dont les cheveux tombent. Cette méthode est simple, mais il faut la pratiquer pendant des années.

Les premières remarques que l'on fera seront extrêmement sommaires, mais elles sont capitales. Peu à peu, entre celles-là, viendront s'en intercaler d'autres, de moindre importance, qui se placeront chacune à son rang, d'après sa valeur.

Quelles sont ces remarques ? La première, c'est qu'il faut distinguer essentiellement les alopécies en plaques des alopécies diffuses.

Les alopécies en plaques se présentent comme des maladies ordinairement passagères, elles surviennent comme des accidents dans la vie du malade. Sans doute, elles ont dans l'individu des racines profondes puisqu'elles sont très souvent récidivantes. Pourtant, nombre de malades qui ont présenté des plaques alopéciques se guérissent et n'en reverront jamais ; ils ont traversé leur pelade comme une rougeole ou mieux, comme une sciatique, comme une jaunisse.

Il en est tout autrement quand il s'agit des alopécies diffuses. Certaines sont aiguës, mais alors elles suivent un accident, une infection, une opération, des couches, une typhoïde, une syphilis. Ces cas mis hors de compte, il ne reste plus que les alopécies diffuses, chroniques, paroxystiques mais continues, et le groupe que forment celles-ci est dans l'ensemble des maladies du cuir chevelu de beaucoup le groupe le plus important. Les cas en sont nombreux au point d'en être banaux.

Poursuivons notre examen en observateur détaché de toute idée préconçue, sans même vouloir penser d'abord à une théorie étiologique ou à un système pathogénétique quelconque. Nous constaterons que presque jamais on ne nous consulte pour une alopécie diffuse avant seize ou dix-huit ans, tandis qu'à partir de cet âge et jusqu'à vingt-cinq ans les patients qui nous viennent voir pour cette cause sont de plus en plus nombreux ; et si nous suivons ce que deviennent les sujets qui commencent à perdre leurs cheveux autour de la vingtième année que verrons-nous ? Nous verrons qu'ils continuent à les perdre toute leur vie. On peut donc résumer ces observations en une première loi que voici : *Jusqu'à seize ou dix-huit ans, il n'existe presque pas d'alopécie diffuse, sans cause générale évidente ; à partir de seize à dix-huit ans, et, plus précisément, entre dix-huit et vingt-deux ans, hommes et femmes se partagent en deux catégories : il y a ceux qui ne perdront jamais leurs cheveux et ceux qui en perdront toujours trop.*

Suivons maintenant ce qui advient chez les hommes et chez les femmes et nous verrons cette chose très étonnante et très certaine : que l'évolution de cette alopécie chronique diffuse et paroxystique varie suivant les sexes : *L'homme devient chauve et la femme ne le devient pas.*

La calvitie de l'homme, celle que schématise la tête classique d'Hippocrate, si bien que P. Raymond avait inventé pour elle le mot de calvitie hippocratique, est une chose exclusivement masculine. Elle est trop connue pour que je la décrive en ses caractères.

Chez la femme, l'alopécie progressive existe, mais elle est beaucoup plus diffuse, elle éclaircit les tempes comme le vertex, en respectant le segment occipital. La chevelure perd de son abondance, de sa longueur, le cuir chevelu montre des cheveux plus fins, plus rares, en partie caducs ; la peau est donc bien moins couverte qu'autrefois, mais, ce qui est tout à fait certain pour moi, et hors de conteste après quinze ans d'études et d'observations journalières de ces faits, c'est que si la femme portait, comme l'homme, les cheveux courts, les hommes et les femmes ne seraient aucunement dégarnis de la même manière, la femme ne montrant jamais d'alopécie totale du vertex et présentant une chevelure aussi raréfiée sur les tempes que sur le sommet ; chez elles, les régions même les plus frappées restant chauves très incomplètement.

La première question qui se pose, devant cette analogie et ces différences, qui semblent liées au sexe même des patients, n'est-elle pas de se demander si le sexe, les fonctions sexuelles, n'ont pas sur l'alopécie diffuse idiopathique progressive une influence générale à préciser. Or, si nous étudions, de ce point de vue, la chevelure des enfants, depuis la première enfance, jusqu'à la puberté complète, il est impossible de trouver dans la pathologie du cuir chevelu une différence suivant les sexes. De trois à dix ans, il est presque rare de ne pas trouver le cuir chevelu sain et propre ; vers douze ans, il devient souvent pelliculeux d'une façon progressive. Ce sont des pellicules sèches, caduques, poudrant les cheveux et couvrant le col des vêtements d'une poussière lamelleuse qui se reproduit sans cesse.

Cette phase une fois passée (elle dure deux ou trois ans), la pellicule cesse d'être caduque, parce qu'elle devient grasse. La peau est recouverte alors d'une couche de pellicules imbibées de graisse. Cependant le cheveu ne tombe pas encore. Mais, quelques

années plus tard, nous arrivons à l'âge de la sexualité complète, à l'âge nubile, c'est l'âge où l'alopécie
commence.

Il y a donc un âge critique pour la chevelure. C'est
entre dix-huit et vingt-deux ans que débutent les
alopécies progressives diffuses, et qu'elles se diffé-
rencieront suivant les sexes. C'est l'âge où le médecin
peut savoir les hommes qui deviendront chauves
et les femmes qui, sans devenir chauves, perdront
des cheveux toute leur vie.

Il est dès lors impossible de ne pas penser que ces
alopécies dites idiopathiques, dont le début précède
de si peu l'ébauche de la sexualisation, et dont l'établissement coïncide avec la sexualité parfaite présentent, avec la fonction sexuelle, une très intime relation.

Eh bien, cherchez dans les écrits modernes, vous
ne trouverez aucune mention de ces faits-là. Mais
tous les anciens et particulièrement Aristote ont
insisté sur eux. Aristote, en ses problèmes, pose
celui-ci, très suggestif :

Ni l'enfant, ni la femme, NI L'EUNUQUE, *ne deviennent
chauves. Pourquoi ?*

Nous savons bien que le développement pilaire
coexistant avec la formation sexuelle, aux aisselles
et au pubis, dans les deux sexes, au menton chez
l'homme, est entravé, limité ou nul lorsque le développement sexuel se fait mal ou ne se fait pas. Mais
lequel d'entre nous sait aujourd'hui si l'eunuque
peut ou non devenir chauve ? La question présente
pourtant, ne fût-ce qu'au point de vue biologique,
un incontestable intérêt.

Il y a quelques années, j'ai pu faire une enquête
à ce sujet, non pas moi-même, mais par l'inter-

médiaire de M. de K... ayant au Palais de Constantinople ses grandes et petites entrées, sous le règne du dernier sultan. Abdul-Hamid avait à sa cour cent cinquante-sept eunuques. L'enquête faite par le médecin du sérail et que me rapporta M. de K... concluait : *Qu'aucun des cent cinquante-sept eunuques n'était chauve sauf un qui n'avait aucun poil sur le corps*, termes qui semblent se rapporter à une grande pelade décalvante totale, non pas à une calvitie. Cet essai de statistique est problématique, je le veux bien, puisqu'il s'agit de faits que je n'ai pas vus. Il corrobore pourtant le mot d'Aristote.

En Europe, hors Constantinople, les eunuques sont rares, mais on en rencontre quelquefois, il serait intéressant d'en suivre l'observation en ce qui concerne mon sujet. On pourrait souhaiter aussi, sur le même point, quelques enquêtes des médecins européens en Orient.

Quoi qu'il en soit, les remarques qui précédent valaient, il me semble, la peine d'être faites. Ensemble, elles font un bloc, qu'on ne peut laisser de côté, quand on traite de la question.

Ce rapport de la virilité et de la calvitie fût-il fixé, le fait n'enlèverait encore que peu d'inconnues à un problème qui en a beaucoup. Car tous les hommes qui ne deviennent pas chauves ne sont pas eunuques, néanmoins poser ainsi la question peut être déjà utile.

A la vérité, Jacquet, étudiant la sécrétion sébacée, chez le fœtus, avait nettement rapproché le phénomène de cette sécrétion (avec celui de la pousse et de la mue pilaires) des phénomènes corrélatifs de développement dont les organes sexuels sont le siège.

Pour lui, *la seborrhoea infantium*, qui fait la calotte du nourrisson serait homologue à la sécrétion lactée dont beaucoup de nouveau-nés, même mâles, montrent des exemples.

Néanmoins, dans une conférence sur la calvitie, postérieure à cette étude et qui est un vrai morceau oratoire, Jacquet ne suit pas cette idée. Il énumère toute la série des causes qu'on donne d'ordinaire à la calvitie, sans parler du rôle étiologique possible de la glande sexuelle. Ainsi, depuis les Anciens, personne, je crois, n'a fait de la puissance virile la condition nécessaire et absolue de la calvitie.

Est-ce à dire que la vieille opinion qui faisait des chauves précoces de jeunes débauchés pourrait avoir quelque fondement? Je ne le crois pas du tout. Mon enquête m'aurait plutôt conduit à faire quelque rapprochement entre la sexualité *précoce* et la calvitie *précoce*. Si le fait était prouvé, mais il est de preuve difficile, il retrouverait encore une tradition antique : le canon grec, qui faisait le satyre jeune, hirsute et chauve. Et ici, beaucoup de vases grecs du Louvre pourraient nous servir d'exemples.

En tous cas, je n'ai pu voir entre les excès sexuels et la calvitie aucune relation directe et je ne crois pas davantage que la continence ait une action inverse sur elle.

Quant à la castration faite au cours d'une calvitie progressive, il y en eut bien probablement des cas mais sans qu'on ait observé avec soin l'effet de l'opération sur l'alopécie en évolution.

A peine pourrait-on signaler à ce propos, chez quelques vieux chauves, chauves depuis trente ans et plus, ayant passé la soixantaine, une assez singulière repousse de cheveux grêles formant cimier sur la région du vertex tout à fait nue jusque-là. C'est un phénomène dont j'ai été plusieurs fois témoin et que j'ai mentionné, voici sept ans déjà, à une époque où le problème de la calvitie ne s'était point encore posé à moi de la même façon, au milieu du groupe de faits que je viens de signaler.

Ceci dit, quelle part faire à la glande sexuelle dans la genèse de la calvitie? Il faut d'abord supposer son action prouvée, et la preuve absolue n'en est pas fournie ; mais l'importance et le mode d'action : le *quantum* et le *quo modo* de ce facteur dans l'étiologie de la calvitie, resteraient à préciser comme à mesurer.

C'est miracle de voir telles questions traitées comme résolues et par des médecins qui ne les ont aucunement étudiées de façon spéciale, alors que l'analyse scientifique de ces phénomènes n'est pas même commencée.

Parce que j'agite une des causes possibles de la calvitie, ce n'est aucunement prétendre savoir tout ce qu'on en pourrait connaître. La vieille scholastique discernait les causes *prochaines* de la cause *efficiente*, et de même la vieille médecine, à côté de la cause nécessaire et suffisante connaissait les causes prédisposantes. Il serait déjà intéressant qu'on pût dire de la calvitie, de quelle manière elle est liée à la virilité, cela laisserait place encore à beaucoup d'hypothèses, et même à beaucoup de recherches expérimentales.

Je ne crois pas du tout avoir épuisé le sujet, et j'y reviendrai.

II

Sur les rapports de la calvitie masculine
avec les fonctions sexuelles.

A la suite de la publication de ces faits, j'ai reçu d'un de nos confrères de Constantinople la lettre suivante, qui me paraît d'un haut intérêt. Je la transcris en y omettant seulement les indications qui pourraient, par leur précision, désigner à quelque lecteur les personnes dont il est parlé :

Couscoundjouk Constantinople, le 25 mai 1910.

« Monsieur et cher maître,

» J'ai lu, il y a quelques jours, dans le *Journal de Médecine et de Chirurgie pratiques*, dirigé par M. Championnière, un extrait de l'un de vos articles où vous émettiez cette conclusion que la virilité paraissait avoir quelque relation avec la calvitie précoce, qualifiée d'arthritique. Les eunuques n'en seraient point atteints. Vous appeliez l'attention des praticiens de Constantinople comme étant dans un milieu propice pour des observations de ce genre.

» J'exerce ici depuis 1904. Je vais chez des clients ayant harem avec odalisques et eunuques. J'en ai vu, par conséquent, près d'une vingtaine. Eh bien, je ne me rappelle pas en avoir vu un seul qui fût chauve. Bien plus, hier, étant en visite auprès d'une cliente ayant fait partie d'un harem et mariée depuis.... je lui ai demandé si elle se rappelait, dans sa longue période de temps vécue auprès du Prince X... (période qui se monte au moins à quinze ans), avoir remarqué un eunuque qui fût chauve. Ma cliente est intelligente et observatrice, et elle me déclara nettement qu'elle n'en avait pas vu un seul.

» Tout cela, il me semble, corrobore vos idées. Je vous donne ces observations pour ce qu'elles valent. Je me ferai un plaisir de continuer cette petite enquête si cela vous fait plaisir.

» Veuillez agréer, etc.

Dr PISANTÉ »,
de l'Université de Paris.

Depuis lors j'ai encore reçu de mon collègue en dermatologie, le Dr Menahem Hodara, la lettre suivante sur le même sujet :

Constantinople, 9 janvier 1911.

« En ce qui concerne l'existence ou la non existence de la calvitie chez les eunuques, je puis affirmer avec la plus grande certitude que parmi le grand nombre d'eunuques que j'ai vus, comme Dermatologue du palais du sultan, je n'ai pas observé un seul cas de calvitie. »

Même observation d'un de nos confrères du Caire.

Enfin, je tiens du Prince B... qu'il a vu en Perse sans doute près de mille eunuques, sans rencontrer parmi eux un seul chauve. Il a toujours existé un grand nombre d'eunuques dans le palais de son père, et bien qu'on ne puisse plus que rarement s'en procurer, il en existe encore dix. Aucun d'eux n'est chauve même à un âge avancé.

Ces documents appuient non seulement mon enquête personnelle, mais l'affirmation première d'Aristote qui avait attiré mon attention sur ce point. La question : *Comment la calvitie banale est solidaire de la fonction sexuelle mâle*, est donc désormais nettement posée.

III

Sur les alopécies spontanées de la femme.

Jusqu'à dix-huit ou vingt ans la chevelure des jeunes filles reste en général solide, sauf accident. Et j'appelle accidents, non seulement l'alopécie qui suivra une fièvre typhoïde ou une scarlatine, mais les teignes de l'enfant, les alopécies en aires, et tous états morbides comportant un cachet d'exception et de rareté.

A partir de dix-huit ou vingt ans, au contraire, on pourra diviser les chevelures de femmes en deux catégories inverses. Beaucoup n'auront besoin d'aucun soin pour rester solides et belles. D'autres, en grand nombre, en dépit de tous soins, péricliteront peu à peu, parce qu'elles perdront trop de cheveux tous les jours. Des premières je n'ai guère à parler, c'est aux secondes que cet article sera consacré.

Donc, c'est aux environs de la vingtième année que l'avenir d'une chevelure se décide ; je l'ai dit. Et cela est vrai pour les deux sexes, car c'est aussi vers cet âge, qu'on voit commencer chez les jeunes gens l'alopécie du vertex qui conduira un si grand nombre d'entre eux à la calvitie. Mais, entre les alopécies spontanées des deux sexes existent de telles différences qu'on est forcé d'en parler séparément. Et je ne traiterai ici que des alopécies spontanées de la femme.

Or, tandis que beaucoup d'hommes deviendront tout à fait chauves du vertex, très peu de femmes se dénuderont suivant le même type. Elles perdront des cheveux sur toute la moitié antérieure du cuir chevelu, les tempes comprises, sans perdre aucun de leurs cheveux de la région occipitale. Et alors, d'année en année, chez ces jeunes femmes, la chevelure deviendra plus médiocre, mais sans qu'aucune place nue se produise pourtant.

Parmi les cheveux qui tombent ainsi journellement, se trouvent beaucoup des plus longs. Ainsi la chevelure malade perd, à la fois, de sa longueur et de son volume. Peu à peu, elle deviendra tout à fait pauvre. A cinquante ans, le chignon aura disparu, et sur tout le tour du cuir chevelu, en couronne, la peau sera devenue visible à travers les cheveux raréfiés.

D'abord la chute est autumnale, elle commence au mois d'août et finit en octobre ; peu à peu sa durée augmente ; elle ne s'arrête plus, et si l'on observe, de temps à autre, surtout en été, des crises de chute plus abondante, même dans leur intervalle, le sujet perdra chaque jour trop de cheveux. A la longue, la femme qui a cru d'abord que la chute s'arrêterait toute seule, prend peur, elle croit à sa calvitie prochaine et totale, ce qui est exagéré, et alors souvent, le médecin voit naître et grandir sous l'influence du chagrin que cause cette chute de cheveux quotidienne, une phobie qui peut atteindre aux proportions d'un état semi-délirant.

Ceux qui n'ont pas étudié ces alopécies en apparence spontanées, ont toujours une tendance à incriminer dans leur genèse l'état général du sujet. Telle jeune fille a eu une croissance trop hâtive, telle autre, trop lente. On incrimine la chlorose, les troubles menstruels, l'état nerveux, ou encore cette mine inépuisable d'erreurs cliniques que l'on nomme l'arthritisme. Nos anciens disaient plus simplement :

alopécie idiopathique, ou spontanée, c'est-à-dire de cause inconnue.

En réalité, si l'on excepte l'alopécie puerpérale, l'alopécie spécifique, et les pelades, les états généraux non fébriles ne sont jamais cause d'alopécie, au moins d'alopécie assez importante pour qu'on s'en occupe. Dans ces alopécies soi-disant idiopathiques et spontanées, il y a un symptôme local uniforme et caractéristique, c'est un état gras, progressivement plus gras, de la peau. Et ceci demande quelques mots d'explication.

Lorsqu'à dix-huit, vingt, vingt-deux, vingt-cinq ans, un cuir chevelu commence à perdre des cheveux diffusément et par crises répétées, ce cuir chevelu a déjà une longue histoire pathologique à laquelle le sujet n'a pas ordinairement pris garde. Six ou sept ans plus tôt, vers douze ans, ont existé des pellicules sèches dont l'enfant ne pouvait se débarrasser. Mais alors on s'en inquiétait peu, car le cheveu ne tombait pas. Peu à peu les pellicules ont semblé disparaître ; en réalité, de sèches qu'elles étaient, elles devenaient grasses ; étant plus adhérentes à la peau, elles étaient moins visibles parce qu'elles tombaient moins. C'est à partir de ce moment que la chute de cheveux commence.

Ainsi, quand les pellicules tombaient (pellicules sèches), le cheveu ne tombait pas, et quand les pellicules ne tombent plus (pellicules grasses), c'est le cheveu qui tombe. Ces états pelliculaires s'accompagnent plus ou moins de démangeaisons, et les patientes remarquent que quand elles se grattent, elles remplissent le dessous de leurs ongles d'une boue jaunâtre (pityriasis stéatoïde). Plus les années viendront, moins l'élément pelliculaire paraîtra évident, et plus l'état gras, au contraire, s'accentuera. De même la chute.

Ainsi donc, lorsque des jeunes filles ou des jeunes femmes viennent consulter pour une chute de cheveux perpétuelle, souvent elles ont remarqué elles-mêmes (et il est toujours facile au médecin de voir) que les cheveux sont collés par mèches de cinq à cinquante, qu'ils ne sont pas soyeux, qu'ils ne s'ébouriffent pas, et que le cuir chevelu sous-jacent est onctueux, ou même recouvert d'une graisse jaune, adhérente, tachant largement le papier-soie.

Beaucoup de femmes, en décrivant cet état-là ont un euphémisme ; elles disent : « Mes cheveux se salissent vite », ce qui est vrai, car la graisse dont ils sont couverts attache à eux toutes les poussières. Ou bien : « Mon cuir chevelu est toujours malpropre. » Ce qui est vrai encore. Mais, il faut s'entendre ; un cuir chevelu à cheveux longs n'est jamais sali par les poussières extérieures, car les cheveux longs préservent la peau comme un bouchon d'ouate hydrophile préserve de souillure un tube de culture. Un cuir chevelu à cheveux longs se salit donc par ses sécrétions exclusivement. Eh bien, il est facile de remarquer que les cuirs chevelus qui ne se salissent pas gardent leurs cheveux et que ceux qui se salissent les perdent.

D'après ces observations qui résument très simplement une question en fait plus complexe, on peut conclure que l'hygiène d'une chevelure saine sera aisée, car un cuir chevelu sain est propre naturellement, et que l'hygiène d'une chevelure qui perd ses cheveux sera difficile, car un cuir chevelu gras se souille et souille les cheveux incessamment.

Comprenez n'est-ce pas qu'il y a en tout cela des degrés morbides innombrables, depuis la chevelure presque sèche au cuir chevelu trempé de graisse, mais rappelez-vous que ce type morbide est extrêmement fréquent chez la femme autour de la vingtième année et qu'ainsi, à partir de cet âge, il y a deux types inverses de cuirs chevelus féminins, le *type sec et sain* et le *type gras malade*.

Laissons de côté les questions obscures de pathogénie et bornons-nous à l'observation des faits, ils sont intéressants en eux-mêmes, et bien qu'ils n'éclairent pas la cause de la maladie, ils éclairent sa thérapeutique. Tout se passe en effet, comme si l'élément gras caractéristique des chevelures caduques était la cause de leur caducité. Supprimez la graisse, la chute s'arrête.

Or, il n'y a pas de traitement actif de ces exsudations grasses, il n'y a pas de traitement qui les tarisse. Je ne crois pas qu'on ait un seul moyen de diminuer définitivement leur production, sauf seulement pendant qu'on les traite.

Notre thérapeutique se borne donc à peu près à enlever les graisses exsudées, ce n'est même pas de la thérapeutique à proprement parler, c'est de l'hygiène locale. L'expérience prouve que cette hygiène est utile, nécessaire. Un à deux savonnages bien faits arrêtent l'alopécie ou la réduisent considérablement.

Quand l'état gras redevient marqué, la chute recommence, de nouveau, un savonnage l'arrête, et ainsi de suite. Il y a des patientes qui le savent et qui ont trouvé ou ont appris par ouï-dire la valeur des

savonnages répétés. Elles s'en expliquent au médecin :
« Quand je savonne mes cheveux et qu'ils sont secs,
ils sont solides. Quand ils redeviennent gras, de
nouveau, ils tombent. » D'autres sont arrivées à ce
traitement par coquetterie. Les cheveux gras sont
plats, ils semblent mouillés ; une fois savonnés, ils
sont secs, « vaporeux », ils paraissent plus nombreux
et « fournissent » davantage, etc.

Beaucoup de patientes, hantées par cet état de
caducité persistante de leur chevelure, ont essayé de
tous les traitements, et en pratiquant chacun d'eux,
ont eu la constance de tenir une comptabilité exacte
du nombre de cheveux tombés. Ces malades sont des
neurasthéniques plus ou moins maniaques, mais
leurs livres de compte sont d'un enseignement incom-
parable pour le médecin. Ils montrent qu'un savonnage bien fait cause la chute d'un grand nombre de
cheveux, mais que ce nombre est inférieur des deux
tiers à ce qu'eût été la chute des jours suivants que
le savonnage prévient. Ils montrent que, de jour en
jour, après chaque savonnage, la chute reprend peu
à peu, et qu'au cinquième, au dixième, au quinzième
jour, suivant les sujets, elle a repris le taux auquel
on l'observait avant le savonnage. Enfin ils montrent
que cette série de faits se renouvelle intégralement
après chaque savonnage. Et cette comptabilité appliquée aux divers autres traitements préconisés, par
l'un ou par l'autre, contre ces alopécies idiopathiques,
montre qu'en général le savonnage du cuir chevelu
est le meilleur traitement à appliquer aux chevelures
caduques de jeunes femmes.

Je devrais placer ici tout un chapitre de menus

faits. Et je devrais réfuter d'abord la série innombrable des *a priori* et des préjugés.

L'un des plus communs est celui-ci qu'il faut des graisses pour nourrir le cuir chevelu et le cheveu. De là, même dans les traités dermatologiques, le grand nombre des préparations à base d'huile de ricin, de moelle de bœuf, etc. Je ne connais pas en ce sujet d'idée plus fausse. Un seul fait mal interprété pourrait expliquer cette erreur. Beaucoup s'imaginent que les pellicules viennent de l'aridité du cuir chevelu. Cela est si vrai qu'à chaque instant une patiente nous annonce qu'elle a le cuir chevelu et le cheveu secs alors que sa peau est couverte de pellicules baignées de graisse.

Mais comme l'application de pommades colle les pellicules à la peau et les rend moins visibles, l'opinion erronée des patientes leur semble se justifier par un fait d'expérience.

Beaucoup d'autres préjugés existent encore sur cette question. Parmi les patientes, certaines ont la crainte et l'horreur des savonnages :

« Tout le monde sait, objectent-elles sérieusement, qu'il est très malsain pour le cuir chevelu de le mouiller. »

Comme s'il y avait un point du corps qu'il fût fâcheux de tenir propre.

« Chaque fois que j'ai fait un savonnage, disent les autres, mes cheveux sont tombés en quantité. »

Ce qui est vrai, mais nous ne ressuscitons pas les morts.

Ou encore :

« Je ne puis faire un savonnage sans me donner des névralgies. »

Mais, enquête faite, la peur des névralgies a même empêché qu'on en fît un seul. Il y a toute une série d'autres objections :

« Mes cheveux ne supportent pas le savonnage, car après chacun ils restent tout collés et salissent le peigne... »

Il s'agit de mauvais lavages ayant laissé les cheveux couverts de savon.

Ou bien :

« Le savonnage a rendu mes cheveux cassants, ou bien il les a roussis... »

Parce qu'on a employé un savon trop potassique, etc.

Il y a bien d'autres malfaçons ; il y a les femmes qui se frottent les cheveux avec le pain de savon lui-même, ce qui remplit les cheveux de parcelles de savon non fondu. Il y a les femmes qui croient nécessaire de savonner chaque fois les cheveux dans toute leur longueur, ce qui émiette leur extrémité. Il y a les femmes qui rincent le savon avec une eau chargée d'ammoniaque, ce qui rend les cheveux roux et fragiles, mais je n'en finirais pas si je voulais énumérer toutes les erreurs de technique possibles et le mieux me semble d'indiquer celle qui doit être suivie.

Je supposerai, ce qui est le cas ordinaire, une femme dont les cheveux longs descendent à peu près jusqu'à la hauteur de la ceinture : les savonner chaque fois dans toute leur longueur est inutile, la brosse suffit parfaitement à nettoyer les cheveux sauf dans les quinze centimètres de leur racine, quand ils existent sur un cuir chevelu trop gras, qui les salit. C'est donc cette longueur de leur base qu'il faut savonner, non pas le reste.

Pour cela on partage la chevelure en quatre ou six nattes, suivant son volume. on commence à tresser les nattes à quinze centimètres de la peau, et on lie l'extrémité des nattes qui ne seront plus déliées qu'au moment de les sécher. Ensuite, on place dans une petite auge remplie d'eau le savon dont on se servira, on frotte sur lui une brosse à dents. Avec elle ensuite on brossera le cuir chevelu. raie par raie, sur toute sa surface. même au-dessous de chaque natte, dans des trous qu'on pratique avec les doigts de la main gauche. Cette opération dure dix minutes. Ensuite, on rince et on sèche. Pour rincer, le plus simple est de se servir d'un arrosoir de jardin rempli d'eau chaude. qu'on additionne, si l'eau est crayeuse, pour chaque litre d'eau, d'une noisette de sous-carbonate de soude. On rince une deuxième fois à l'eau pure, chaude ou froide, au gré de la patiente, et on sèche. Si les cheveux sont demi-courts, le séchage se fait à la serviette chaude, simplement. Pour sécher les cheveux plus longs, on peut utiliser une bouche de calorifère, un radiateur, etc. Le moyen le plus commode est de repasser les cheveux au fer. C'est au moment de procéder à ce séchage, et non pas avant, qu'on libère les cheveux nattés. on les peigne ce qui est facile, car les nattes auront empêché qu'ils s'emmèlent. et on les étale sur la table à repasser. On les recouvre d'une serviette, et on les repasse. On les sèche ainsi en quelques minutes. Telle est, à mon avis, la meilleure technique à suivre pour le savonnage d'un cuir chevelu féminin.

Ce n'est pas tout de savoir savonner une chevelure, quand faut-il le faire? La réponse est bien simple. Il faut savonner des cheveux dès qu'ils tombent. Ainsi la fréquence des savonnages est à mesurer par la quantité des cheveux perdus.

Mais alors, dira-t-on, c'est une condamnation à perpétuité, à peu près comme les lunettes du myope ou le bandage du hernieux?

Hélas! oui, à peu près. Pas tout à fait cependant. Les sécrétions grasses du cuir chevelu sont très augmentées en été, la chute aussi. Dans la plupart des cas moyens, la chute s'interrompt presque complétement pendant la saison froide. Les savonnages seront donc toujours plus fréquents en été et plus espacés en hiver. Et puis, même en supposant les savonnages hebdomadaires, une heure de travail par semaine pour conserver sa chevelure, ce n'est pas un bien grand sacrifice. Bien des femmes en consentiraient de plus gros pour atteindre à ce résultat.

Tout ce qui précède peut se résumer en ceci, qu'il faut savonner un cuir chevelu quand il se graisse, aussi souvent que la chute des cheveux indique ce savonnage nécessaire. Mais cela n'est que la moitié du traitement des alopécies idiopathiques de la femme. Il ne suffit pas, en effet, d'arrêter le plus possible la chute des cheveux, il faut aider à la croissance des cheveux nouveaux.

Ce qui fait que l'alopécie de la femme ne la conduit pas à la calvitie du type masculin, ce n'est pas qu'il tombe moins de cheveux de sa tête, c'est qu'il en repousse beaucoup plus. Il suffit d'examiner un de ces cuirs chevelus malades, pour être frappé de l'abondance des cheveux nouveaux. Il y en a de toutes longueurs. Assurément, beaucoup d'entre eux tomberont encore, mais pour repousser. Nul doute qu'un traitement approprié ne doive s'adresser à ces cheveux neufs, pour hâter leur croissance. Il semble que toutes les frictions de la peau, les massages à sec, tout ce qui tend à exciter la circulation locale, tende aussi à rendre les cheveux nouveaux plus nombreux et plus forts. Mais l'expérience m'a fait préférer de beaucoup l'usage fréquent des frictions rudes avec des topiques appropriés.

Ces liqueurs toniques ne doivent pas être grasses, elles doivent être dégraissantes ; on a presque toujours bénéfice à ce que leur réaction soit alcaline. Enfin, on peut y incorporer une ou plusieurs des substances qui ont nettement, ou sont réputées avoir une influence spécifique sur la repousse des cheveux : pilocarpine, quinine, caféine, camphre, etc., etc., et un parfum au gré de la patiente.

Voici, à titre de simple exemple, une formule de ce genre, dont les composants n'ont point de dose fixe, je m'empresse de le dire, et dont les doses doivent varier dans une mesure indéfinie, suivant le degré et l'âge de la maladie, l'état gras, l'état pelliculaire, la tolérance de la peau et bien d'autres considérants plus accessoires :

Alcool à 90°.	250 grammes
Alcoolat de lavande	
Éther officinal.	$\overline{aa}$ 25 grammes
Eau	Q. S. pour dissoudre
Chlorhydrate de pilocarpine .	0gr,25 centigrammes
Ammoniaque liquide.	2 grammes

Défiez-vous de beaucoup de substances qui passent pourtant pour innocentes et que beaucoup d'auteurs conseillent. Et rendez-vous compte qu'une formule donnée par vous, pour un cuir chevelu que vous avez vu, sera employée à tort sur dix autres que vous ne verrez pas. Car il n'y a pas de formules que les femmes se passent plus aisément de la main à la main, sans se rendre compte que cela n'est pas sans danger. Défiez-vous du sublimé à fortes doses, qui d'ailleurs, mis dans l'eau, ne mouille pas un cuir chevelu gras, et dissous dans l'alcool coagulera les premiers éléments albuminoïdes qu'il rencontrera. Défiez-vous du salol, du naphtol, du formol, qui donneront des poussées de dermite au premier cuir chevelu eczémateux sur lequel ils seront appliqués. Défiez-vous, enfin, et surtout de la teinture de cantharides, que j'ai vu prescrite à des doses folles, que j'ai vu employer dans des lotions pendant des années, tous les jours, et sur des malades albuminuriques, albuminuriques peut-être pour en avoir fait un usage perpétuel.

Un médecin peut aisément comprendre qu'une même lotion ne peut être conseillée dans dix cas sans des modifications correspondantes à chacun. Il n'y a pas de lunettes pour tous les yeux, et nous n'avons pas plus la même peau que les mêmes yeux ou le même visage. Pourtant cette idée, si simple, n'est pas générale, et beaucoup de femmes emploieront la lotion conseillée à une autre parce qu'elle lui a réussi et s'étonneront de bonne foi qu'elle ne leur produise pas un semblable effet.

Il semble que ce sujet d'observation médicale, si longtemps abandonné aux empiriques, garde encore attaché à lui un peu de leur ineptie. Il y a peu de sujets sur lesquels on puisse entendre débiter plus d'erreurs et des plus grossières.

Donc une lotion tonique sera formulée suivant chaque cas particulier et conseillée tous les jours, ou tous les deux jours ou deux fois par semaine à

une patiente suivant le degré de son état morbide.
Mais le mode de ces applications variera peu. Ce
qu'on veut, en effet, c'est que ces liquides pénètrent
la peau ; pour cela, il faut une friction énergique,
nettoyante, et provoquant la rubéfaction.

La brosse est donc un instrument de choix, on la
préférera demi-dure, et avec elle on pratiquera des
frictions lentes, très appuyées, bien méthodiquement,
point par point, raie par raie, les raies faites à un centimètre les unes des autres, et lentement : « Vingt
raies, vingt minutes » est un terme mnémonique qui
a sa valeur pratique.

Assurément une liqueur tonique semblable peut
être appliquée avec des boulettes d'ouate hydrophile,
mais mieux vaut alors faire précéder cette friction
d'un brossage à sec de la peau, provoquant sa rubéfaction. On peut aussi pratiquer, aux doigts, un bon
massage, avec les doigts trempés du même liquide.
Mais ces moyens n'ont qu'une valeur secondaire.
Ai-je besoin d'ajouter que la coupe fréquente des
duvets ou des cheveux de repousse, l'*épointage* des
cheveux longs, le *brûlage* du bout des cheveux, que
toutes ces pratiques, dis-je, ne reposent sur aucun
fait physiologique, ne correspondent non plus à
aucune observation clinique attentive et n'ont pour
origine que des pratiques horticoles analogues, mais
sans lien commun avec notre sujet.

Résumé. — Si l'on veut résumer ce qui précède, en
quelques propositions claires on peut dire :

Autour de la vingtième année, certains cuirs chevelus de femme deviennent gras progressivement
et perdent peu à peu un très grand nombre de leurs
cheveux.

Tout ce qui tend à nettoyer le cuir chevelu de cette graisse devient alors utile, et il faut en premier lieu prescrire de fréquents savonnages.

Ceux-ci doivent être répétés assez souvent pour que la chute s'arrête et dès qu'elle recommence.

On peut joindre à l'action des savonnages celle de lotions toniques dont l'effet sur la croissance des cheveux nouveaux est très certain quoique assurément toujours inférieur à ce que l'on voudrait qu'elle fût.

En combinant les savonnages et les lotions toniques suivant chaque cas particulier, on arrive assez aisément, en diminuant le taux de la chute et en activant « la repousse », à maintenir l'équilibre d'une chevelure caduque. Dans les cas les meilleurs on arrive, après un ou deux ans de traitement, à augmenter sensiblement la masse des cheveux et, dans les cas les moins bons, à ralentir considérablement les progrès de la maladie.

IV

Microbisme spontané de la peau humaine. Ses quatre hôtes et parasites les plus fréquents.

Dans un chapitre précédent, j'ai montré les rapports possibles des alopécies diffuses dites idiopathiques avec le sexe et l'évolution sexuelle, ce problème peut être examiné d'une autre manière qui n'est pas moins intéressante, et qui se prête mieux à l'étude expérimentale. On peut considérer ce qu'est la flore microbienne banale du visage et du cuir chevelu, suivant l'âge, le sexe et suivant les états morbides chroniques que ces régions peuvent présenter. Peut-être trouverons-nous, dans cette étude, quelques points de vue nouveaux, ou qui, sans être nouveaux, n'ont pas été étudiés comme il convient.

Avant tout, il faudrait savoir quel est le degré ordinaire de contamination microbienne de la peau. C'est un sujet qui a donné lieu à de très nombreuses recherches, dont il est difficile de conclure des propositions certaines, parce que les expériences ont varié dans leurs techniques et n'ont pas eu des points de départ comparables.

Une peau peut être *saine et salie* ou *malade et infectée*. Dans le premier cas, elle a reçu ses microbes de l'extérieur. Ils y sont venus mais n'y sont pas nés. Dans le second, ils naissent et se reproduisent désormais sur place ; la chose est très différente. Or, ces deux ordres de faits n'ont jamais été distingués. On verra à quel point ils méritent de l'être.

On a cherché surtout à apprécier le degré de contamination de la main normale, et ses moyens de désinfection, problème chirurgical des plus graves.

Mais il est facile de se rendre compte que la main, même apparemment propre, est toujours sale, et que les résultats d'une numération microbienne de la peau de la main n'auront aucune signification pour le dermatologiste.

La meilleure étude du degré de contamination de la main normale a été celle de Reverdin et Massol[1]. Leurs premières expériences montraient deux millions de germes au maximum sur les mains

---

[1] Aug. Reverdin et Massol : De l'asepsie des mains en chirurgie (*Revue Médicale de la Suisse romande*, XXXVe année, n° 1, 20 janvier 1905).

du chef de laboratoire, alors que les mains du garçon de laboratoire en fournissaient six millions et demi. On voit à quel point la différence des occupations implique une différence dans le degré de souillure. Et ce qui montre bien l'origine extérieure, extrinsèque de ces microbes, c'est qu'une peau ainsi souillée, nettoyée, savonnée, aseptisée, *gantée*, gardera son asepsie relative fort longtemps. Les microbes y avaient été déposés, ils ne s'y reproduisaient pas.

Toute autre apparait la question, si l'on examine l'état microbien d'un cuir chevelu pelliculaire ou d'une face acnéique. Chaque pellicule montre des centaines de germes spéciaux. Chaque pore exprimé montre un petit bacille par millions.

Et comme ici l'infection est non seulement très abondante mais pullulante, la désinfection mécanique sera quasi impossible, et même à peu près obtenue aujourd'hui, l'infection se sera reproduite demain.

Il y a donc deux états de choses confondus habituellement et dissemblables, les uns concernant la peau humaine *salie*, les autres la peau humaine *infectée*. Le premier a raison de préoccuper le chirurgien, mais le second seul peut intéresser le dermatologiste.

On a conclu des expériences faites sur les mains à propos de l'asepsie chirurgicale que la peau humaine était toujours prodigieusement microbienne, et cela encore est une erreur. Les mains nues, qui touchent à tout, sont infiniment plus microbiennes que le reste du corps qui n'est pas nu et ne touche à rien directement.

Malheureusement, la main qu'on peut aseptiquement laver dans un bouillon de culture se prête seule à des expériences de numération, le visage ne s'y prête pas également. On pourrait pourtant racler aseptiquement sur un bras ou sur un visage une surface calculée de la peau, dissocier les produits de raclage et les diluer dans un bouillon, et se servir de ce bouillon pour le dénombrement des germes, suivant la méthode réglée par Massol. La chose serait possible mais elle n'est pas faite. Ce serait le sujet d'une belle thèse dermatologique que nous attendons.

Il existe néanmoins d'autres procédés d'appréciation du microbisme de la peau, et ceux-ci ont été longuement mis en œuvre. Ils reposent sur l'examen microscopique direct. Sans doute, ce procédé est moins précis que le précédent quant au nombre absolu des microbes qu'il décèle. Car beaucoup de microbes qu'on ne voit pas se trahiraient à la culture ; on ne pourrait donc sans de graves erreurs comparer ce que montre le microscope à ce que montrerait la culture.

Mais ce procédé permet comme tout autre de comparer le microbisme d'une peau, au microbisme d'une autre, examinée de même. Et la comparaison est pleine d'enseignements. A certains égards, ce procédé est supérieur même à la culture employée seule, car il montre certains microbes qui ne cultivent pas, et enfin il permet ce que la culture ne permet pas : de savoir en quels points de la peau se trouvent les microbes dans chaque cas examiné. Les premiers résultats de ces examens sont donc fort intéressants.

Ils montrent que :

1° La peau humaine, quand elle est saine, est excessivement peu microbienne. Jamais les microbes (que l'on y rencontre seulement par unités isolées, ne pénètrent sa couche cornée, même superficiellement. Ils sont seulement déposés à sa surface ;

2° Jamais on n'observe de microbes dans les canaux sudoripares, même à leur orifice ;

3° On en observe plus souvent mais toujours par unités au niveau des orifices pilo-sébacés, cachés dans de minuscules débris cornés, au point d'évasement du follicule, au point d'émergence du poil ;

4° L'épiderme d'un bras sain et normal, gratté à la curette, montre ses cellules épidermiques dissociées, absolument amicrobiennes, etc. Des examens nombreux, et répétés autant qu'on veut, montrent donc, avec la netteté de l'évidence, que la peau vague, saine, non salie, est aussi peu microbienne que possible, même la peau du visage, chez l'enfant, bien qu'elle soit nue comme celle des mains.

Je ne me place évidemment pas ici au point de vue chirurgical, où toute unité microbienne, même déposée par hasard, est importante, puisqu'elle peut donner lieu à une colonie dans la plaie où elle sera portée. Je me place au point de vue dermatologique, très différent puisque les microbes isolés sur la peau n'ont pas d'importance *tant qu'ils ne s'y multiplient pas*. Du point de vue dermatologique, il est tout à fait véridique d'affirmer que la surface même de la peau est habituellement stérile quand la peau est saine.

Au contraire de ces premiers faits, prenez un adolescent qui présente au sourcil ou autour du nez la moindre rougeur squameuse, examinez ces squames, elles seront farcies de microbes. Et tout de suite l'opposition entre la peau amicrobienne quand elle est saine et microbienne à la moindre lésion de sa surface vous frappera extrèmement. Et pourtant certaines lésions sont toutes petites ; quelques squames sur une tache rougeâtre, un comédon ne sont rien pour un œil non dermatologique, et l'on serait tenté de dire la peau saine. Elle ne l'est déjà plus pourtant. Est-ce à dire que toute squame sera microbienne, qu'elle le sera également et semblablement? Pas le moins du monde. La flore variera en espèces et en quantité suivant la nature de l'affection que vous examinerez. Il y a même des squames qui à l'examen microscopique sont stériles, la squame qui suivra un coup de soleil, un savonnage brutal, la squame de l'ichthyose légère, seront plus microbiennes que la peau normale, mais très peu microbiennes. Certaines squames sont tout à fait amicrobiennes au microscope. Cela montre que quand une squame est microbienne, ce n'est pas parce qu'elle s'infecte secondairement comme tout déchet humain voué à la destruction. Des squames de psoriasis épaisses de 3 millimètres, coupées en série, ne montrent pas un microbe bien qu'elles aient 2 et 3 centimètres carrés de surface et davantage. Rien n'est moins microbien que la squame du psoriasis. Et cela seul répond aux argumentateurs qui pensent, sans avoir étudié la question, que les microbes que l'on trouve dans les lésions de la peau sont toujours banaux et qu'ils habitent ces lésions sans les faire. Si cela était vrai, toutes les squames seraient mèmement microbiennes et comme nombre et comme espèces, ce qui est le contraire de ce que l'examen microscopique nous montre.

Donc deux faits nouveaux sont à noter :

1° Quand on trouve au microscope des microbes

nombreux à la surface de la peau, ces microbes habitent toujours une lésion épidermique *visible à l'œil ;*

2° Il a des lésions cutanées énormes qui microscopiquement sont stériles.

Autre fait très important : quand le microscope montre une lésion épidermique microbienne, elle l'est toujours avec une abondance inouïe, et d'abord déconcertante. Le plus petit comédon écrasé sur une lame, et coloré, montre une purée microbienne, c'est une culture pure comprenant des millions d'individus agglomérés, et dans un cylindre gras qui peut ne pas avoir un demi-millimètre cube.

Sans atteindre à ce degré d'infection, la pellicule vulgaire montre un autre microbe, constant, toujours le même, dont il est impossible de ne pas voir 5o à 100 exemplaires dans le champ de l'objectif, et souvent bien davantage, c'est-à-dire bien plus qu'on peut ne trouver d'éléments trichophytiques dans une préparation de trichophytie cutanée.

Ainsi l'abondance des microbes dans les lésions épidermiques microbiennes les plus banales est colossale. Et ces préparations paraissent bien plus frappantes quand on se rappelle l'absence absolue de microbes au microscope dans les préparations faites avec l'épiderme d'une peau saine.

L'erreur de beaucoup d'observateurs, à ce sujet, a été de commencer leurs examens par une peau malade, apparemment très peu malade. Ils l'ont trouvé prodigieusement microbienne. Et cependant, cette peau paraissait si peu malade : acné sébacée simple, pellicules banales, qu'un œil non averti comme le leur la supposait saine. De là cette conclusion inverse à la vérité qu'une peau peut être *saine et infectée*. Il n'y a pas, dermatologiquement, d'erreur plus grosse et plus certaine. Que ceux qui sont tentés de conclure ainsi examinent l'état microbien d'un visage d'enfant sain ou d'un bras d'adulte, ils comprendront.

Là où il n'y a ni séborrhée, ni pellicules, on ne trouvera pas de microbes.

L'erreur est de ne considérer une peau comme malade qu'au moment où elle l'est d'une manière évidente pour tous les yeux : l'erreur est de ne pas savoir reconnaître *le premier degré* de l'acné, *le premier degré* des états pelliculaires. Ainsi certaines lésions sont si petites et si fréquentes qu'on a pris l'habitude de ne pas les voir. Quel est le nez d'adulte qui n'est pas séborrhéique, quel est le cuir chevelu d'adolescent qui n'est pas pelliculeux. Parce que ces états morbides sont fréquents, tant qu'ils sont légers, on les considère comme négligeables. Nous ne les comptons pour morbides que quand ils deviennent pénibles : ils existent bien avant, et l'œil attentif s'en rend compte et le microscope le prouve.

.·.

Si la peau humaine était habitée par tous les germes qui peuvent tomber à sa surface, sa flore devrait être très complexe ; et cela est vrai pour les mains dans les expériences de Massol. Car les mains de son garçon de laboratoire montraient des foules de germes, pris au fourrage des animaux, aux légumes, aux litières.

La fourrure des animaux domestiques est, de même,

criblée de graines de moisissures empruntées par contact à tous les végétaux et au fumier. C'est pourquoi il peut être quelquefois difficile d'obtenir pure une culture de trichophytie, d'un poil de cheval; si l'on ensemence, avec sa portion radiculaire seule trichophytique, sa portion aérienne qui porte des germes quelconques, on voit la culture promptement recouverte de moisissures, de levures diverses. Et la même remarque est à faire, chose curieuse et très logique, pour le cheveu et la barbe du paysan.

Telle est l'idée que se font de l'état microbien général de la peau humaine ceux qui ne l'ont pas étudié. Cette idée est tout à fait fausse. Rien n'est moins complexe que la flore de la peau humaine. Si l'on écarte les microbes *de souillure* qui, sur la peau du visage et du corps sont rares et quelconques, pour ne garder que les microbes *d'infection*, ils sont très particuliers et d'espèces très peu nombreuses.

Les seuls parasites que l'on rencontre sur la peau *parce qu'ils en vivent et s'y reproduisent* sont au nombre de quatre, et, parmi ces quatre, deux surtout sont d'une importance capitale. L'un est le microbe de la pellicule banale (*pityriasis simplex*), l'autre celui de l'acné sébacée (*séborrhée grasse*), en quelque siège qu'on l'observe.

I

Examinez le cuir chevelu de quelques enfants de douze à quinze ans, vous en rencontrerez vite un qui

soit couvert de pellicules. Prenez quelques pellicules
que vous dissocierez et écraserez sur une lame,
lavez à l'éther, colorez au bleu polychrome et examinez à l'immersion, voici ce que vous verrez :

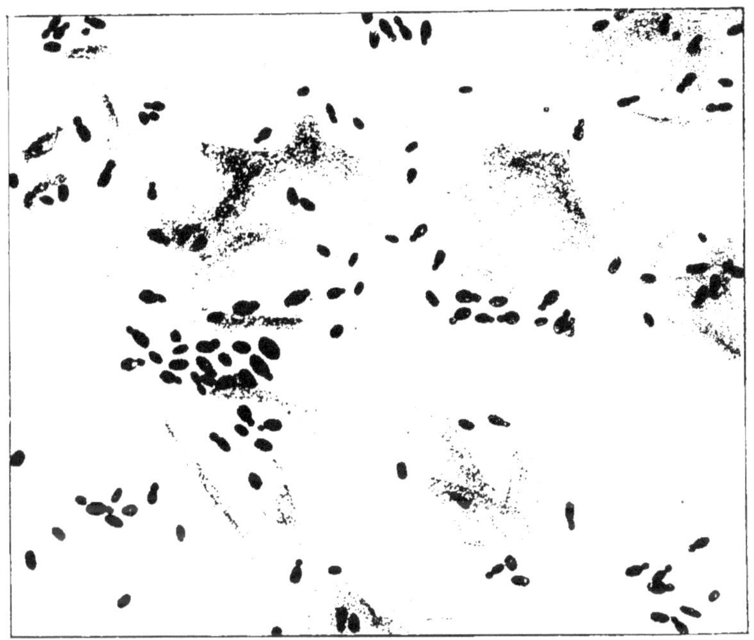

Fig. 1. — Examen extemporané d'une pellicule.
Pityrosporon Malassezii × 700.

Les cellules épidermiques semblables à des placards d'ardoises détachées d'un toit sont criblées de
microbes d'une même espèce dont les éléments sont
morphologiquement aussi proches que possible des
levures, et qui, comme elles, affectent des formes
assez diverses quoique du même type commun.

Les unes en forme de gourde, de concombre ou
de banane, d'autres plus sphériques, ovalaires, en
sablier ; beaucoup présentent sur un point de leur

surface, et comme par bourgeonnement, un nouvel article naissant, plus ou moins développé. Et la simplicité et l'unicité de cette infection de la pellicule banale vous apparaîtra de plus en plus saisissante, à mesure que vous multiplierez les examens... Les mêmes figures se répéteront indéfiniment.

Tel est le premier des quatre parasites de la peau humaine, le microbe des pellicules banales. C'est la spore de Malassez (Pityrosporon Malassezii).

II

Reprenez maintenant votre même patient, et examinez avec soin ses sillons naso-géniens. Sans grande peine vous observerez que la peau y est luisante et que les pores y sont plus gros que sur la peau des joues. Faites entre deux doigts un pli transversal au sillon, et exprimez lentement et fortement, vous verrez sourdre de ces pores dilatés des filaments de matière grasse.

Choisissez le plus gros, enlevez-le, par contact. avec une aiguille, écrasez-le sur une lame, lavez à l'éther, colorez au bleu polychrome et examinez à l'immersion, voici le deuxième tableau que vous aurez sous les yeux.

La matière sébacée dissoute par l'éther aura disparu, mais le microbe qu'elle contenait sera resté. C'est un très fin bacille dont vous aurez d'un seul coup obtenu des millions d'exemplaires, c'est le bacille découvert par Unna et Hodara et décrit par eux comme le bacille *de l'acné*. Or, le visage où vous venez de le trouver n'est pas acnéique, pas encore.

Le *coccus polymorphe* de Cedercreutz ;

Le *micro-bacille* séborrhéique ;

Et le *demodex folliculorum*... sont dans ce cas.

L'argument de ceux qui voient dans la perpétuité de la séborrhée et du pityriasis capitis la preuve de leur origine interne et profonde est donc invalide. Ces maladies peuvent être microbiennes, et incurables par les moyens antiseptiques que nous connaissons. Elles peuvent l'être comme le favus l'était avant l'épilation, comme les teignes tondantes l'étaient avant les rayons X, parce que l'antisepsie du follicule est impossible et que les quatre parasites communs de la peau y trouvent un refuge.

Ne comprenant pas l'impossibilité où nous sommes de stériliser la peau humaine infectée, beaucoup d'auteurs ont accusé le tempérament du sujet ou ses diathèses d'être la cause de la permanence de ces infections. Mais, je ferai remarquer seulement qu'on incrimine dans un état morbide des causes profondes (vice congénital ou diathèse) d'autant plus aisément qu'on se place, en les invoquant, en dehors de toute preuve et de toute définition scientifique, et que c'est là le plus souvent un simple exemple de survivance de l'esprit religieux chez le médecin. A toutes les époques, la médecine a pensé de même, quand elle s'est trouvée devant une infection cutanée chronique. On a attribué le favus à une diathèse jusqu'à ce que la diathèse ait disparu par épilation. Je ne veux pas dire qu'il en sera de même pour les infections cutanées banales que nous ne savons pas guérir. Mais ce qu'il faut savoir, c'est que ces infections — constantes et particulières — qui accompagnent, l'une le pityriasis capitis, l'autre la séborrhée sont jusqu'ici indestructibles par l'antisepsie externe. On les atténue, on les réduit, mais on ne les détruit pas.

VI

Le pityriasis simplex capitis et son traitement.

Après avoir présenté dans un précédent article les quatre parasites habituels de la peau humaine, je voudrais étudier aujourd'hui ce que nous connaissons de l'infection épidermique causée par l'un d'eux, par la spore de Malassez, comment débute cette infection, comment elle augmente quand elle reste pure, quand d'autres infections viennent s'adjoindre à elle, quelles évolutions diverses on peut lui voir suivre, et de quelles conséquences cliniques ces évolutions diverses s'accompagnent. Après quoi je dirai un mot du traitement des diverses formes que la maladie peut affecter.

Cette maladie est le Pityriasis capitis dont le lieu de début et d'élection est le cuir chevelu.

Prenons donc le cas d'un pityriasis du type banal, caractérisé par des squames de dimensions moyennes à peu près sèches. Pratiquons sur ce cuir chevelu, en un point pityriasique, une biopsie très superficielle, sectionnons le fragment prélevé en une série de coupes verticales et voici ce que nous verrons *(fig. 7).*

Si l'observateur connaît déjà ce qu'est une coupe d'épiderme envahi par un Tricophyton ou par le Microsporum furfur du pityriasis versicolor, il ne pourra manquer de conclure qu'il se trouve en face d'une infection épidermique pleinement analogue à celles-là, dont le rôle dans la maladie où on les rencontre est pour tout le monde hors de doute.

Pour ceux à qui manquent ces points de comparaison je présenterai ici une coupe semblable à la

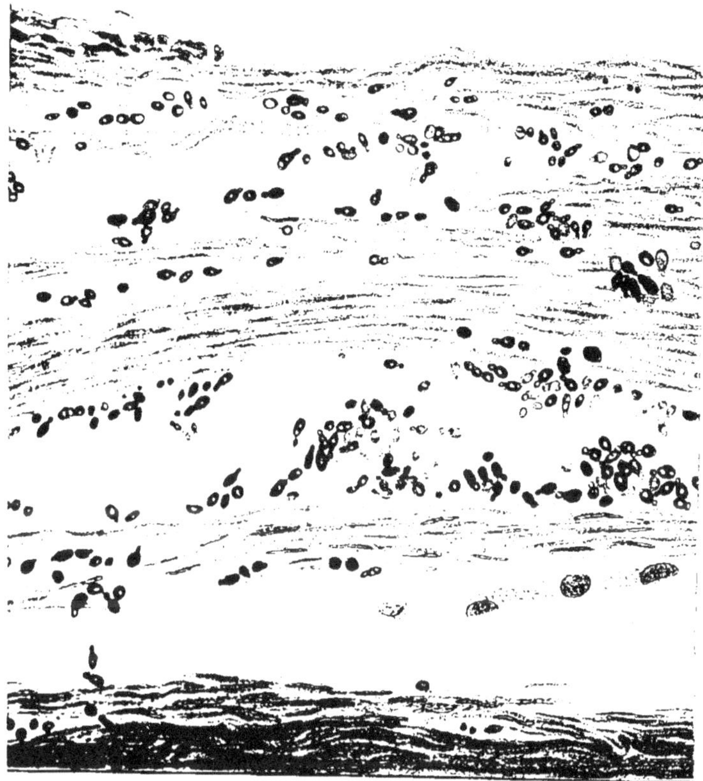

Fig. 7. — Coupe verticale d'une squame de Pityriasis simplex.
Pityrosporon Malassezii × 750.

précédente et passant par le centre d'une tache de Pityriasis versicolor.

Est-ce que la confrontation de ces deux préparations, relevées l'une et l'autre à la chambre claire, n'est pas plus démonstrative que dix pages de description écrite ou verbale (*fig. 8*) ?

On objecte à la valeur parasitaire de la spore de Malassez sa présence trop fréquente sur le cuir chevelu de l'adulte. De cette fréquence on conclut qu'elle vit de nos déchets épidermiques, sans en faire elle-

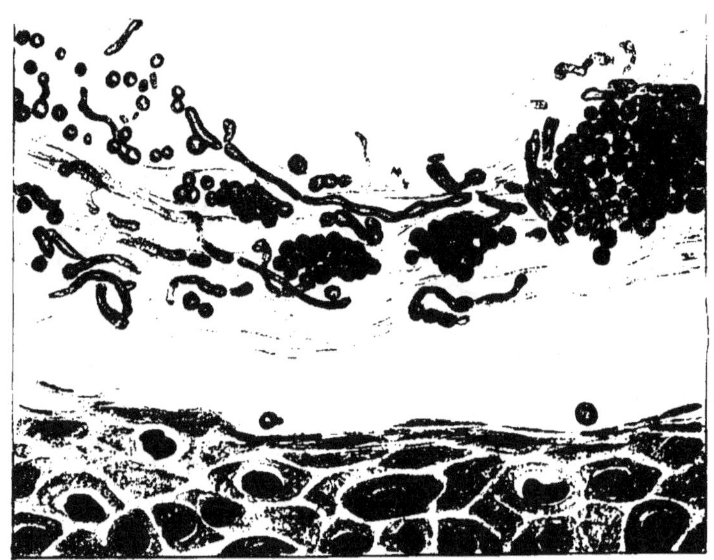

Fig. 8. — Coupe verticale d'une squame de Pityriasis versicolor. *Microsporum furfur* $\times$ 750.

même. Supposons donc que cette opinion soit véritable, alors nous devons retrouver cette spore de Malassez dans les déchets épidermiques de toute origine et par exemple dans les types cliniques les mieux définis en dehors du pityriasis : Impétigo, eczéma vésiculeux, psoriasis, etc.

Or on peut y chercher la spore de Malassez, mais on ne l'y rencontre pas. J'ai dit cela en 1904 dans mon ouvrage sur les maladies desquamatives[1]. Depuis

1. R. SABOURAUD. *Maladies du cuir chevelu*, T. II. *Les maladies desquamatives*. Masson. 1904.

lors, un seul travail de contrôle a été fait — à ma connaissance — sur ce sujet, c'est la thèse de St. Fras (thèse de Bordeaux 1907) ; or les recherches de Fras ont été conduites en esprit d'opposition avec les miennes. Son travail, écrit avec beaucoup d'humour, est une spirituelle critique de mes travaux où se marque presque à chaque page le désir de les trouver en défaut. Lorsque les conclusions de Fras et les miennes sont identiques, il y a donc plus de chances qu'elles soient véridiques. Or voici le texte de Fras : « C'est en vain que j'ai cherché la spore de Malassez, dans l'impétigo, le pityriasis rosé de Gibert, le psoriasis, le parapsoriasis, les parakératoses psoriasiformes, les lésions eczémateuses, les névrodermites, les lichens, l'ichtyose, etc... »

La grosse objection de Fras au rôle parasitaire de la spore de Malassez est qu'on ne la trouve pas dans toutes les lésions pelliculeuses du cuir chevelu. Mais c'est parce qu'il existe toute une série d'eczémas secs au cuir chevelu qui ne sont pas du pityriasis. Au moment de mes recherches sur le sujet, j'ai vu maintes fois de mes amis ou de mes maîtres me conduire de jeunes enfants dont la tête était couverte de desquamation me dire : « Vous devez y rencontrer la spore de Malassez innombrable. » Et moi de leur répondre que je n'en trouverais sûrement pas, ce que l'examen microscopique venait démontrer.

Le pityriasis caractérisé par la spore de Malassez est fait de squames de deux ou trois millimètres carrés, un peu jaunes ou brunes tandis que les eczémas secs de même siège sont faits de squames micacées, brillantes, de moins d'un millimètre carré. Ce fait prouve que quand on a fait beaucoup d'examens cliniques conjugués à beaucoup d'examens microscopiques des cuirs chevelus squameux, on apprend à reconnaître à l'œil nu deux types cliniques constamment confondus par les cliniciens : pityriasis vrai et eczéma sec pityroïde. Et cela prouve encore que même l'eczéma squameux le plus pityroïde n'a pas la flore du pityriasis.

C'est pour n'avoir pas fait cette distinction que Fras peut affirmer qu'il n'y a point correspondance entre l'abondance de la spore et l'état plus ou moins squameux d'un cuir chevelu : c'est pour cela que sur 3oo enfants examinés il a trouvé 4o fois des desquamations pityriasiques (?) sans spore de Malassez. Ces faits ne sont donc point infirmatifs mais confirmatifs du rôle causal de la spore de Malassez. Ils appuient précisément ce qu'on veut leur faire renverser.

Examinons maintenant comment survient cette infection et quand elle se développe. Ici le travail de Fras est à peu près le seul à nous apporter des chiffres précis. Ses expériences, comme il arrive pour beaucoup d'études expérimentales, sont plus importantes que ses conclusions.

Ses examens ont porté sur 5oo sujets et montrent que la spore de Malassez survient plus ou moins tard sur le cuir chevelu de l'homme, mais qu'elle y survient toujours.

On ne la trouve jamais de 1 à 3 ans.

Vers 4 ou 5 ans, on la trouve de 12 à 17 fois sur 100.

A 6 ans, on la trouve 35 fois sur 100.

De 7 à 10 ans on la trouve de 8o à 9o fois sur 100.

Finalement les cuirs chevelus les plus tardivement infectés par elle en montrent des exemplaires à leur tour. A 20 ans il n'y a plus guère que 2 sujets sur 100 qui n'en montrent pas. Au-dessus de 20 ans, tous les cuirs chevelus en présentent.

Comment la spore survient-elle ? Probablement par contagion de l'adulte à l'enfant, car elle existe sur toutes les brosses à tête. Et comme pour les autres infections du cuir chevelu la protection apportée à la peau par les cheveux longs est évidente : la chevelure est le bouchon d'ouate des tubes de culture. Elle préserve des contages la peau sous-jacente : de 1 à 11 ans on ne trouve que 35 filles infectées pour 48 garçons.

Tous ces chiffres portent sur la présence ou l'absence de la spore de Malassez non sur son abondance relative. D'un cuir chevelu à l'autre, cette proportion varie pourtant avec évidence.

L'un ne montrera que des graines éparses et rares, l'autre montrera la spore à l'état de multiplication et par exemplaires innombrables. Et sur une même tête on apprendra à distinguer les points à peine pelliculeux où les spores sont peu nombreuses et les agglomérats de pellicules où l'on en trouvera à foison.

Après beaucoup d'examens, il semble qu'on puisse conclure avec sécurité que toutes les têtes adultes montrent la spore de Malassez au prorata de leur degré de pityriasis, à condition qu'on ne prenne pas pour du pityriasis vrai les eczémas secs pityriasiformes que l'œil peut assez aisément apprendre à en distinguer.

Quoi qu'il en soit, la spore de Malassez montre le premier exemple d'une infection épidermique progressive de la peau humaine et constante à partir d'un certain âge.

.·.

Cliniquement, c'est entre 10 et 20 ans que l'infection par la spore de Malassez atteint sur chaque sujet son plus complet développement; chez l'homme un peu plus tôt (16 à 18 ans), chez la femme un peu plus tard (20 à 30 ans) et il semble même que cette infection ne persiste à son plus haut point sur le même sujet que quelques années, pour décroître ensuite peu à peu, mais sans disparaître.

Étant donnés la fréquence de ce germe, sa constance à l'âge adulte, son degré différent de prolifération sur chaque sujet, et variable suivant son âge, on est presque obligé de supposer que des variations du chimisme cutané, suivant les sujets et suivant leur âge, offrent au parasite des conditions de développement tantôt plus et tantôt moins favorables. Mais cette hypothèse n'a encore pour elle que l'impossibilité où nous sommes de comprendre sans elle les faits dont nous sommes témoins.

Le Pityriasis capitis présente deux phases différentes. Dans la première, ses squames sont minces, sèches, un peu brunâtres. Un sujet peut ne jamais présenter que cette forme dont la durée sans changement peut être indéfinie.

Mais ordinairement, après quelques années, ses squames changent de caractère. Elles deviennent un peu plus grasses et plus épaisses, de couleur plus jaune, et de consistance molle : pityriasis stéatoïde.

La forme primaire sèche reste presque toujours bénigne et limitée ; la phase secondaire : pityriasis stéatoïde, caractérise les cas où la maladie se développe d'une façon frappante. Lorsque les squames pityriasiques deviennent grasses et molles, la peau au-dessous d'elle est un peu rose, le pityriasis franchit alors les bornes du cuir chevelu, sur le front, sous la forme de festons ou de cercles roses, ourlés de squames (*Corona seborrhoeica* de Unna).

Les sourcils sont remplis des mêmes squames, et aussi le sillon naso-génien. Bientôt de semblables taches roses ourlées de squames jaunes, s'observent à la région présternale et interscapulaire, où elles demeureront récidivantes pendant des années.

Enfin même, dans de rares cas, l'infection peut franchir ces limites, tout le torse et même le premier segment des membres se couvrent de semblables taches et anneaux, mêmement microbiens (Eczéma parasitaire de Besnier).

Une modification microbienne semble corrélative de la transformation du pityriasis sec en pityriasis stéatoïde : tant qu'un pityriasis reste sec, la spore de Malassez reste microscopiquement la seule flore du pityriasis. Plus la squame paraît grasse, plus augmente de nombre, parmi ses diverses formes, le coccus à culture blanche étudié par Cedercreutz sous le nom de coccus polymorphe.

Ainsi se constitue peu à peu, à la faveur de la première, la deuxième infection microbienne commune de la peau humaine ; quel que soit d'ailleurs le siège d'une lésion vraiment pityriasique, aux sourcils, au sillon naso-génien, sur la poitrine, sur le dos, à la région sus-pubienne où j'en ai rencontré une fois, sa flore ne varie pas. Ce sont les mêmes bancs de sporules entre les lits de squames dissociées, plus ou moins mélangées d'ailleurs au coccus de Ceder-creutz.

On peut ainsi rencontrer des taches de pityriasis au visage, même en dehors du sillon naso-génien et des sourcils. Mais ce n'est pas à dire, qu'au visage surtout, toute tache squameuse soit d'origine et de nature pityriasique. J'ai montré en 1900 par exemple que sur des visages qui présentent ou ont présenté récemment de l'impétigo croûteux à strep-tocoques, il est presque de règle de rencontrer des efflorescences squameuses légères où le microscope ne montre point de spores de Malassez et où la culture anaérobie montre que le streptocoque existe à foison. C'est ainsi que St. Fras, en son travail précité, put rencontrer « une jeune fille ayant *très nettement du pityriasis du menton* et dans la furfu-ration de laquelle il n'existait aucune spore ». Mais, pour appuyer son diagnostic de pityriasis, Fras n'avait que son opinion clinique et celle de son maître E. Bodin (de Rennes). Et quoi de plus com-préhensible qu'une double erreur de diagnostic cli-nique, quand on voit cette erreur faite tous les jours par tous ceux qui n'ont pas étudié ces lésions expé-rimentalement une par une. Ce cas ne montre donc, comme les eczémas secs du cuir chevelu, qu'une seule chose, c'est que la lésion qui n'est pas pityriasique, lors même qu'elle est pityroïde, ne montre pas le parasite du pityriasis.

Examinons maintenant au point de vue clinique les faits correspondant aux faits bactériologiques que nous connaissons.

Sur la tête de l'enfant vers 10 ans, le pityriasis s'installe peu à peu. Limité à quelques pellicules, on le voit durer pendant deux ou trois ans, puis, chez certains, il se développe au point que le col des habits est constamment poudré de menus débris épidermiques. Rien d'autre ne se produit pendant des années, sinon que les pellicules cessent de tomber peu à peu, non pas qu'elles cessent d'être, mais parce que, devenues grasses, elles stagnent sur le cuir chevelu, changement connexe de la transformation qui du pityriasis sec fera le pityriasis stéatoïde.

A ce moment le jeune homme a 17 ans environ, la jeune fille 18 ou 20 ; alors commence l'alopécie pelliculaire. Elle commence sournoisement. Quelques cheveux tombent tous les jours. La chute s'arrête puis elle recommence ; à chaque fois elle devient plus abondante et les périodes d'arrêt diminuent.

Ainsi s'installe cette chute de cheveux périodique, paroxystique et progressive, qui chez la femme persistera toute sa vie en diminuant sa chevelure sans la détruire complètement sur aucune région, et qui chez l'homme se continuera par l'alopécie séborrhéique et le conduira peu à peu à la calvitie vulgaire. Très rarement le médecin est consulté pour du pityriasis sec, sauf par quelques parents, très soucieux de propreté, et que désole la reproduction indéfinie des pellicules sur la tête de leurs enfants.

Très ordinairement au contraire, on nous consulte à propos de pityriasis stéatoïde et pour deux raisons : parce que la chute des cheveux l'accompagne et se prononce peu à peu ; ensuite parce que le pityriasis stéatoïde affecte une tendance extensive, qu'il envahit le sillon naso-génien, les sourcils, la région présternale. etc. Alors le malade reconnaît qu'il est en proie à une affection tenace, et il veut s'en débarrasser.

Je vais maintenant exposer quelles ressources la thérapeutique offre contre ces états, mais d'abord résumons la nouvelle condition dans laquelle se trouve désormais la peau humaine par suite de l'infection microbienne organisée de sa surface.

Tout d'abord, dans la première et la seconde enfance la peau était vierge d'infection : elle pouvait être souillée, elle n'était pas infectée ; les germes qu'elle recevait ne pullulaient pas sur elle. Maintenant les choses sont changées ; la peau ne reçoit pas seulement ses microbes de l'extérieur, elle leur a permis de pulluler à sa surface. Ils pullulent en abondance, et se disséminent de même. Des examens microscopiques montreront la spore de Malassez, en mille points de la surface du corps où elle ne semble pas se multiplier ou à peine. Et de même lorsque le pityriasis sera devenu stéatoïde, le coccus à culture blanche sèmera tellement de ses graines que les orifices folliculaires du visage, des épaules, des bras en montreront presque tous quelques éléments.

La peau humaine a perdu sa virginité. Désormais, soit que le chimisme nouveau que la puberté a déterminé dans les *excreta* permette aux infections de survenir, soit que la première ait ouvert le chemin aux autres, elles vont se multiplier. Nous n'avions que la pellicule, nous aurons maintenant la séborrhée, le comédon, l'acné polymorphe. Chez beaucoup de sujets, ce ne sera qu'une crise d'âge : sans récupérer son intégrité de jadis, la peau régularisera son infection, après 20 ou 22 ans il s'établira peu à peu

un état microbien chronique, moins développé qu'à
18 ans, mais persistant. Chez d'autres, l'infection
augmentera d'intensité en étendant sa sphère d'action. C'est ce que je montrerai une autre fois.

* *

Je ne voudrais pas terminer cette étude des pellicules banales sans un aperçu du traitement à employer
contre elles.

Lorsqu'on croit fermement à leur nature microbienne, mycosique, la première idée qui vient est d'essayer les topiques les plus actifs contre les mycoses
épidermiques et en premier lieu la teinture d'iode.

La teinture d'iode, surtout depuis la réforme du
Codex qui l'a ramenée au 1/10, est beaucoup trop forte
pour être employée pure dans les affections cutanées.
Elle a toute son action antiseptique, même après dilu-
tion d'alcool au dixième. A ce taux, elle suffit, quand
on l'applique par friction rude, à nettoyer l'épiderme
d'une foule de dermatoses mycosiques et microbiennes : herpès circinés, intertrigo, etc.

Mais la teinture d'iode *mitigée* ne donne aucun
bon résultat dans le pityriasis. Cela n'a rien d'étonnant si l'on songe que le parasite de Malassez qui
semble un blastomycète, presque une levure, est
très éloigné des autres Dermatophytes, quant à sa
nature et à sa classification. Contre les états pityriasiques, les *sulfures alcalins* ont au contraire une
action merveilleuse. Une lotion aqueuse contenant
du polysulfure de potassium à 1/300, est excellente
et, passée de temps à autre sur une tête pelliculeuse,
suffit à la remettre apparemment en bon état.

Néanmoins, si ce moyen est excellent pour beaucoup de têtes masculines, on n'en saurait dire autant de bien pour le traitement des cuirs chevelus féminins, car les polysulfures même lavés laissent aux cheveux longs une odeur désagréable. Et puis, il ne faut pas oublier que les sulfures alcalins, concentrés, sont dépilatoires et que des lotions sulfurées même faibles, quand on les répète, rendent les cheveux fragiles et cassants. En outre, elles les décolorent.

Le soufre en nature n'a pas ces inconvénients, mais il en a d'autres. C'est le médicament cutané qui rencontre le plus d'intolérances individuelles : une pommade même faiblement soufrée donne souvent lieu à des dermites artificielles : rougeur, desquamation, prurit, et même vésiculation, suintement. Ce n'est là qu'un accident, mais il est désagréable. Et, lorsqu'il a disparu, on se retrouve devant le même pityriasis à combattre.

L'iode et le soufre éliminés, il ne reste plus guère que les mercuriaux et les goudrons qui aient une action très nette contre le pityriasis.

Des lotions sublimées salicylées sont bonnes. On peut conseiller souvent, par exemple :

    Bichlorure Hg. . . . . $0^{gr},50$ centigrammes.
    Acide salicylique. . . . . . .   1 gramme.
    Alcool à 90°.   500   —
    Parfum Q. S.

Mais ces lotions, d'emploi commode (il faut les appliquer par friction dure à la brosse), ont contre elles la nécessité pour le patient d'y recourir fréquemment. Et puis, elles ne peuvent lutter efficacement que contre les cas bénins.

Les goudrons, n'était la difficulté de leur emploi, seraient les médicaments de choix des pityriasis. Dans les cas graves, ce sont les seuls médicaments à conseiller; non seulement ils agissent mieux que les autres, mais leur action est plus durable. Avec eux, il est presque toujours facile de réduire un cas sérieux à n'être plus qu'un cas bénin, que des lotions du type précédent suffiront par la suite à réprimer.

Dans des cas moyens, une pommade telle que la suivante sera utile :

Goudron liquide purifié	4 grammes.
Huile de bouleau	1 —
Lanoline	5 —
Vaseline	20 —

On l'applique le soir et on savonne le lendemain. Ceci, dira-t-on, n'est point commode, quand il s'agit d'un cuir chevelu de femme. Mais le pityriasis stéatoïde oblige la femme aux savonnages assez fréquents, car il rend les cheveux promptement gras. Prescrire l'application d'une pommade semblable, la veille d'un savonnage obligatoire, n'ajoute guère à l'ennui du savonnage, d'autant mieux que tous les goudrons s'enlèvent à merveille avec un jaune d'œuf battu dans un verre d'eau chaude. Ce mélange s'utilise comme un shampoing, à la seule condition de rincer en perfection. On se trouve avoir fait ainsi le traitement du pityriasis, en même temps que l'hygiène locale nécessaire.

Pour les cas graves, l'emploi des goudrons reste nécessaire, mais le traitement devient ennuyeux. Il y faut des pommades plus actives, d'un type plus complexe que voici, et que l'on peut rendre encore plus efficaces par l'adjonction d'un gramme de soufre quand la peau du sujet peut le tolérer.

Huile de cade désodorisée.	9 grammes.
Huile de bouleau	1 —
Lanoline	10 —
Vaseline	10 —
Résorcine.	
Acide salicylique.	āā 1 —
Turbith minéral	

Chez l'homme on l'applique tous les soirs, on savonne le lendemain. En quatre ou cinq jours le pityriasis doit avoir apparemment disparu. On continuera au moins deux semaines encore avant de passer aux lotions du type simple que j'ai formulé plus haut, et qui entretiendront le bon état obtenu.

Chez la femme, il faut ordinairement compter six semaines de traitement. On applique trois soirs par semaine la même pommade, en très petite quantité et par massage très appuyé, de façon à ne pas laisser sur la peau la pommade visible, mais seulement la peau luisante. Et chaque lendemain on nettoiera avec des boulettes d'ouate hydrophile humides (et non pas mouillées) de liqueur d'Hoffmann en s'en servant comme d'une benzine pour dégraisser une étoffe. Une fois seulement par semaine ou par quinzaine, on fait le savonnage au jaune d'œuf qui remet la tête en parfait état. Après six semaines, le pityriasis aura disparu, et pour longtemps, si l'on veut bien maintenir le bon résultat acquis, par des lotions parasiticides du type plus haut indiqué, ou d'un type similaire. Les résultats généraux de tels traitements sont excellents; la peau est propre, les démangeaisons ont disparu dès les premières applications du

traitement. La chute des cheveux, quand elle a déjà
commencé, s'arrête en général après deux ou trois
semaines et ne reprendra que si on laisse de nouveau l'état pityriasique se reproduire.

VII

Analyse clinique et microbienne
de la Séborrhée vraie, micro-bacillaire.

De même que nous venons de voir l'établissement
de la spore de Malassez et son développement sur
certains cuirs chevelus s'accompagner de l'état pelliculaire qu'on nomme Pityriasis simplex ou stéatoïde,
de même nous allons voir maintenant le développement similaire du micro-bacille dans les pores sébacées s'accompagner constamment du flux huileux
caractéristique de la séborrhée.

Le micro-bacille séborrhéique n'existe pas dans
la première enfance ; à peine en observe-t-on dans
quelques pores isolés du menton et du sillon naso-
génien au cours de la seconde enfance ; mais vers la
même époque où l'on voit cliniquement se développer le pityriasis du cuir chevelu, de dix à douze ans,
le développement du micro-bacille dans tous les pores
du sillon naso-génien s'accomplit et l'on peut dire
qu'à partir de cet âge sa présence en ce point du
visage est une constante, son degré de développement seul est variable. Et, à l'époque de la puberté,
de douze à quinze ans, le développement de l'infection micro-bacillaire et celui du flux séborrhéique
qui, autant qu'on peut s'en assurer marchent du
même pas, subissent l'un et l'autre un accroisse-

ment presque subit et qui peut devenir prodigieux.

Séborrhée simple du visage. — Tous les pores sébacés du nez, depuis le lobule jusqu'à sa racine ; tous ceux des sillons naso-géniens et de la région interne des joues, ceux du menton, ceux de la conque de l'oreille, ceux du front, d'abord au-dessus des sourcils puis diffusément, s'accroissent de diamètre.

Ils sont remplis d'une matière grasse, jaunâtre, demi-concrète, et si l'on a soigneusement essuyé la peau le matin, lorsqu'on l'examine à la loupe le soir, il est aisé de voir qu'en chaque follicule la matière grasse fait une saillie légère, c'est donc que par les pores sébacéo-pilaires cette matière perpétuellement reproduite est déversée à la surface de la peau. C'est ainsi que la peau entachée de séborrhée est devenue perpétuellement grasse d'une manière visible et dis-gracieuse.

Ce phénomène, qui paraît une simple exagération du flux séborrhéique normal, une hyperséborrhée, est localisé aux seules régions dont les pores dila-tés sont devenus visibles à l'œil nu. C'est toujours au centre du visage que ce processus prend naissance et qu'il existe à son maximum.

Son développement anormal existe à tous les degrés, depuis le plus simple dont personne ne s'inquiète jusqu'au plus marqué, lorsqu'on peut voir, en douze heures, une couche grasse, épaisse d'un millimètre, recouvrir les coins du nez, et le front, constituant un état d'autant plus pénible qu'on ne l'observe guère à ce degré que chez des jeunes gens, presque exclu-sivement même chez des jeunes filles.

Telle est la séborrhée vraie, simple, l'acné sébacée des anciens auteurs français (Biett).

Acné comédon. — Jusqu'ici l'hyper-séborrhée existe pure et monomorphe, mais le type va bientôt se diversifier.

Chez presque tous les hyperséborrhéiques quelques-une des pores dilatés, non les plus gros d'ordinaire, vont s'enclouer d'une tête noire et l'expression du filament gras, contenu dans le canal sébacé, va devenir difficile. Et, dès lors, cette expression fera sourdre non plus un filament gros allongé, sortant comme d'une filière, mais une sorte de cocon ovoïde et vermiforme. C'est le comédon. Tantôt il s'observe par unités sur un visage séborrhéique, tantôt tous ou presque tous les pores sébacés donnent lieu à une production semblable. C'est l'acné-comédon ou *acne punctata*.

Acné pustuleuse superficielle. — D'autres transformations surviendront encore, soit lentement, soit par poussées. Tantôt autour d'un pore séborrhéique contenant un cylindre gras à tête jaune, ou un comédon à tête noire, se montrera une pustulette à fleur de peau, sans induration sous-jacente, et la chose s'observant à la fois en cent points, c'est une poussée d'acné pustuleuse simple.

Acné pustuleuse profonde. — Tantôt la poussée pustuleuse sera profonde et se traduira d'abord par de petites extumescences, de surface rose puis violâtre, au-dessous desquelles la palpation fait sentir des nodosités du volume d'un noyau de cerise. Ce sont des collections suppurées profondes, presque enkystées, qui mettront un temps incroyable à se dissoudre et à disparaître, ou à venir affleurer la peau et à s'y ouvrir. Et elles sont pourtant collectées dès le début, car une pointe fine de galvano-cautère les ouvre. Il en sort du pus ou un magma caséeux gras, mélangé de pus jaune et strié de sang.

Acné polymorphe. — Lorsqu'un état d'acné suppurée s'est ainsi constitué, le tableau en devient aussitôt complexe, car les lésions s'y observent à des stades différents. Sur un fond diffus d'acné sébacée simple il y a des comédons, des pustules superficielles et des indurations disséminées, c'est l'acné polymorphe, et, à travers des poussées subintrantes, elle restera polymorphe pendant des mois, quoique toujours elle tende à revêtir plutôt une forme qu'une autre, soit celle de l'acné comédon sur une peau grasse, soit celle de l'acné suppurée superficielle ordinairement sur une peau congestive, soit celle de l'acné suppurée profonde, à peau bosselée et marbrée de taches roses ou bleuâtres au niveau des nodules intra-cutanés.

Acné du corps. — L'acné polymorphe a son centre principal au visage. Mais fort souvent, très peu après son apparition au visage, on la voit survenir aux épaules, où elle occupe principalement la surface exacte que montre une femme en décolleté. Dans des cas plus rares d'acné intense et floride, le dos se trouve couvert, dans presque toute sa hauteur, d'éléments polymorphes semblables à ceux du visage. Toute la peau est onctueuse et exhale une odeur de suint spéciale et très perceptible.

Presque toutes les autres régions du corps restent (cliniquement du moins) indemnes de séborrhée. Sur le cuir chevelu, au moins jusqu'à dix-huit ou vingt ans et même quand il reviendra séborrhéique, on y n'observera jamais d'acné polymorphe : de même sur le cou sauf à la nuque, de même sur le torse au-dessous des seins et sur les membres, excepté à la région deltoïdienne.

Séborrhée chronique. — Le plus souvent l'état d'acné, qui dure toujours des mois et souvent des années, s'atténue une fois passée l'adolescence. Le visage séborrhéique reste trop gras, mais, sauf exception, sans boutons et sans rougeur. Ici comme pour le pityriasis de l'adulte, il s'établit un état chronique moins apparent et moins bruyant que l'acné polymorphe de l'adolescent, mais cet état atténué persistera indéfiniment et par la suite revêtira même des états nouveaux très différents des précédents et dont je reparlerai quelque autre fois.

Analyse microbienne.

Examinons maintenant ce qu'est la lésion élémentaire de la séborrhée et ce qu'y montre l'analyse microscopique.

Le raclage d'une peau séborrhéique prélève sur la peau une sorte d'huile qui, étendue sur une lame, fixée, lavée et colorée, montre par myriades un fin bacille. Ce micro-bacille a deux formes : une forme courte qui est celle d'un coccus oblong de 1 μ de large et de 1 μ 1 2 de long, et une forme sigmoïde longue extrêmement analogue à celle du bacille tuberculeux, ces deux formes s'observant toujours mélangées dans la même préparation (fig. 9). Si nous pratiquons une coupe verticale d'une peau séborrhéique, que verrons-nous ? Nous verrons chaque orifice pilo-sébacé occupé par une sorte d'ampoule faite de feuillets cornés, emboîtés, concentriques et contenant une colonie compacte de micro-bacilles. Tantôt le cocon séborrhéique semble enclavé dans le follicule et presque clos de toutes parts ; tantôt, au contraire, on surprend son éviction et son éversion à la surface de la peau.

Le cocon séborrhéique (fig. 10) est comme découpé

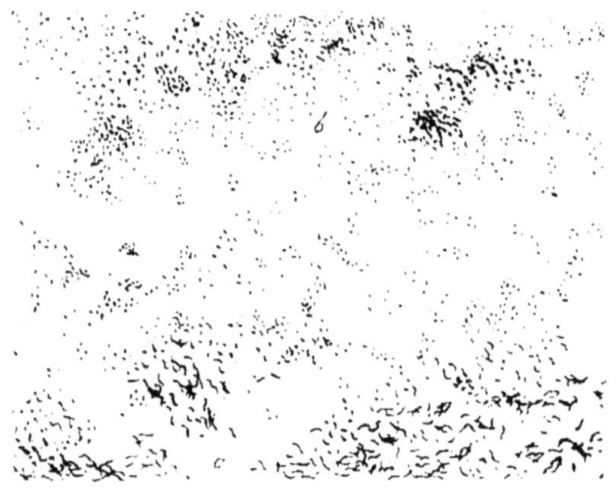

Fig. 9. — Micro-bacille séborrhéique, préparation extemporanée.
a. Forme sigmoïde. *b.* Forme cocco-bacillaire (Obj. 1/12 ocul. 5 Zeitz.)

de logettes remplies de colonies micro-bacillaires si épaisses qu'elles interceptent la lumière et que la morphologie du parasite ne peut se voir que sur leurs bords.

On voit alors que la forme courte du bacille existe seulement dans les parties supérieures du cocon et les formes sigmoïdes dans ses parties profondes.

Ainsi apparaît microscopiquement la séborrhée. Les follicules sont dilatés par la colonie microbienne; en chaque utricule séborrhéique le micro-bacille existe par millions. Et chaque follicule déverse incessamment à la surface, avec la matière sébacée, une colonie microbienne qui se renouvelle au fur et à mesure en profondeur. Cette infection est constante, et autant que l'analyse microscopique en peut témoigner, le degré du flux séborrhéique et le degré de l'infection marchent de pair.

Certains cocons séborrhéiques paraissent enclavés

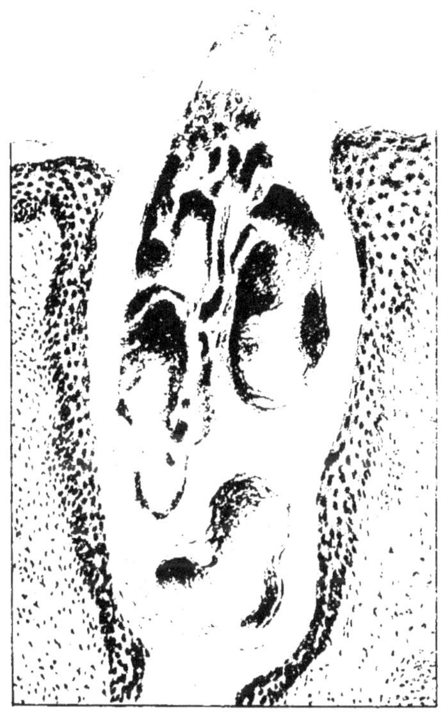

Fig. 10. — Cocon micro-bacillaire en place sur une coupe de peau séborrhéique d'une région glabre × 260.

dans le follicule sans pouvoir être éversés à la surface de la peau. Ce sont des rudiments du comédon. Que le pore sébacé soit obstrué complètement, l'utricule se développera en refoulant les éléments normaux autour d'elle. Le comédon n'est ainsi qu'une utricule séborrhéique hypertrophiée au sein de laquelle la culture micro-bacillaire a pris un développement considérable.

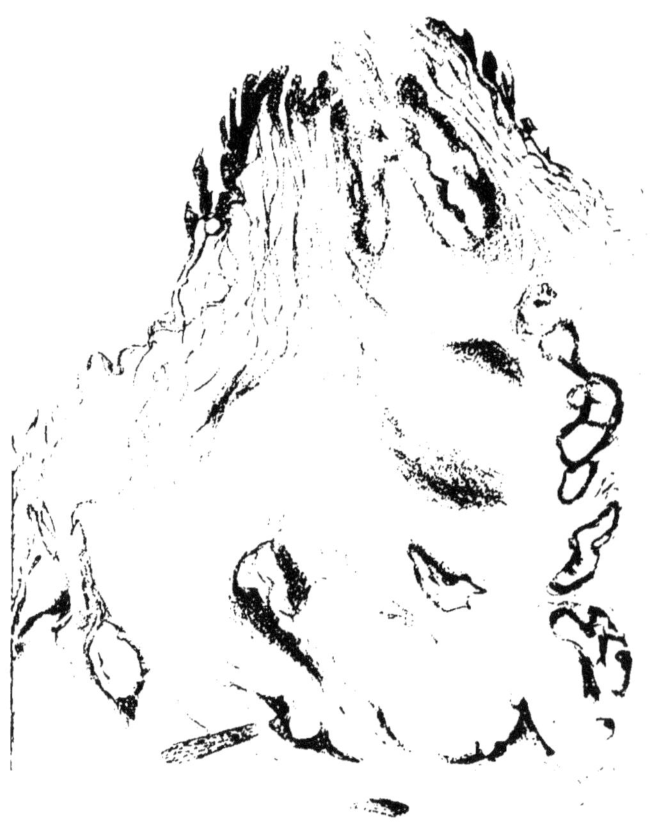

Fig. 11. — Coupe verticale d'un comédon. Au centre, la colonie séborrhéique, démesurément amplifiée, occupe une série de logettes. L'enveloppe du comédon, faite de feuillets épidermiques superposés, contient seule, au sommet du comédon, quelques spores de Malassez et quelques cocci. En bas, débris de poils follets sectionnés qui sont constants et qui peuvent être très nombreux × 75.

Au milieu des matières grasses, les amas microbiens découpent des logettes : le corps du comédon en est tout entier constitué. Il est enveloppé de couches

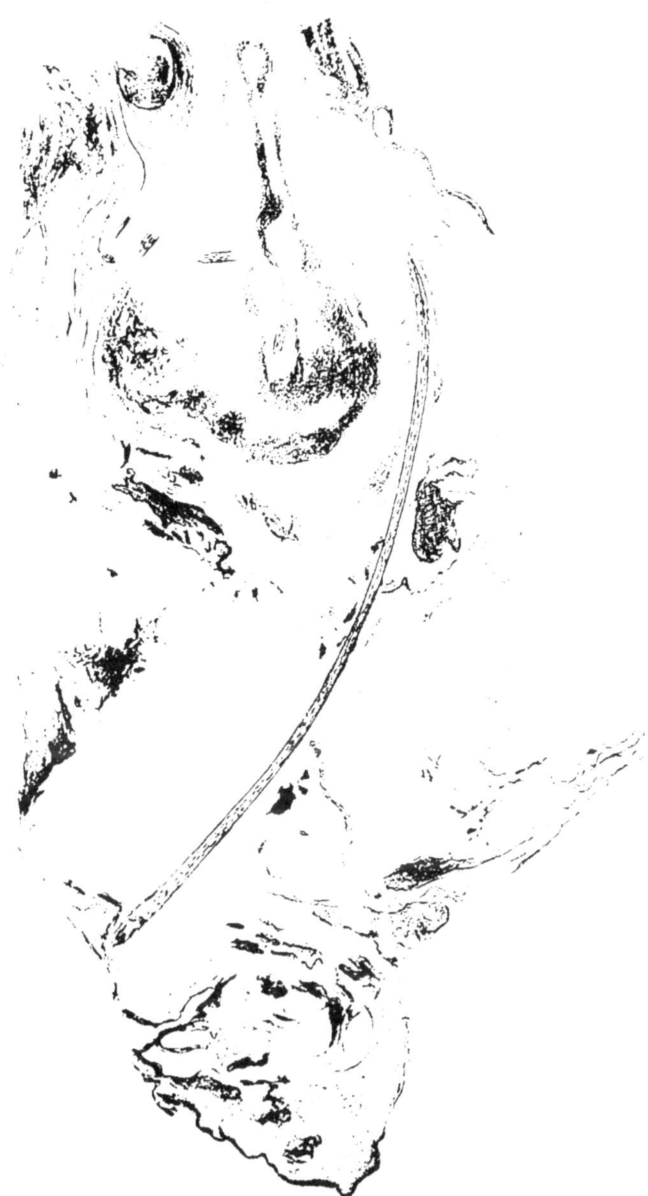

Fig. 19. — Coupe verticale d'un autre comédon. Au centre son énorme noyau micro-bacillaire. Jusqu'en bas de la figure : logettes découpées pleines de microbacilles. Un follet traverse le comédon en écharpe (× 75).

cornées concentriques, amicrobiennes, contenant de-ci de-là des tronçons de follets plus ou moins nombreux. Le sommet du comédon seul montre en un ou deux points une colonie superficielle de spores de Malassez ou de cocci.

Que l'on répète de pareilles coupes sur dix comédons, dix fois on retrouvera des figures semblables : le noyau microbacillaire découpé capricieusement et logé dans des alvéoles de toutes formes ; ce noyau entouré de couches cornées concentriques contenant presque toujours entre elles des follets morts ou leurs débris.

Le comédon, comme les pustules acnéiques profondes ou superficielles, se présente donc comme un accident de la séborrhée. C'est un *kyste par rétention* du flux séborrhéique : la lésion élémentaire de la séborrhée n'obstruant pas le follicule qu'elle occupe, mais se rénovant incessamment par la profondeur à mesure que le flux séborrhéique l'effuse en surface.

* *

La séborrhée du cuir chevelu. — Jusqu'aux environs de la vingtième année le cuir chevelu reste indemne de toute infection séborrhéique. Sans doute, on y peut, dès quinze ans, rencontrer une colonie séborrhéique ou un comédon, mais par accident, sans que jamais l'infection séborrhéique y soit dès cette époque constituée à l'état d'infection régionale.

Mais vers la vingtième année le microbacille franchit ses frontières et commence par les deux tempes et le haut du front l'envahissement du cuir chevelu. J'ai dit que sur le cuir chevelu des adolescents des

deux sexes, l'infection par la spore de Malassez et
par le coccus polymorphe était depuis longtemps, à

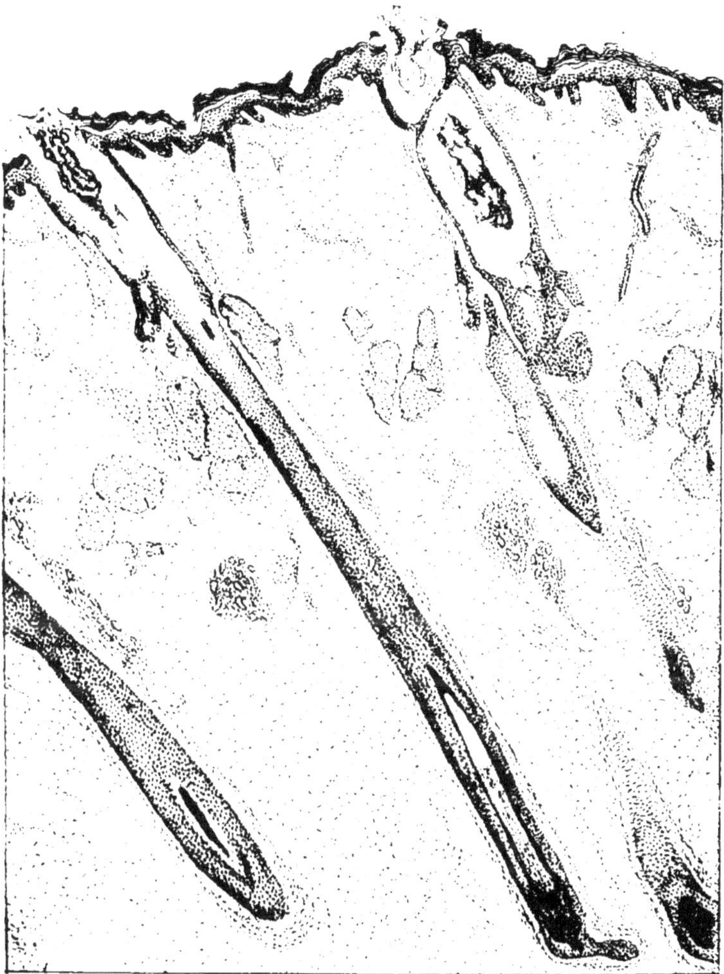

Fig. 15. — Séborrhée microbacillaire du cuir chevelu. Deux follicules
contigus sont infectés. Remarquer que tous les deux perdent leur
cheveu dont la papille pilaire est en voie de rénovation ✕ 75.

cet âge, chose accomplie. Mais ces infections sont
surtout superficielles, c'est au-dessous d'elles que

le microbacille va de proche en proche envahir les follicules et s'établir à demeure sur le terrain peu à peu conquis. Alors la sécrétion grasse se substituera peu à peu aux pellicules stéatoïdes, qui d'ordinaire abandonnent lentement les régions séborrhéiques en persistant autour d'elles.

Voici une large coupe portant sur quatre follicules pilaires (fig. 13). Les deux dont on voit l'orifice à la peau sont infectés. Celui qu'on voit dans toute sa longueur est infecté à son sommet et perd son cheveu déjà détaché de sa racine dont la papille pilaire est en rénovation.

A sa droite, un autre, infecté de même, a perdu son cheveu également, car son extrémité inférieure est en pleine rénovation de la papille pilaire qui fera un nouveau cheveu.

Car voici le phénomène sur lequel on a tant discuté et dont les causes et le mécanisme restent si obscurs. Le phénomène de l'hyperséborrhée, au cuir chevelu, est connexe de celui de l'alopécie qui fera chez l'homme la calvitie vulgaire.

A mesure que la sécrétion grasse devient plus manifeste, la chute des cheveux devient plus abondante. La repousse se produit, d'ailleurs, mais elle ne compense pas la chute, et la dénudation s'accomplit.

D'abord, la maladie, qui est, comme la séborrhée du visage, paroxystique, est signalée par des crises de chute estivales, puis d'année en année, les paroxysmes se rapprochent, la chute devient continue avec des périodes d'augment et d'apparentes rémissions.

Autant qu'on en peut juger, le flux gras est proportionnel à la chute, les cheveux semblent baignés d'huile, le cuir chevelu se recouvre d'un exsudat

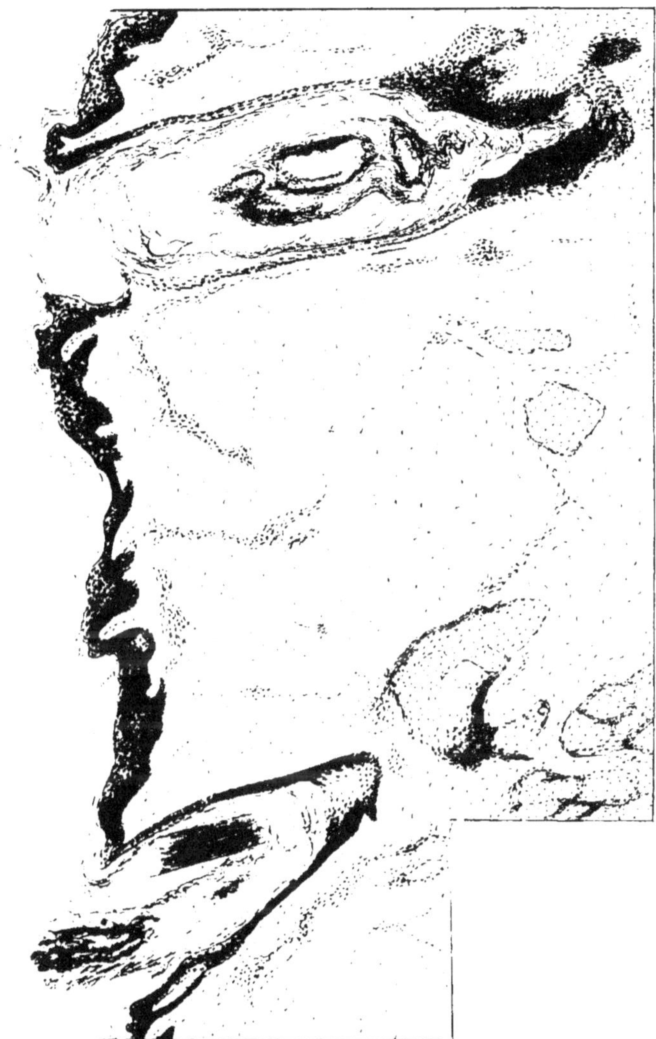

Fig. 14. — Coupe voisine de la précédente × 260. Elle porte sur les deux follicules qui occupaient le centre de la préparation précédente. L'un, celui de droite, montre à l'état de demi-enkystement, l'autre à l'état de libre écoulement la collection microbacillaire.

graisseux jaune, nécessitant de fréquents lavages.

Tantôt la chute a commencé à dix-huit ans et la calvitie sera complète à trente ans, tantôt elle commence plus tard. Plus elle commence tôt, plus elle marche vite, et moins la thérapeutique a d'action sur elle.

Chose étrange, cette infection microbienne, qui peut envahir le cuir chevelu de la femme, n'atteint pour ainsi dire jamais, chez la femme, le degré qu'elle atteint si souvent chez l'homme. La femme n'en présente, pourrait-on dire, qu'une forme réduite. Et l'alopécie qui accompagne la séborrhée n'aboutit pour ainsi dire jamais, chez elle, à la décalvation totale du vertex.

Je n'insiste pas. Chaque point du tableau général que je viens de tracer demanderait une étude particulière, trop longue et trop spéciale pour pouvoir trouver place ici. Le but de cet article n'était pas de décrire, par le menu, la séborrhée de chaque région, il est de montrer l'unité clinique et microbienne de cette affection en toutes les régions. Et c'est ce que je crois avoir démontré. Le sujet a bien d'autres faces qui mériteront autant que celle-ci d'être étudiées à leur tour.

VIII

Hypothèses actuelles concernant l'étiologie générale des états séborrhéiques.

Dans les chapitres précédents, j'ai envisagé quelles sont nos principales connaissances concernant les divers *États séborrhéiques* : pityriasis simplex et stéatoïde, séborrhée microbacillaire, acné polymorphe ; on a vite fait de montrer combien peu de faits positifs nous connaissons en ces matières. Or, les faits positifs sont les pilotis nécessaires sur lesquels s'appuie l'édifice du raisonnement, on doit donc arrêter le raisonnement où manquent les faits positifs.

Malheureusement le malade ne peut attendre le résultat d'enquêtes expérimentales très lentes et que très peu d'auteurs poursuivent ; et la médecine doit traiter, même aujourd'hui, les malades qu'elle ne sait pas guérir encore. Alors le médecin devance par des inductions hâtives les conclusions expérimentales. Il n'attend pas qu'on ait planté des pilotis pour édifier son raisonnement. Et comme beaucoup de médecins n'ont jamais reçu de suffisante éducation expérimentale, ils ne voient pas la différence entre leurs raisonnements hypothétiques et des raisonnements expérimentaux ; une théorie de plus ne leur coûte guère, mais elle ne représente que ce qu'elle coûte, et, dans l'espèce, rien qui vaille.

A l'origine des états séborrhéiques, nous voyons clairement un certain nombre de causes très générales, par exemple l'hérédité indéniable de la calvitie ; ou cet autre fait qu'il y a moins de chauves à la campagne qu'à la ville. Et ces faits sont vrais, mais la relation entre eux et la calvitie nous échappe, car il y a des exceptions nombreuses à l'hérédité de la calvitie, et on trouve de grands chauves parmi les ruraux. Un fait du même ordre est la relation de la sexualité mâle et de la calvitie, car s'il est vrai qu'il n'y ait pas d'eunuques chauves, il est non moins vrai que tous les hommes chevelus ne sont pas eunuques.

Ces causes générales restent donc dans le groupe vague des causes dites prédisposantes. Par quel mécanisme et dans quelle mesure agissent-elles, c'est ce qui reste inconnu, et cela seul importerait car cela seul nous montrerait comment obvier à leur action.

Dans l'incertitude où nous sommes touchant la cause première des états séborrhéiques, beaucoup d'autres hypothèses ont vu le jour. Certains, considérant la permanence de ces états, la fatalité de leur marche, la régularité de leur ordre de succession, voient en eux le développement d'un trouble cutané congénital. Eh ! sans doute, nous comprenons si peu comment un gland peut faire un chêne, qu'il ne coûte guère d'ajouter au devenir de l'œuf humain une propension latente aux états séborrhéiques. Mais que vaut une hypothèse si vague et à quelles recherches nouvelles peut-elle conduire ?

D'autres auteurs incriminent l'hygiène générale du sujet : l'absence d'exercices physiques, l'excès du travail intellectuel, mental, les excès de table ; et l'importance générale de ces facteurs apparaît certaine d'emblée à ceux qui ont sous les yeux le tableau de toutes les déchéances progressives de l'homme.

L'homme est une machine thermique, et la comparaison du fourneau, qui brûle mal parce qu'il est trop chargé ou parce que son tirage est insuffisant, vient à l'esprit de celui qui observe des obèses et des goutteux. Et quoi de plus rationnel que l'acte de manger qui se répète trois fois par jour, s'il est mal fait, conduise au dérèglement progressif, une machine qui ne s'arrête jamais, qu'on ne répare jamais et dont on ne peut changer aucune pièce.

Un animal de notre poids ferait vingt fois la somme d'exercice physique que nous faisons et mangerait souvent trois fois moins. La différence entre l'alimentation d'un homme de ville et d'un homme des champs n'est guère moindre. L'étonnement d'un homme de la ville quand il se rend compte de ce que mange un paysan devrait être sans limites, et aussi son admiration pour l'élasticité de notre machine qui supporte si aisément, en apparence, des ordres de marche si divers.

Mais quel rôle a tout cela dans les états séborrhéiques dont les débuts commencent vers dix ans et alors que la calvitie commence autour de vingt ans? On s'en tire en accusant l'hygiène du père d'avoir fait dans l'œuf la calvitie qu'aura le fils à vingt-cinq ans. Cela est possible, mais il faut un esprit heureux et pauvre pour se satisfaire d'explications aussi hasardées.

Je laisse de côté le tempérament et les diathèses, ce sont choses dont je ne discute jamais, ignorant comme on peut discuter sur des mots sans définition. Les mots: arthritisme, herpétisme et autres semblables sont des fantômes. Ils ne valent que ce que vaut l'auteur qui s'en sert. Et malheureusement celui qui veut résumer par eux beaucoup d'observations et d'idées ne nous résume par lui ni ses observations, ni ses idées. Ce sont des mots dont je rougirais de me servir après avoir vu tant d'autres les mettre à la place des idées qui nous manquent. Ce sont des mots démonétisés et qui devraient n'avoir plus cours dans la langue médicale sérieuse. J'aime mieux un point d'interrogation qu'une réponse vide de sens.

Et d'ailleurs comment croire à l'importance d'une diathèse à propos de la calvitie qu'on voit tous les jours chez les hommes physiquement les plus différents: chez des gras et des maigres, chez des nerveux et des calmes, chez des gens constipés et chez des gens qui ne le sont pas, de santé parfaite, médiocre ou mauvaise, et très souvent sans aucun antécédent morbide. On voit mal quelle unité de tempérament pourrait exister sous des apparences si dissemblables.

De toutes les conditions que nous avons énumérées, celles que créent les troubles digestifs paraissent avoir le plus d'importance, principalement dans la genèse de certaines formes d'acné du visage. Autant qu'on peut s'en rendre compte, certains troubles de l'estomac ont un rôle dans le degré congestif des acnés de la face et l'acné indurée pustuleuse profonde semble commandée par la stase fécale dans le gros intestin. Mais il semble que cette action des troubles digestifs sur l'évolution de l'acné soit toute épiphénoménale, qu'elle tende seulement à modifier la forme de l'acné ou ses accidents évitables, ou à la rigueur accentuer son intensité. Mais le degré de séborrhée d'un sujet, son coefficient séborrhéique ne paraissent point liés à l'état gastrique et intestinal, car on observe journellement des séborrhées fluentes d'un développement extraordinaire sans trouble digestif perceptible et que des variations de régime ou des traitements intestinaux bien dirigés et bien suivis ne modifient aucunement.

Au contraire, la marche des états séborrhéiques parait nettement rythmée suivant l'âge et différente suivant le sexe. Aucune des grandes fonctions de l'organisme ne parait avoir sur la genèse de la séborrhée une influence aussi manifeste que la fonction sexuelle, et cela depuis l'éveil de la sexualité jusqu'à son établissement parfait, jusqu'à l'âge où le sujet est devenu pleinement apte à se reproduire.

Et non seulement le début du pityriasis entre huit

et douze ans est presque une constante et de même
le développement de la séborrhée du visage au
moment de la pré-puberté, mais en outre, suivant le
sexe, l'évolution des alopécies séborrhéiques diffé-
rera ; la séborrhée microbacillaire étant plus rare et
restreinte au cuir chevelu chez la femme, tandis qu'on
la voit chez l'homme avec une fréquence et à un degré
de développement très différent.

Et je laisse de côté l'acné menstruelle chez la femme
adulte et l'acné congestive hypertrophique de la
phase d'involution et de régression sexuelle dans les
deux sexes après cinquante ans. Entre l'évolution
sexuelle et l'évolution séborrhéique, la relation est
donc évidente et primordiale. Mais que sait-on de
plus sur le sujet ? On sait que, dans l'espèce humaine
comme chez les animaux, les produits excrémenti-
tiels, surtout ceux de la peau, acquièrent avec la
sexualité et suivant le sexe des qualités organolep-
tiques différentes. On sait même que dans beaucoup
d'espèces animales ces sécrétions odorantes sont limitées aux périodes de rut et jouent un rôle évident
dans la provocation réciproque à l'acte sexuel. La
différence d'odeur de l'urine du matou et du chat
coupé est un fait banal et cette différence s'observe
en quelques jours, après la castration d'un chat adulte,
presque le lendemain.

Il est impossible, dans l'état de nos connaissances,
d'expliquer ces modifications autrement que par
l'action de sécrétions internes des glandes sexuelles.
Mais de ces sécrétions internes nous savons si peu de
chose ! Leur nature et leur mode d'action nous sont
inconnus.

L'odeur humaine, même pour notre odorat très

inférieur, varie suivant l'âge et le sexe. Cette odeur de la peau, des cheveux, des aisselles, paraît liée à la nature des acides gras (d'ailleurs indéterminés) de la peau, dont le principal siège d'excrétion est la glande sébacée.

Or, la puberté agit parallèlement sur la flore cutanée parasitaire. Avant elle, la plupart des trichophytons peuvent envahir le poil de l'enfant. Après elle, ils ne l'envahissent, peut-on dire, jamais. Inversement, c'est à partir de la puberté que nous voyons pulluler le microbacille dans les follicules pilo-sébacés, alors qu'on n'observe jamais sa pullulation chez l'enfant. C'est donc un fait certain que la flore du follicule et du poil change avant et après la formation sexuelle. Mais cette flore, même chez les adultes varie aussi dans sa nature et dans son développement. Y a-t-il une relation entre ces variations et la nature des acides gras de la peau, variables suivant les sujets. Tout cela est chose possible, et il est possible même qu'il entre dans ces faits une part de hasard. Il faut ne pas trop simplifier le duel qui est constant entre la vie et la mort. Par tempérament d'esprit, certains hommes verront toujours dans la maladie le triomphe du microbe, comme d'autres n'y voudront voir que l'usure préalable du malade. D'autres, plus judicieux à mon sens, considèrent la vie comme un équilibre instable fait de chutes et de ressauts et s'efforcent de faire la part de l'organisme et celle du microbe dans les luttes constantes qu'ils se livrent. Car tout affaiblissement de l'un aide aux progrès de l'autre. Dans leurs moyens d'action beaucoup de faits nous échappent et nous avons raison d'en poursuivre l'étude. Mais en dehors de ces mécanismes d'action et de réaction, d'attaque et de défense toujours très complexes, il peut entrer une part de hasard qui décide de la victoire ou de la défaite, comme il arrive dans ces calamités qu'un rien provoque et qu'un rien eût pu éviter. N'y a-t-il pas quelque ressemblance entre les maladies mondiales endémiques, sujettes à des réveils épidémiques et les infections constantes de la peau humaine sujettes à des paroxysmes, à des expansions inaccoutumées.

Lorsqu'on voit une infection constante et bénigne de la peau humaine prendre sur certains sujets un développement extraordinaire, on en accuse toujours l'organisme qui se laisse envahir, de favoriser l'infection. C'est comme si l'on admettait que l'état d'une population rend inévitable une épidémie de choléra, de grippe ou de peste. Dans de telles épidémies on accusera le paupérisme. l'alcoolisme, la syphilis, etc., et ce sont vraiment des causes adjuvantes. En outre, certaines conditions climatériques, ethniques, sociales, hygiéniques, rendent la propagation de ces maladies plus faciles. Mais il entre pourtant dans leurs réveils épidémiques une part de hasard, le hasard étant la petite cause qui par accident produira une conséquence hors de proportion avec elle. Qu'un cholérique vienne mourir par hasard à Paris ou à Marseille, il met en jeu des milliers d'existences qui sans lui n'auraient pas eu cette chance à courir.

Il est très vraisemblable qu'une cause proportionnellement aussi minime peut, sur un tégument. déterminer ou empêcher une infection. Lorsqu'on doit compter avec des micro-organismes dont la pullulation se fait en progression géométrique, il n'y a que leur premier développement qui soit difficile. Si leur pullulation n'a pu être enrayée à son début, comment le serait-elle quand l'infection est devenue des millions de fois plus active.

En ce sujet nous nous heurtons à chaque instant à des inconnues. Une autre question primordiale reste sans réponse. Quel est le rôle des infections cutanées constantes, caractéristiques des divers états séborrhéiques? Il faut dire avec simplicité que nous n'en savons exactement rien. Les physiopathologistes supposent que le flux sébacé et la chute du poil dépendent directement de l'anomalie et de la perversion fonctionnelle de l'appareil pilo-sébacé sous l'influence des causes générales précitées ou d'autres encore. Les bactériologistes pensent que lorsque ces causes générales ont créé le terrain propice, et par exemple amené la sécrétion sébacée de tels ou tels principes qui lui sont nécessaires, le microbe s'installe et pullule, causant la pellicule du pityriasis, l'hypersécrétion sébacée et la chute du cheveu des séborrhéiques. Ces deux affirmations attendent également leur preuve.

Nous n'avons pas le droit de dire avec certains physiologistes qu'un phénomène *peut s'expliquer* sans la présence d'un microbe qu'on voit toujours y intervenir. Il faut regarder les faits avec des yeux moins prévenus et avec plus de respect, car ce sont les faits qui conduisent nos conclusions et non pas nous malgré eux.

Inversement, parce qu'on analyse un complexus microbien et qu'on lui suppose une valeur dans un ensemble de phénomènes où il se rencontre constamment, ce n'est pas dire qu'on méconnaît la chaine physiologique des phénomènes au milieu desquels on l'observe. Ce qui est difficile est de déterminer la part causale de ces causes d'ordres si différents qui aboutissent à faire l'état morbide que l'on étudie.

Le rôle le moins discuté désormais est celui de la spore de Malassez, dans le pityriasis capitis, rôle indiqué par Malassez, négligé par Unna et ses élèves, et avec lui par toute la dermatologie française jusqu'à mon livre sur les maladies desquamatives. Il est, ou à peu près, accepté, me semble-t-il, désormais. Il semble que tous les ouvrages dermatologiques publiés depuis le mien portent plus ou moins la trace d'une conversion des idées sur ce sujet. La thèse même de Stephen Fras, qui m'est hostile, admet au moins comme une *séduisante hypothèse* le rôle efficient de la spore à l'origine de la pellicule banale. De même le dernier livre de Audry, de même le dernier ouvrage de Brocq.

Le rôle du coccus polymorphe dans la transformation stéatoïde du pityriasis n'a pas été étudié depuis 1904. Et l'on n'a guère formulé d'opinion à son sujet.

Quant au rôle du Demodex, il a été surtout remis en valeur par Borrel qui l'incrimina comme vecteur du contage de la lèpre et de l'épithélioma, ce qui est très plausible. En tout cas, son rôle vecteur en ce qui concerne le microbacille est bien plus assurément démontré. Même si l'on réduit à cela son rôle, tout au moins pourrait-il être le *semeur*.

Reste le micro-bacille lui-même. Quel est son rôle possible ? Sa constance partout où naît le phénomène séborrhéique semble certaine. Mais en est-il cause ? Le phénomène du flux séborrhéique et celui de la calvitie banale étant liés, quelle part revient aussi au microbacille dans l'alopécie séborrhéique ? Si le microbe agit, comment agit-il ?

On peut supposer que le flux séborrhéique est causé par la toxine microbienne et de même la chute du poil. Mais cela reste sans vérification. On peut produire des chutes de poil chez le lapin et le cobaye par l'injection de beaucoup de bouillons microbiens, sans que cette alopécie soit spécifique ou qu'on puisse la démontrer telle...

On peut supposer aussi, et l'hypothèse est plus simple, mais aussi peu vérifiable, que l'obstruction du canal pilo-sébacé par la colonie microbienne amène l'hypersécrétion de la glande, comme la ligature du canal d'excrétion de toute glande ; la mue pilaire avec atrophie progressive de la papille pilaire se produirait par un mécanisme analogue, puisque le canal d'excrétion de la glande et celui du poil sont communs, précisément dans la partie occluse par la colonie microbienne.

On peut encore supposer que le microbe n'est pour rien dans le complexus où il se rencontre, et qu'il est porté mécaniquement par le Demodex dans les orifices pilo-sébacés où il trouve à vivre et se reproduire.

Toutes ces hypothèses supposent connus des faits qui ne le sont pas ou négligent des faits dont elles n'expliquent pas les coïncidences.

Au surplus, pourquoi conclure et ne pas convenir que la chose ne saurait être jugée sans une enquête nouvelle, faite sans doute par d'autres juges que ceux qui ont connu d'abord de l'affaire, comme on dit en matière judiciaire.

Après avoir lu ce qui précède, on considérera sans

doute avec quelque scepticisme les théories qu'on voit éclore à ce sujet tous les jours, en pensant à ce qu'il faudrait de patientes études expérimentales — et si diverses — avant de pouvoir faire de ces phénomènes une synthèse qui soit vraiment scientifique.

Mais alors, dira-t-on, comment traiter nos malades? Ils attendent des conclusions puisque leur traitement en dépendra. Eh bien, ceci est une erreur encore. Leur traitement est indépendant de nos conclusions. Il existe déjà des traitements efficaces des états séborrhéiques. L'empirisme est une manière d'expérience qui en vaut d'autres. Sans doute ces traitements n'ont-ils pas toute l'efficacité désirable, mais un traitement qui dans une maladie mortelle reculerait la mort de plusieurs années serait déjà reçu du condamné sans déplaisir. Eh bien, c'est ce résultat que fournissent les traitements connus des états séborrhéiques et dans les pires cas, c'est-à-dire dans les cas de calvitie séborrhéique progressive. Et il y en a d'autres où ils donnent davantage, lorsqu'il s'agit d'états séborrhéiques moins accusés et moins graves.

Chemin faisant, j'en ai indiqué plusieurs, et je pourrai prochainement en exposer quelques autres, avec les variétés cliniques auxquelles ils doivent être appliqués.

IX

Traitement du Rhinophyma.

Connaissez-vous le rhinophyma? Si non, écoutez la définition qu'en donne Rabelais au chapitre i du

Livre II de Pantagruel. Je vous défie ensuite de le méconnaître. Écoutez plutôt : « Es aultres, tant croissait le nez qu'il semblait la flutte d'un alambic ; tout diapré, tout estincellé de bubelettes, pullulant, purpuré, à pompettes, tout esmaillé, tout boutonné et brodé de gueules. Et tels avez vu le chanoine Panzoust et Piédebois médecin d'Angiers. De laquelle race peu furent qui aimassent la ptisane, mais tous furent amateurs de purée septembrale... »

Vous connaissez maintenant le rhinophyma. Plût aux dieux que nos descriptions classiques des diverses entités morbides fussent aussi claires, et de pareil style, nos livres ne seraient pas ennuyeux et notre profession serait moins morose.

Deux éléments constituent le rhinophyma. D'une part, un trouble circulatoire qui fait le nez froid, rouge, violet, et plus tard, le crible de télangiectasies variqueuses. De l'autre, un trouble sécrétoire, car les glandes sébacées du rhinophyma sont incroyablement dilatées, distendues, kystiques. Leur conduit excréteur est rempli des produits altérés de la glande, et il contient toujours au moins deux ordres de parasites : un acare, le *demodex folliculorum*, et surtout le microbacille qui est l'expression constante des états séborrhéiques. On peut d'ailleurs y trouver d'autres parasites encore ; dans ses lésions acnéiques polymorphes, suppurées, furonculeuses surajoutées, habitent des cocci d'infection seconde.

On range le rhinophyma dans les acnés, et c'est le type des acnés dans lesquelles le trouble vasculaire et le trouble sécrétoire conduisent à une hypertrophie progressive tégumentaire, celle qui correspond à la lyrique description de Maître François, notre confrère.

Pour la plupart, les gens qui sont atteints de rhinophyma croient que ce mal est incurable. Beaucoup de médecins le croient aussi et c'est là une grosse erreur. Il y a très peu de difformités aussi considérables et qui soient aussi aisément curables que celle-là. Il est vrai que le patient peut refuser le traitement par incurie ou par habitude : « J'ai bien vécu quarante ans avec mon mal, me disait l'un d'eux, je puis bien le garder jusqu'à la fin. » C'est que les malades qui en sont atteints ont passé l'âge de la coquetterie. Pourtant, à aucun âge, on ne goûte sur soi une difformité visible, surtout quand elle prête au ridicule. De plus, l'opinion étiologique servie par Rabelais est demeurée dans l'esprit public bien qu'elle ne soit point toujours véridique. Et ce n'est pas le moindre souci des patients : « Et pourtant, docteur, voici vingt ans que je n'ai bu que de l'eau ! »

Il faut traiter le rhinophyma, d'abord parce que c'est une difformité, et parce qu'elle est curable, ensuite parce qu'on voit fréquemment des épithéliomas bénins ou graves survenir sur ces peaux depuis tant d'années mal nourries, mal nettoyées, et devenues le réceptacle d'une fourmilière de parasites de tous ordres.

Beaucoup de traitements ont été préconisés contre le rhinophyma, dont le plus simple et le plus connu est celui de l'exérèse chirurgicale. Il s'agit de sculpter à travers le nez monstrueux un nez normal en excisant tout ce qui dépasse les proportions raisonnables. On pourrait redouter un tel traitement, et croire qu'il fera des cicatrices plus laides que le rhinophyma. A la vérité la peau du nouveau nez est panachée, parsemée de tractus blancs d'un assez médiocre effet, mais la cicatrisation est régulière et la forme du nez est incontestablement meilleure après qu'avant l'intervention. Ceci s'explique par ce fait que les glandes sébacées hypertrophiées qui sont d'origine épithéliale sont sectionnées par le bistouri, et que chacune devient un point de rénovation cutanée, un point de greffe épithéliale. D'où la cicatrisation rapide et facile.

A mon avis la méthode chirurgicale extemporanée n'est pas la méthode de choix dans le traitement du rhinophyma. Le meilleur traitement est un traitement composite qui comprend l'application du massage, de topiques soufrés, du galvano-cautère et du scarificateur. Cela peut paraître bien compliqué, mais vous allez voir comme c'est simple. D'abord si l'on masse soigneusement un rhinophyma, on reste stupéfait de ce qu'on en voit sortir. De chaque orifice sébacé surgit un magma blanc, caséeux, vermiculaire, malodorant. Et il en sort, de certains orifices surtout, en quantité prodigieuse. Ce massage qui doit être quotidien, il faut apprendre au malade à le faire lui-même. Il est mieux pratiqué avec une pâte sulfureuse et savonneuse comme il en existe plusieurs en pharmacie, ou bien avec la pâte d'un savon de toilette quelconque. Et, naturellement après le massage on rince parfaitement et on essuie.

Cette toilette faite, chaque soir on appliquera pour la nuit un topique soufré. On peut employer les

pommades mais je préfère les topiques liquides,
dont voici deux modèles :

> Liqueur d'Hoffmann. . . . . 60 grammes.
> Soufre précipité . . . . 10 —
> Eau de roses. . . . . 30 —
>
> (Appliquer au pinceau après avoir agité la bouteille.)

ou bien :

> Sulfure de carbone saturé de soufre.

Le premier est plus maniable, le second malodorant, cuisant et *très* inflammable, mais plus péné-
trant. Voilà des traitements simples et qui journellement pratiqués aideront puissamment les interventions de petite chirurgie dont je vais parler maintenant.

Ces interventions seront pratiquées par le fer et
par le feu. Commençons par le feu d'abord. Tous
les nez hypertrophiques sont congestionnés et vari-
queux. Le galvano-cautère a donc son application ici
comme je montrerai plus loin qu'il a son application
dans toutes les couperoses à vaisseaux visibles.

On détruit les petits vaisseaux par des ponctuations
successives du galvano-cautère à fine pointe suivant
leur trajet. Les grosses veines variqueuses seront
détruites de même avec le galvano-cautère à pointe
mousse.

On fera aisément deux cents pointes en une séance
tous les mois. Quand le patient est pressé on peut
même ponctuer à la pointe fine, tous les orifices
glandulaires un par un. Ainsi, dans le traitement du
rhinophyma le rôle du galvano-cautère est considérable.

Le rôle du scarificateur est plus limité. A mon sens, il doit s'adresser aux éléments papuleux, aux boutons saillants, aux « bubelettes » de Rabelais, on détruira chacune par une, deux ou trois séries de scarifications linéaires quadrillées, serrées et assez profondes, un médecin non averti craindrait encore la cicatrice. Mais il ne s'en produit pas du tout. Après chacune des séances de scarifications les tubérosités diminuent, s'affaissent jusqu'à disparaître complètement.

En réunissant tous ces moyens, on aura vite réduit de moitié la difformité d'un rhinophyma, et par une série d'interventions successives on pourra la réduire de plus en plus, autant qu'on voudra. Je trouve que ces moyens présentent sur le premier d'innombrables avantages.

D'abord le malade aide lui-même à sa guérison, même dans l'intervalle des interventions. En second lieu, celles-ci sont multiples, mais chacune est peu de chose, ne demande pas d'anesthésie, n'exige aucun pansement et n'oblige même pas absolument le patient à deux jours de chambre. Enfin, le gros avantage de ce procédé c'est qu'en poussant ses résultats aussi loin qu'on veut, il ne change pas la forme du nez du malade, ou diminue graduellement l'hypertrophie qui disparaît comme elle est venue, et le malade retrouve, ainsi que ses proches, la forme que son nez avait autrefois, tandis que l'abrasion chirurgicale donne au patient un nez quelconque sans rapports avec celui qu'il avait eu, un nez qui n'a rien de personnel, et qui a même le plus souvent un air artificiel désagréable. Beaucoup de gens atteints de rhinophyma acceptent mieux de garder

un nez gros, dès qu'il n'est plus difforme, que d'acquérir un nez blanchâtre, squelettique dont la mai-
greur contraste excessivement avec le visage séborrhéique rond et un peu bouffi qu'ont en général les
acnéiques de la cinquantaine.

En tout ce traitement, il faut de la mesure et de
l'à-propos, le médecin donnera dans chaque cas la
priorité à tel ou tel des moyens dont il dispose, et
même lorsqu'il sera conduit par la pusillanimité du
malade à n'user que des moyens de douceur, il verra
souvent encore le patient très heureux d'un bénéfice
qu'il n'espérait pas.

<h2 style="text-align:center">X</h2>

**De l'acné congestive pustuleuse par troubles gastriques
et de l'acné indurée profonde par stase fécale.**

Nous manquons tous de simplicité dans l'étude
des faits scientifiques que nous observons. La plupart se hâtent vers des conclusions théoriques et
générales quand les faits n'en peuvent encore comporter ou n'en comportent que de particulières.

J'ai dit l'influence de la sexualité sur le développement de la séborrhée et de l'acné, et l'influence de
la sexualité mâle sur la calvitie parce que leurs rapports paraissent bien certains, mais comment cacher
que le mécanisme d'action de ces deux causes reste
encore obscur.

J'ai montré l'existence d'une infection microbienne
particulière dans toutes les localisations et formes
de l'acné, mais pourquoi ne pas dire que son rôle

dans la genèse de la maladie reste encore indéterminé.

Parce qu'on admet dans un complexus l'influence possible ou probable d'une cause microbienne *exogène*, certains supposent aussitôt que vous refusez de voir à côté d'elle les causes organiques, *endogènes*, qui peuvent y participer.

Dans une enquête, aucun fait n'est à récuser tant que sa non-valeur n'est pas démontrée. Et l'on doit récuser au contraire les affirmations prématurées comme un des plus grands obstacles à tout progrès. Car ceux qui croient une question résolue ne l'étudient pas.

En ce qui concerne la séborrhée, même si l'on admet le rôle causal de l'infection microbacillaire comme chose prouvée, il n'en demeure pas moins pour le clinicien que la séborrhée et les acnés qui en dérivent sont influencées manifestement par plusieurs troubles organiques, spécialement par certains troubles digestifs. Et c'est ce que je voudrais montrer ici par deux exemples.

⁂

Il existe une relation certaine entre les troubles gastriques et les états congestifs du visage. Beaucoup d'hommes et surtout de femmes aux joues trop colorées nous disent qu'après chaque repas leur digestion devient difficile, ils ont les extrémités froides et le visage rouge.

Tantôt le phénomène se répète régulièrement une ou deux fois par jour, tantôt il est inconstant et ne survient que si le sujet est confiné dans une chambre chaude au lieu de sortir à l'air comme d'habitude ou, encore, si une émotion, une contrariété le surprennent en pleine digestion. Ce qui est frappant, dans ces cas, c'est que le phénomène se produit toujours très peu après le repas. Peut-être. d'ailleurs, ne s'agit-il pas toujours de troubles purement gastriques, peut-être dépendent-ils aussi souvent du foie ou de l'intestin grêle supérieur que de l'estomac proprement dit. Aussi ne les appellerai-je ici « gastriques » que par pure abréviation.

Toujours est-il que ces troubles et la congestion du visage dont ils s'accompagnent, lorsqu'ils surviennent chez des séborrhéiques, peuvent amener l'éclosion d'une acné pustuleuse superficielle de la face, très caractéristique.

Le visage est un peu gonflé; non seulement la peau mais les traits eux-mêmes ont perdu de leur finesse. Et sur cette peau congestionnée, examinée à la loupe. de très fines pustulettes apparaissent disséminées. Les unes sont grosses comme des grains de mil, rarement plus, les plus petites peuvent être fines comme des graines de pavot. Et elles resteraient peu visibles et remarquées si, de-ci de-là, quelque pustule plus grosse mais toujours superficielle n'en indiquait à tous les yeux la vraie nature.

Cette acné est très durable, mais paroxystique, et les poussées en deviennent vite subintrantes. L'aspect qui en résulte, plus que les symptômes fonctionnels, en est vite insupportable au patient, surtout à la femme.

Nul doute, pour le clinicien, que l'état gastrique ne soit ici la cause principale des phénomènes cutanés. Sans troubles gastriques, le sujet resterait séborrhéique, mais il n'aurait pas d'acné pustuleuse, car le traitement interne fera disparaître les poussées, ce qu'un traitement externe ne ferait pas. Et quand l'état gastrique se reproduit, la poussée congestive fluxionnaire se renouvelle, et l'acné pustuleuse superficielle se reproduit avec elle.

Je ne crois pas que les troubles gastriques qui font l'acné pustuleuse superficielle et congestive soient uniformes et univoques. On a dit que l'acné ne survenait que chez les hypoacides. Cela me paraît, au moins en général, une erreur. Parmi les patients, il y en a beaucoup que la médication alcaline et l'eau bicarbonatée améliorent et que les limonades chlorhydriques n'améliorent en aucune façon. C'est un essai en tous cas facile à faire, et comme la réaction cutanée est très visible, le tâtonnement a vite fait de conduire à un traitement positif.

J'ordonne souvent l'eau de Vichy comme boisson à table et toute source donne à peu près, dans ces cas, des résultats équivalents : Célestins, Saint-Yorre Saint-Louis, Larbaud Saint-Yorre. Certains chimistes disent qu'ainsi ordonnée, l'eau de Vichy ne peut être d'aucun effet. Je me borne à répondre que l'expérience est souvent heureuse. Et cela suffit au malade.

J'ai retiré de bons effets aussi de la solution alcaline dite de Bourget, mais l'effet m'en a paru aussi constant lorsque les sels sont administrés en cachets qui sont plus portatifs et plus commodes :

Bicarbonate de soude . . .   0gr,30 centigrammes.
Phosphate de soude . . . . ⎫
Sulfate de soude. . . . . ⎬ ää 0gr,15

On les conseille un ou deux après chaque repas dans un peu d'eau.

La médication cutanée doit toujours être conseillée parallèlement, mais elle doit être surveillée, car les peaux congestives sont souvent sensibles.

Lorsqu'elles supportent le soufre en nature, on l'applique en lotions ou en pommades. Ainsi la lotion de Vidal modifiée par l'adjonction d'oxyde de zinc au soufre précipité :

Soufre précipité lavé	} $\bar{a}\bar{a}$	5 grammes.
Oxyde de zinc		
Alcoolat de lavande	20	—
Eau distillée	100	—

On agite, on applique au pinceau en préservant les yeux de l'introduction des paillettes de soufre par l'application de vaseline sur les paupières.

Les pommades soufrées et ichthyolées sont bonnes, ainsi :

Soufre précipité lavé	} $\bar{a}\bar{a}$ 0^{gr},30 centigrammes.	
Ichthyol		
Oxyde de zinc	2^{gr},50	—
Vaseline	30 grammes.	

On les applique, comme les lotions, le soir pour la nuit.

De jour la femme les remplacera par une imperceptible couche de crème de zinc, sous la poudre, en essuyant la crème presque complètement, aussitôt mise.

Oxyde de zinc	5 grammes.	
Vaseline	20	—
Lanoline	} $\bar{a}\bar{a}$ 5	—
Eau distillée		
Verveine Q. S. p^r parf.		

Dans le traitement de ces acnés sensibles, le soufre organique et combiné agira souvent aussi bien et sera mieux toléré. Il existe dès maintenant plusieurs modèles d'huiles soufrées par la coction à haute température : Thigénol Roche, huile vulcanisée de Cavaillès, Denisol de Brisson, sulfo-rétinol de Vigier qui, incorporées à parties égales à la lanoline et à la vaseline, forment des préparations plus maniables que les précédentes.

Lorsque l'élément congestif et le gonflement chronique progressif qui en résulte sont marqués, le massage local aide à leur disparition. Il doit être vigoureux et prolongé, répété chaque jour. C'est le massage plastique de Jacquet. Je ne lui connais d'autre inconvénient que de devoir être longtemps continué pour produire des effets durables, que le traitement interne est seul capable de rendre définitifs.

Voici donc un premier type d'acné bien défini pour le clinicien, je voudrais maintenant en définir un second très commun et trop ignoré, c'est l'acné par stase fécale dont les caractères extérieurs diffèrent extrèmement du précédent.

Journellement, on observe des jeunes femmes habituellement constipées, mais qui ne présentaient pas d'acné, qui n'en avaient jamais présenté, et dont le visage se couvre brusquement d'une multitude de petits points noirs, d'*acné punctata*. Le médecin en cherche vainement la cause. Il interroge la malade qui ne sait quoi lui répondre; elle n'a rien changé à sa vie, à son alimentation; ses règles sont normales. Interrogée, elle répond qu'avec ou sans médicaments elle va à la selle à peu près tous les jours ou même très régulièrement.

Le médecin prescrit contre l'acné les habituelles lotions soufrées qui ne font rien. L'acné augmente, bientôt en divers points se forment des indurations dans l'épaisseur de la peau, indurations profondes, saillantes sur lesquelles la peau est teintée d'un point violâtre. C'est l'acné indurée. Puis, un jour l'un, un jour l'autre de ces points d'acné augmente de saillie et devient nettement suppuré. Et voici un visage défiguré tant par les éléments d'acné que par la cicatrice que chacun d'eux laissera. La malade se désespère, elle essaie des régimes, des médicaments intérieurs de toutes sortes, va consulter de nouveau sans plus de résultat : les lésions continuent et se multiplient.

L'état parait sans issue et la malade se voit déjà condamnée à une lente défiguration progressive quand arrive l'un ou l'autre des deux événements suivants :

Ou bien survient une crise grave de demi-obstruction intestinale avec coliques terribles, vomissements et débâcle spontanée des plus douloureuses.

Ou bien la malade veut se purger et la purgation toujours insuffisante provoque la crise douloureuse, les vomissements, les coliques et la débâcle. On peut voir des phénomènes plus graves : vertiges, syncopes, etc. Ce qu'il y a en tout cas de remarquable, c'est l'extraordinaire abondance des selles. La cinquième, la sixième sont encore des selles copieuses; il y avait une stase fécale, dissimulée par une selle quotidienne insuffisante, un état intestinal correspondant à l'état urinaire caractérisé par la miction de regorgement des prostatiques dont la vessie reste constamment pleine.

Désormais la malade (et souvent son médecin après elle) ont compris, ils ne laisseront pas la stase fécale se rétablir.

A partir de ce jour l'acné diminue rapidement et disparaît de jour en jour, sans laisser d'autres traces que ses cicatrices définitives.

Bientôt les indurations mêmes qui faisaient la peau du visage toute mamelonnaire s'effacent et fondent, les points noirs, constitués par de petits comédons en barillet, extrêmement difficiles à évacuer, s'effacent à leur tour et la maladie est guérie définitivement autant qu'elle peut l'être.

Avertie par l'expérience, la malade veillera sur son intestin, et, d'ailleurs, la moindre induration cutanée lui indiquera cette stase inconsciente dont rien ne l'avertissait auparavant.

Ce que je viens de raconter est une histoire banale, une histoire qu'on peut tous les jours vérifier, mais, d'habitude, les faits sont moins évidents, et alors, encore plus complètement méconnus. Il faut, pour les reconnaître, avoir rencontré une fois un cas majeur, tel celui dont je viens de raconter l'évolution. Et ce n'est qu'après lui que le médecin comprendra les faits moins clairs et pourtant de même sorte qu'il aurait entièrement méconnus sans cela.

Tantôt l'acnéique constate bien une constipation légère, mais qu'il combat efficacement. Il a bien soin d'y veiller et croit y veiller suffisamment. Tantôt il accuse de l'entérite parce que ses débâcles sont périodiques, et chacune n'est que le résultat d'une stase fécale préalable dont il ne se doute même pas. Il faut la palpation abdominale pour déceler la constipation cæcale permanente et justifier l'emploi de la médication appropriée.

Ce qu'il faut constater, c'est la figuration de l'acné dans ces cas-là, elle se présente avec une physionomie assez spéciale pour aider le médecin dans le diagnostic de la cause. Ce n'est ni la séborrhée fluente du nez, l'*acné sébacée* de Biett, ni l'acné pustuleuse superficielle, c'est une acné polymorphe faite d'un mélange de trois lésions :

1° De petits comédons à tête noire, souvent très petits, d'une extirpation difficile, comédons vermiformes, profonds, d'une consistance presque dure, localisés surtout autour du menton, du nez et à la partie inférieure des joues ;

2° Des indurations grosses, profondes, qui se forment autour de comédons préformés et au sein desquelles se fait une suppuration lente. Chacune de ces petites tumeurs intra-cutanées est signalée en surface par une marbrure violette. Lentement, cette lésion conduit à la troisième ;

3° La troisième est la suppuration du centre de la lésion indurée, suppuration profonde qui existe longtemps dans la profondeur sans s'ouvrir à la surface, et à laquelle on est amené à donner issue d'un coup de galvano-cautère à pointe fine. On est souvent surpris alors de la profondeur à laquelle il faut pénétrer si on veut joindre et évacuer la collection purulente. Si l'on n'agit pas, celle-ci restera des mois sur place sans aboutir à l'évacuation spontanée, au grand détriment de la beauté du visage.

L'ensemble de ces lésions est très caractéristique. A peine voit-on deux ou trois éléments suppurés en surface pour dix points indurés dans la profondeur et deux ou trois cents comédons disséminés. Comme toujours, cette acné par stase fécale a son siège principal au visage, mais on en peut rencontrer partout sur la poitrine et les épaules, quoique avec une moindre fréquence. Pour une jeune femme, il n'est pas une lésion plus détestée, ne fût-ce que par sa prédilection précise pour les régions qui doivent pouvoir être découvertes, sans interposition d'aucun voile. Aussi le dermatologiste est-il assiégé par ces patientes qui, le plus souvent, ont consulté de nombreux médecins avant lui et sont dans un état moral pitoyable.

Ces acnés polymorphes par stase fécale s'observent à tout âge, fréquemment même après vingt-cinq ans, c'est-à-dire à un âge où l'acné dite juvénile a disparu spontanément, ce qui peut aider au diagnostic par exclusion. J'insiste encore sur l'importance des éléments indurés profonds qui, dans aucune acné d'autre cause, ne m'ont semblé aussi constants et caractéristiques. Alors que, dans beaucoup d'acnés, les lésions de surface sont éclatantes : séborrhée fluente à larges pores bouchés d'un point jaune, acné pustuleuse superficielle, etc., l'acné par stase fécale semble venir de la profondeur.

Une fois reconnue la concomitance habituelle de ces acnés indurées avec une stase fécale connue ou inconnue des malades, il est facile de chercher dans l'arsenal thérapeutique quel médicament semble avoir, à la fois, contre la stase fécale et contre l'acné, l'action la plus évidente.

Or, cela est remarquable, aucun purgatif salin, même capable d'assurer la déplétion intestinale complète, ne m'a paru avoir sur l'acné l'action de certains drastiques. Il me semble que les purgatifs salins qui agissent sur l'estomac et l'intestin grêle n'agissent que très secondairement sur la stase fécale du cæcum et du côlon.

Parmi les drastiques, j'ai essayé le cascara, le séné, la bourdaine, l'aloès, le podophylin. De ces quatre agents, la poudre d'écorce de bourdaine est le moins infidèle. Mais le médicament qui m'a donné les plus remarquables effets est sans contredit la rhubarbe. Ses effets me paraissent si constants et si parfaits dans la forme d'acné dont je parle que je la considère comme un véritable spécifique de l'acné par stase fécale.

La rhubarbe n'est pas seulement un purgatif. C'est aussi un cholagogue, et les anciens lui accordaient bien d'autres vertus. Peut-être n'agit-elle pas exclusivement sur la stase fécale. Ce qui me paraît incontestable c'est son action, quels qu'en puissent être les moyens.

Plus la stase fécale est apparente, plus il faut prescrire la rhubarbe en doses massives : $0^{gr},5o$, $0^{gr},6o$ centigrammes en un cachet le soir au coucher. Moins la stase est marquée, plus on doit diviser les doses, car $0^{gr},3o$ centigrammes de rhubarbe en trois paquets n'ont pas du tout l'effet laxatif d'un seul paquet de $0^{gr},3o$ centigrammes. Dans ce cas je l'associe soit au charbon, quand les matières sont très malodorantes, indice de fermentations anormales, soit au bicarbonate de soude quand il y a en même temps hyperacidité gastrique ou renvois acides, soit même au bismuth quand, après des stases et des débâcles en série, l'intestin est sensible à l'excès à l'action laxative de la rhubarbe.

J'ai eu ainsi des résultats si bons, dans des acnés si accusées et si tenaces, là où tant de médications avaient échoué, que je considère désormais cette acné comme un des types les mieux définis, et sa médication interne comme des plus actives contre l'éruption cutanée.

On trouve partout signalée, entre autres causes de l'acné, la stase intestinale, comme l'entérite, ou les dysménorrhées, mais sans précision. Il me semble qu'on peut désormais distinguer entre les acnés celles dont la stase fécale est une cause prépondérante.

On voit par ce qui précède à quel point l'état intestinal d'un acnéique doit être examiné avec soin; on voit à quel point sont dissemblables dans un même type morbide les réactions de la portion supérieure et de la portion inférieure du tube digestif, et les déductions thérapeutiques que le clinicien attentif en peut tirer.

XI

De l'acné chronique de la nuque.

L'acné chronique de la nuque (acné pustuleuse, furonculeuse, chéloïdienne, hypertrophique, car tous ces qualificatifs désignent la même espèce clinique avec quelques variétés objectives) se produit à la nuque suivant une ligne horizontale au niveau même du frottement du col de chemise.

C'est une maladie surtout fréquente entre dix-huit et trente ans, mais on peut l'observer jusqu'à cinquante ans et au delà. Je ne l'ai jamais rencontrée chez la femme.

On connaît beaucoup de causes qui favorisent son apparition mais on ne connaît pas la vraie cause qui la détermine.

Le sexe, l'âge, le travail de cabinet, la constipation, l'engraissement et l'obésité précoces, la suppression brusque d'un exercice physique habituel et de la vie au grand air, tout cela se rencontre souvent au début de l'acné furonculeuse. Et quant à l'action traumatique du col de chemise, elle ne peut faire aucun doute. Mais toutes ces conditions se trouveront réunies chez d'autres sujets sans déterminer l'acné de la nuque. Il y a donc autre chose, des facteurs plus importants que ceux qui précèdent et que nous ne connaissons pas.

La forme de cette acné diffère d'un cas à l'autre et sans que nous sachions mieux pourquoi. Tel commencera son acné de la nuque par une poussée de furoncles véritables et même de petits anthrax. Et la crise, en s'éteignant peu à peu, laissera place à une série d'éléments d'acné suppurée d'évolution beaucoup plus froide et plus chronique.

Tel autre gardera indéfiniment son acné dans sa même forme, après un début lent et insidieux. Et chez l'un ce sera de l'acné indurée profonde, chez d'autres de l'acné suppurée superficielle.

Toujours la maladie est paroxystique, avec des crises où elle est plus marquée et des moments plus ou moins longs de répit. Mais le répit sera, suivant les cas, complet ou au contraire très incomplet. L'acné est alors de marche chronique, coupée d'épisodes plus aigus. Et ceci est la règle.

En dehors de l'état furonculeux vrai, qui est une des formes de son début, l'acné de la nuque revêt deux formes principales : l'acné indurée profonde et l'acné conglomérée superficielle. La première aboutit à des clapiers et à des fistules, l'autre à des tubérosités pseudo-chéloïdiennes intra-cutanées.

I. — Acné indurée profonde

Dans cette forme, il y a peu de lésions de surface, mais la palpation révèle de-ci de-là, sous la peau, des bosses profondes, dures et passablement douloureuses, grosses comme une cerise, une noisette et même une petite noix, et qui sont le siège d'obscurs phénomènes inflammatoires.

Si l'on comprime une de ces bosses, souvent on la fait pointer vers la peau. Et si au niveau de cette acumination on ouvre au galvano-cautère, on croirait avoir ouvert un véritable abcès froid, car on donne issue à du pus mal lié, strié de sang.

Si l'on s'en tient là, l'abcès ouvert rétrocédera mais ne guérira pas complètement. Et longtemps après, la palpation retrouvera sa coque profonde, et l'expression en fera sourdre, par un imperceptible orifice resté fistuleux, de la sérosité ou quelquefois un magma caséeux malodorant.

Si l'on suppose de tels abcès en dix endroits, quelquefois très proches, ils auront constitué, en deux ou trois ans, des fistulettes en clapiers que le stylet peut explorer, qui communiquent quelquefois entre elles et qui sont comme perdues au milieu d'un coussin adipeux ou scléreux constituant au patient l'aspect bien connu du *cou de taureau*.

Sans doute, tous les cas n'en arrivent pas là, beaucoup ont deux ou trois fistulettes semblables qui restent isolées. Mais toujours le médecin qui les explore reste étonné de leur profondeur et de la gangue scléro-adipeuse qui les entoure.

II. — ACNÉ CONGLOMÉRÉE SUPERFICIELLE

L'acné conglomérée superficielle est tout autre. Peu à peu, des douzaines de petits boutons d'acné se disséminent à la surface du cou par îlots, suivant la ligne horizontale du col empesé. Ils sont à la fois à tous degrés d'évolution ; les uns sèchent quand d'autres se forment. Leur base est indurée, mais superficiellement indurée. Et tous ont ce caractère de présenter pour une suppuration centrale minime un bourrelet papuleux épais, dur, peu enflammé, d'aspect chléoïdien. Et quand ces saillies dures sont conglomérées, elles dessinent de véritables reliefs cérébriformes séparées par des rangées ou des touffes de poils hérissés.

Ce n'est pas là une vraie chéloïde, c'est un tissu néoplasique, inflammatoire, d'évolution froide, mais qui rétrocédera par un traitement topique bien appliqué, lequel resterait contre des chéloïdes vraies tout à fait inefficace.

L'une comme l'autre de ces deux modalités de l'acné de la nuque sont d'une ténacité, d'une chronicité invraisemblables. Leur évolution se compte par années. Spontanément elles peuvent rétrocéder et disparaître, mais le fait est rare. Bien plus souvent, elles demeurent et persistent sur place.

En dehors de ces deux types principaux, il y en a d'autres. Quelquefois, chaque élément d'acné évolue vers la cicatrice, une cicatrice dense, scléreuse, pendant que d'autres naissent au-dessus de lui, et cela pendant des mois, en sorte qu'après des mois, des années, toute la nuque est occupée par une cicatrice gaufrée, rougeaude, limitée à son bord supérieur par la rangée de follicules actuellement vivantes qui a plus ou moins empiété sur le cuir chevelu. C'est là, proprement, de l'*acné décalvante cicatricielle*.

Enfin, plus souvent, tous ces types se mélangent, il y a des boutons d'acné disséminés, quelques tubercules indurés, rappelant la forme dite chéloïdienne, quelques fistulettes et quelques clapiers provenant d'anciens éléments d'acné indurée et suppurée profonde, et d'autres petites tumeurs palpables qui sont des lésions semblables enkystées et non vidées.

Le malade vit avec ces lésions qu'il croit définitives et voudrait éviter seulement les poussées acnéiques de la surface qui sont plus sensibles, plus visibles et l'exaspèrent.

Tout médecin a rencontré, une fois ou l'autre, un de ces patients et très peu de médecins savent comment les traiter. Or, le traitement de cette affection, même conduit médiocrement, obtient des succès au moins partiels très appréciés du malade, et s'il est parfaitement conduit, peut parvenir à l'entière guérison, non pas à la disparition des cicatrices qui sont définitives, mais à celle des lésions pseudo-chéloïdiennes et des lésions acnéiques vivantes et empêche très bien leur récidive.

Comment doit être conduit ce traitement? C'est ce que je vais maintenant exposer.

TRAITEMENT

Il n'y a pas que les constipés qui soient acnéiques, mais quand un acnéique est constipé on ne détruit pas son acné avant d'avoir guéri sa constipation. Ceci est une de ces brèves formules par lesquelles on pourrait résumer une grosse partie de la dermatologie nécessaire au praticien.

Cette maxime reste vraie de toutes les acnés, mais particulièrement de l'acné chronique de la nuque.

Il y a des gens qui ne sont constipés que par intervalles et le premier symptôme qui leur annonce une crise de constipation est l'apparition d'un ou deux boutons d'acné à la nuque. On voit quelle importance il faut attacher dans l'acné de la nuque à la constipation quand elle coexiste avec elle.

J'ai dit que le laxatif par excellence à employer contre la constipation des acnéiques c'est la rhubarbe. Et le fait reste vrai pour l'acné chronique de la nuque comme pour les autres, surtout, à ce qu'il m'a semblé, dans la forme indurée profonde, la plus rebelle, et celle contre laquelle les moyens externes ont le moins d'action. Mais le médecin ne doit pas se borner à combattre la constipation par des laxatifs.

Pratiquement, il y a deux types de constipés, les gras et les maigres. Et les gras semblent être constipés par paresse et torpeur intestinale, tandis que les maigres le sont par spasme. Évidemment cette catégorisation pourra paraître bien schématique : pourtant, dans la pratique, aux premiers conviendra le port de ceintures abdominales bien faites, aux seconds le traitement électrique par le courant continu [1].

J'ai vu triompher par ces deux moyens de maintes constipations rebelles, origine de beaucoup de troubles cutanés.

L'hygiène du sujet doit être sérieusement examinée et révisée. Aux gros, victimes de la stabulation et de la vie de bureau, doit être recommandée d'une façon pressante la vie au grand air, l'exercice physique dont un minimum bien compris est toujours possible. Je ne parle que pour mémoire de l'hygiène alimentaire, de la grosse part qui doit être faite à l'alimentation végétale ; l'habitude de manger trop vite et sans mâcher a été beaucoup incriminée les années passées, et peut-être d'une façon un peu excessive, néanmoins l'attention du patient doit être attirée sur ce point. On lui rendra service en lui prescrivant les purées toutes faites et passées qui sont de véritables cataplasmes intestinaux. On évitera la dyspepsie acide, très fréquente dans ces cas, par l'absorption à chaque repas d'un petit paquet de poudre alcaline :

> Bicarbonate de soude . . . . .
> Phosphate de soude. . . . . . } àà 15 centigrammes.
> Sulfate de soude . . . .

dans un grand verre d'eau, à prendre en mangeant,

---

1. Électrodes lombaires et abdominales d'au moins 100 centimètres carrés, courant de 60 à 80 milliampères, renversé toutes les trois minutes. Durée : vingt minutes. Séances à répéter pendant quinze jours trois fois par semaine et une fois la semaine ensuite.

tout le long du repas. J'ai vu de très bons effets de cette pratique longtemps continuée.

Enfin on devra aussi porter attention à la forme du col empesé dont l'action traumatique locale est évidente. Et si on ne peut le changer de hauteur, car la mode a ses tyrannies, même pour l'homme. on prescrira tout au moins les cols doubles, rabattus qui ne présentent pas de bord supérieur tranchant, mais un pli rond, moins dur. Et ces cols seront toujours remplacés à la campagne par des cols mous.

J'arrive maintenant au traitement local qui a la plus grande action sur l'acné de la nuque et qui doit varier suivant les cas. Un seul point ne varie pas, en ce traitement local, et doit être uniformément conseillé : L'expérience prouve que l'action du soufre sur cette acné est souveraine. Et le mode d'application qui donne les meilleurs résultats c'est l'application du soufre en lotions, sous la forme de la solution soufrée de E. Vidal :

Soufre précipité. . . . . / āā 10 grammes.
Alcool à 90°. . . . . \
Eau distillée . . . . / āā 50   —
Eau de rose . . . . \

On mouille ce soufre par l'alcool, et on ajoute ensuite, en agitant, l'eau et l'eau de rose. Dans une telle préparation, le soufre forme au fond du vase un dépôt qu'on agite au moment de s'en servir. Ce lait de soufre s'applique chaque soir au pinceau sur toute la nuque et l'on savonne le matin.

La formule suivante me paraît meilleure et c'est celle que j'emploie d'habitude :

<pre>
Soufre précipité . . . .   10 grammes.
Alcoolat de citron   20
Glycérine neutre.   10
Eau distillée   100   —
Chlorure de sodium . . . .) āā 1   —
Résorcine. . . . .)
</pre>

Le citron n'y est qu'un parfum, la glycérine fait
mieux adhérer le soufre à la peau quand l'eau étant
évaporée, la poudre de soufre demeure sèche. Le
chlorure de sodium et la résorcine, d'après les
recherches fort intéressantes de Brisson, paraissent
aider à l'action du soufre en profondeur en favorisant
sa transformation partielle en acide sulfurique.

Dans les cas sérieux, l'application doit être conseillée de jour et de nuit. Et on est amené dans ces
cas à substituer pour le jour, à la lotion précédente,
une autre dans laquelle le soufre est mélangé par
moitié à l'oxyde de zinc pour ne laisser, sur le cou,
pendant le jour, qu'une poudre à peu près blanche
et non la poudre jaune du soufre.

Dans les cas plus bénins, un savonnage pratiqué
le matin avec un savon sulfureux enlève les traces
visibles du médicament. Et on poudre pendant le jour
avec une poudre blanche, telle que le talc boraté
américain dit vulgairement poudre de Mennen et dans
laquelle l'alcali du borate de soude est neutralisé par
l'acide borique en quantité suffisante. Voici une formule qu'on peut employer dans ce but et qui est
commode :

<pre>
Borate de soude. . . . .   10 grammes.
Acide borique.   5
Poudre fine de talc   150   —
</pre>

Le mode d'action du soufre est profondément

obscur. et c'est encore un exemple de ces cas nombreux dans lesquels la pratique et l'empirisme ont devancé le raisonnement. Rien n'explique encore l'action du soufre déposé en surface sur des lésions trop profondes pour qu'il paraisse devoir les joindre. Et ce serait là encore un des nombreux sujets à désigner aux recherches de l'avenir. Quoi qu'il en soit, l'action du soufre sur les lésions de l'acné de la nuque est indubitable et supérieure, à mon avis, à toute autre.

Le soufre agit d'abord sur les lésions de la surface qui perdent de jour en jour leur apparence de vitalité. Il ne se produit presque plus de lésions nouvelles. Les anciennes, quand elles sont superficielles, se sèchent, les petites croûtes tombent et l'aspect de la région s'améliore de jour en jour.

Ce sont des lésions pustuleuses suppurées superficielles et croûteuses qui bénéficient d'abord de ces applications. Et dans beaucoup de cas elles constituent toute la lésion. Naturellement, les lésions hyperplasiques et pseudo-chéloïdiennes s'améliorent beaucoup plus lentement, et les plus résistantes sont les abcès profonds demi-kystiques à évolution froide.

Mais en général, après deux ou trois semaines de traitement, la face des choses a changé, les lésions suppuratives et acnéiques ont disparu, de même les croûtes, et le médecin n'a plus à vaincre que des lésions hyperplasiques pseudo-chéloïdiennes et les abcès profonds. Parlons d'abord des premières.

Traitement des lésions pseudo-chéloïdiennes. — Je l'ai dit, ces lésions pseudo-chéloïdiennes ne sont pas des chéloïdes, ce qui les constitue est une sorte d'hyperplasie ayant pour centre le follicule acnéique, et qui se résorbe lentement quand la suppuration du follicule a disparu. A la longue, par conséquent, le traitement soufré en aurait probablement raison à lui tout seul. Mais il existe un moyen plus rapide d'en venir à bout, c'est de pratiquer l'épilation de tous les poils qui centrent les lésions ou qui sortent de leur surface. L'exemple des teignes suppuratives et des sycosis est là pour montrer qu'un follicule épilé est en jachère, il entre dans un état de sommeil et de repos pendant lequel les irritations et suppurations du follicule font trêve. L'épilation doit se faire à la pince et non aux rayons X, car il ne s'agit pas ici d'une suppuration régionale mais d'une épilation partielle, intelligente, ménageant tous les poils dont le pied n'est le siège d'aucune irritation. En sorte que quand l'épilation est faite, la région ne présente qu'une sorte d'alopécie en clairière facile à dissimuler à coups de crayon noir ou de bouchon brûlé sans qu'on n'y voie rien. Cette épilation doit être renouvelée deux ou trois fois de suite, dès que les cheveux reparaissent, de façon à prolonger plusieurs mois le repos des follicules malades. Pendant ce temps, l'infiltrat péri-folliculaire se résorbera et la fausse chéloïde diminuera peu à peu jusqu'à disparaître ou à très peu près. Certains points seront plus résistants que d'autres, mais finalement tout s'affaisse et le tégument garde ses cicatrices mais reprend peu à peu son épaisseur normale et sa surface lisse. Il va sans dire que pendant tout ce temps chaque soir les applications soufrées sont continuées pour empêcher tout renouveau des lésions acnéiques encore mal éteintes.

Avec ces moyens bien employés on obtient un résultat parfait dans la très grande majorité des cas. Et je réserve pour les rares cas qui montrent plus de résistance les traitements électro-thérapiques dont je dirai deux mots maintenant.

a) Il y a d'abord le traitement par les *rayons X.*

Deux séances sont pratiquées à quinze jours d'intervalle chacune d'une dose de cinq unités H (rayons filtrés sur un demi-millimètre d'aluminium). Si la lésion persiste on recommence des séances de trois à quatre unités H, à des intervalles de trois semaines. Un des gros inconvénients de la radiothérapie dans ces cas, c'est la dépilation qu'on obtient forcément à ces doses et qui dure quatre à cinq mois. Pendant tout ce temps le sujet garde sa nuque dépilée sur deux ou trois centimètres de haut et suivant une courbe géométrique et régulière des plus disgracieuses.

b) Le désir d'éviter la dépilation a fait délaisser les rayons X pour la *haute fréquence.* En réglant le résonnateur de façon que les étincelles (monopolaires) ne dépassent pas deux centimètres, on peut en cribler toutes les lésions pseudo-chéloïdiennes de la nuque. Ce traitement est douloureux mais supportable. Pendant l'opération, la peau ischémiée est blanche. Elle est ensuite le siège d'une congestion intense de deux ou trois heures.

Plus tard on peut utiliser l'ionisation soufrée en se servant comme électrode négative d'une compresse d'ouate mouillée d'une solution d'hyposulfite de soude et d'une solution de bisulfate de soude, l'une et l'autre à 2 p. 100 que l'on mélangera au moment même de l'intervention.

Ces traitements sont excellents, mais ils demandent le spécialiste. Ceux que nous avons étudiés d'abord, aussi heureux le plus souvent, quand on sait bien les manier, seront forcément préférés en général par le praticien.

Traitement des abcès profonds. — Le traitement des abcès profonds est quelquefois difficile et soumis à des règles plus complexes.

Tous ceux qui sont ouverts ou qu'on peut ouvrir à la pointe du galvano, même à un centimètre de profondeur, doivent être traités. Et le traitement de choix de ces abcès est la double cautérisation suivant la méthode de Collardi-Besnier.

On nettoie d'abord les abcès par expression et écouvillonnage au stylet garni d'un peu d'ouate hydrophile. Ensuite on cautérise la cavité de chacun avec le même stylet ouaté imbibé d'une solution de nitrate d'argent au dixième. Et cette cautérisation une fois faite, on la répète avec un stylet de *zinc métallique*. Tous les trajets qu'on peut trouver doivent être traités de même. En général, deux cautérisations, bien faites de cette manière à dix jours d'intervalle, suffisent. Mais souvent, on découvrira, à quelque temps de là quelque trajet fistuleux non observé, qu'il faudra cautériser de nouveau. Je n'ai pas trouvé de cas dont je ne sois venu à bout ainsi. Un autre peut se présenter, c'est lorsque l'abcès trop profond ne serait accessible qu'avec un débridement important suivi de cicatrice trop visible. Dans de tels cas, les abcès ayant peu de réactions, on patientera, car on peut les voir à la longue diminuer et se résorber. D'autres fois ils approcheront lentement de la peau, et l'intervention deviendra semblable à celle qui suffisait dans le cas précédent.

La continuation du traitement soufré est exigible pendant longtemps dans les cas tenaces, mais le bénéfice en est tel que les malades s'y soumettent en général volontiers. Je ne connais point de traitement de l'acné chronique furonculeuse, hypertrophique et pseudo-chéloïdienne du cou qui vaille ceux que je viens d'étudier, et qui guérissent aussi complètement une affection que les malades ont souvent considérée comme définitive après plusieurs essais thérapeutiques mal conduits et insuffisants.

CHAPITRE II

ALOPÉCIES, PELADES ET TEIGNES

I. Les fausses pelades à l'école. — II. Le problème étiologique de la pelade. Utilité du traitement local des plaques peladiques. — III. Sur l'évolution de la pelade. — IV. De l'acide phosphorique officinal dans le traitement interne des peladiques. — V. Considérations pratiques à propos des maladies du cuir chevelu.

A. Rapports possibles de la syphilis et de la pelade.

B. Peladoïde atrophodermique après un furoncle avorté.

C. Teigne tondante à petites spores. Microsporie.

D. Diagnostic différentiel des alopécies infectieuses et de l'alopécie secondaire de la syphilis.

E. Alopécies pityrodes. Alopécie séborrhéique.

VI. Un élément de pronostic dans la pelade. Cheveux qui tombent. Cheveux qui poussent. — VII. Trichoclasie idiopathique. — VIII. Trichotillomanie et tinéophobie. — IX. Pseudo-pelade. Son diagnostic différentiel avec l'alopécie cicatricielle du favus et l'alopécie syphilitique. — X. De la trichorrexie noueuse. — XI. A propos du traitement des alopécies infectieuses. — XII. Des alopécies diffuses de la moustache. — XIII. La pelade n'est plus contagieuse mais les teignes le restent. — XIV. Sur le diagnostic à l'œil nu de la teigne tondante. — XV. Kérion de Celse. — XVI. Les favus atypiques.

I

Les fausses pelades à l'école.

Les pelades sont essentiellement caractérisées par des aires glabres, survenant d'emblée et spontanément, sans avoir été précédées de lésions visibles quelconques ou de traumatismes. Il est bon de savoir

que la plupart des aires glabres que l'on observe
dans les écoles ne sont pas de ce cas-là.

J'ai été nombre de fois chargé d'inspections dans
les écoles à propos d'épidémies. vraies ou supposées,
de pelade, de teigne, etc. Cela se passait toujours de
la même façon. Lorsqu'on m'accueillait en me disant :
« On vous a mis de côté tous les suspects », j'étais
sûr d'avance de ce qui m'attendait. Les *suspects*, invariablement, portaient des cicatrices de coups, de
brûlures, de furoncles, d'abcès, de favus guéri (j'ai
même un jour, dans une caserne, vu, avec l'étiquette
pelade, un jeune homme atteint de calvitie précoce).
A la vérité, j'ai bien rencontré quelquefois un cas
sporadique de pelade, mais *jamais* je n'ai observé
une épidémie de pelade, et quand il y avait dans une
école une épidémie de teigne, c'était toujours parmi
les enfants classés comme non suspects que je
devais aller les chercher.

Ces simples constatations montrent que la question
n'est pas si simple qu'elle peut paraître. Comme beaucoup, elle est simple pour ceux qui l'ignorent.
Ordinairement voici comment se fait une « épidémie
de pelade » à l'école : un cas d'impétigo contagieux,
de gourme vulgaire, est importé dans l'école. Après
quinze jours, il y en a dix ou douze cas. Comme ces
lésions sont bénignes et bien connues de tous, on
les soigne tant bien que mal, souvent sans l'intervention du médecin ; l'épidémie s'éteint. Les croûtes
sèchent et tombent, plus vite sur les régions glabres,
plus lentement au cuir chevelu où elles demeurent
feutrées dans les cheveux ; mais tout a disparu,
lorsque six semaines plus tard chaque tache d'impétigo du cuir chevelu deviendra une tache alopécique,

rose, lisse, très *peladoïde* pour un œil sans expérience. On ne remarque pas, d'ailleurs, les premières de ces taches alopéciques. Elles sont petites et masquées par les cheveux. Quand on aperçoit la première, on en trouve ensuite vingt sur dix enfants. Les maîtres et maîtresses prennent peur, ils ne peuvent songer à incriminer l'impétigo passé, encore moins le médecin peut-il le faire, lui qui n'en a souvent pas été prévenu. Et voilà une fausse épidémie de pelade de plus dans la littérature médicale. C'est une épidémie d'impétigo suivie à distance de taches alopéciques apparemment épidémiques.

Dès 1897, j'ai certifié, le premier je crois à cette époque, l'irréalité flagrante de *toutes* les épidémies de pelade dont j'avais été mis à même de contrôler l'existence.

Ainsi la question des épidémies de pelade comporte une cause d'erreur très fréquente : l'existence de vraies épidémies d'alopécie en petites aires. Mais ces taches : 1° *ne sont pas peladiques ;* 2° *ne sont pas contagieuses.* Elles suivent de l'impétigo qui, lui seulement, fut contagieux.

Il est très remarquable de voir les épidémies de pelade, comme d'ailleurs les affirmations de *cures merveilleuses des teignes en six semaines,* être précisément présentées et avec le plus parfait sang-froid par ceux qui sont le moins capables d'établir d'une façon précise le diagnostic différentiel de la pelade et des teignes. C'est ainsi qu'on voit affirmer tous les jours l'épidémicité de pelades qui ne sont pas des pelades et la guérison rapide de teignes qui ne sont pas des teignes. N'est-ce point le lieu de nous rappeler, médecins mes frères, le mot sceptique et déli-

cieux de mon maître Gombaut (d'Ivry) : « *Vraiment,
je crois qu'on ne peut guère avoir une opinion ferme
que sur un sujet qu'on connaît mal.* »

II

Sur le problème étiologique de la pelade et l'utilité du traitement local des plaques peladiques.

La question de la pelade a considérablement avancé
en ces années dernières, si, comme l'a dit Manou, la
première science est de savoir que ce qu'on sait, on
le sait et que ce qu'on ne sait pas, on l'ignore. Nous
croyions savoir quelque chose sur l'origine de la
pelade en 1896 ; nous ne savons plus rien en 1912.
le progrès est donc incontestable.

La principale vérité acquise depuis dix ans est celle-
ci : que la pelade n'est pas inoculable et qu'elle n'est
pas contagieuse. Sans doute, la paix n'est pas absolument faite sur le sujet, entre tous les dermatologistes ;
et il y a plusieurs raisons qui l'expliquent. D'abord,
les opinions fausses comme les hommes meurent
rarement d'un seul coup. En outre, il y a peu d'esprits assez libres pour reconnaître, au fond d'eux-
mêmes et en public, *intus et extra*, qu'ils se sont
trompés. Enfin, à l'inverse du mot célèbre de Voltaire,
on ne détruit bien que ce qu'on remplace, et nous
n'avons rien à mettre à la place de la théorie parasitaire
de la pelade.

Je ne crois pas que deux dermatologistes s'accordent pour le moment sur le problème étiologique de
la pelade ; des opinions qui n'ont pas deux adeptes
doivent être étayées d'arguments nouveaux avant de

songer à conquérir le monde. On attend des faits
et des arguments.

La non-inoculabilité de la pelade est un fait négatif, mais si fortement démontré par Jacquet, qu'on
ne saurait guère le mettre en doute désormais. Quant

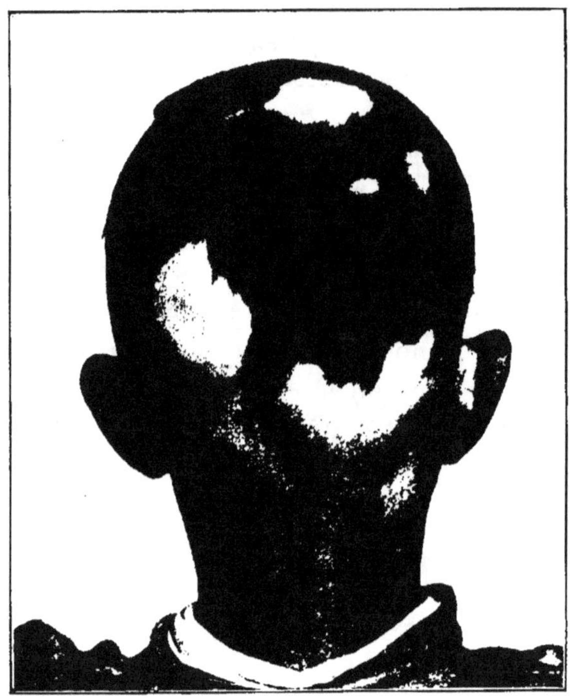

Fig. 15. — Grande pelade de l'enfance.

à la non-contagiosité de la maladie, voici quinze ans
que j'ai cherché en vain les épidémies peladiques
auxquelles nous croyions tous jadis, et personne n'en
a trouvé plus que moi. Ainsi. après un circuit de
quarante ans, la pelade est redevenue ce que la pro-
clamait hautement Cazenave. une maladie non parasitaire et non contagieuse. Mais qu'est-elle?

Lorsqu'on examine très attentivement et très sincèrement les malades peladiques, et non plus seulement leur plaque de pelade, on en trouve un certain nombre qui sont en déchéance reconnaissable ; il y en a de

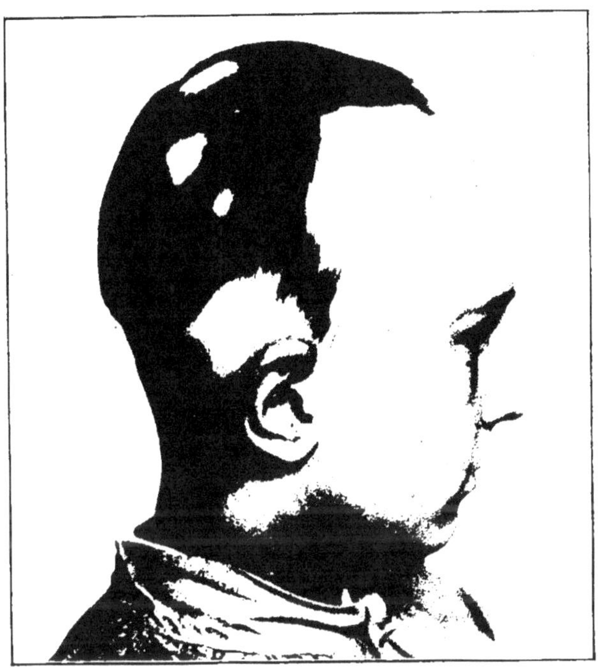

Fig. 16. — Même malade que celui de la figure précédente,
vu de profil.

tuberculeux, de syphilitiques, il y a des amaigris, des obèses, des surmenés, des hypophosphaturiques, des intoxiqués ; enfin, il y en a qui, suivant une théorie récente, ont eu des lésions dentaires douloureuses.

Mais ce qu'on doit reconnaître très simplement, c'est que chez beaucoup de malades, disons même chez la plupart, on ne peut rien trouver qui donne de leur pelade une explication plausible.

La très ingénieuse théorie de Jacquet suppose dans l'organisme un ensemble de troubles préparatoires tels qu'une entérite, une neurasthénie, une intoxication, bref des troubles qui à eux seuls ne feront pas de la pelade. Mais si un infime accident

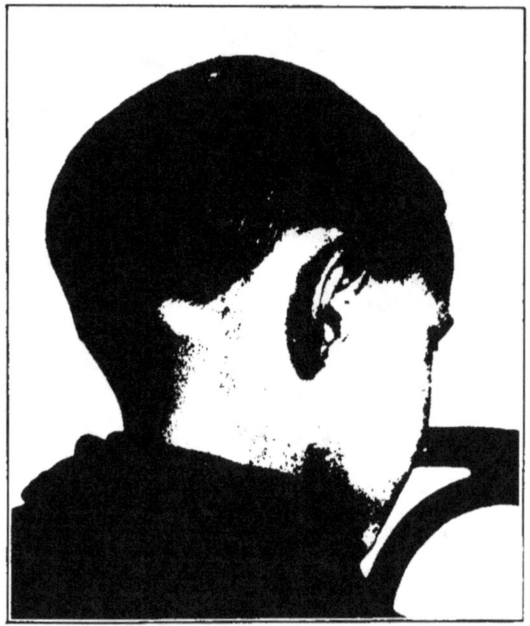

Fig. 17. — Pelade ophiasique de Celse. Région de la nuque

local survient, tel qu'un traumatisme, un furoncle, une lésion dentaire douloureuse, cet infime accident supplémentaire pourra déterminer, par réflexe de voisinage, l'apparition des aires glabres. C'est la théorie des sommations peladogènes ; et si elle n'a pas emporté l'assentiment de tous, c'est elle à coup sûr qu'il en faut accuser, non pas le talent de son auteur à la défendre car il fut extrême.

Que nombre de causes générales aient une part

étiologique dans certaines pelades, c'est un fait qui apparaît de plus en plus véridique. Et quand nous n'en trouvons aucune, il n'en coûte guère à notre amour-propre d'en supposer d'inconnues. Mais admettre que de légers traumatismes de la région ou du voisinage puissent faire plus que de créer une alopécie passagère au point blessé et puissent déterminer une pelade vraie, voilà des hypothèses que l'observation clinique impartiale à mon avis ne vérifie pas.

Beaucoup d'objections peuvent être faites à cette théorie. L'une de celles qui m'a le plus frappé, c'est que Jacquet n'ait jamais, à sa grande surprise, pu déterminer par aucun moyen, une aire peladique nouvelle chez aucun des sujets peladiques qu'il a étudiés. Les peladiques criblés de plaques de pelade réunissent bien, il faut croire, une sommation suffisante de causes peladogènes. Cependant, jamais les traumatismes pratiqués sur eux dans un but d'inoculation n'ont pu déterminer en aucun point aucune plaque nouvelle. Et ceci en des essais répétés *mille* fois.

C'est donc qu'il manque à la sommation un *nescio quid ignotum* qui est la vraie cause de la pelade et que nous ignorons : ce qu'il fallait démontrer.

En fait, nous connaissons des causes prédisposant à la pelade, mais la cause *efficiente, sine qua non*, sans laquelle rien n'arrive, nous échappe encore absolument.

Pourtant, à mesure qu'on étudie la pelade, et depuis qu'on est débarrassé des idées fausses qui encombraient sa pathogénie, depuis qu'on peut ainsi regarder ces malades avec des yeux nouveaux, on voit certains faits émerger peu à peu de l'obscurité qui enveloppe encore ce sujet.

Ainsi il y a certainement une pelade de type ophiasique (occipitale et circonférentielle) chez les tuberculeux.

Ainsi un peladique s'il acquiert la syphilis a de grandes chances de voir sa pelade récidiver et s'aggraver, quelquefois dans des proportions considérables.

D'ailleurs, on est peladique comme on est psoriasique. La pelade, en soi, est une maladie récidivante, et quoique ces récidives soient souvent séparées par des années d'intervalle, elles sont fréquentes à ce point qu'il est presque rare de trouver un peladique n'ayant eu qu'une seule atteinte de sa maladie.

En outre, la pelade peut être familiale et héréditaire comme le psoriasis. Et on voit des frères et sœurs atteints de pelade — quelquefois à cinq et six ans d'intervalle d'ailleurs (épidémies familiales d'autrefois) dont le père ou les oncles ont été peladiques une génération plus tôt. Je connais telle famille ayant trois générations de pelade confirmée.

Enfin, la coexistence de plusieurs dermatoses chez les peladiques s'observe trop fréquemment pour être due au hasard ; ainsi la fréquence du vitiligo, de la morphée, du lichen plan et particulièrement du psoriasis au cours des pelades graves.

Tels sont les faits, je ne dis pas nouveaux — ils ne le sont pas tous — mais plus précisément remarqués et qu'une théorie à venir de la pelade devra expliquer et comprendre pour être valable.

On en pourrait mentionner mille autres. L'extraordinaire laxité de la peau du visage chez les grands peladiques chroniques (hypotonie de Jacquet) est un fait certain et des plus remarquables. « Il est bien difficile de voir ce qui n'a pas encore été décrit », disait un jour Geoffroy : cela seul explique que ce phéno

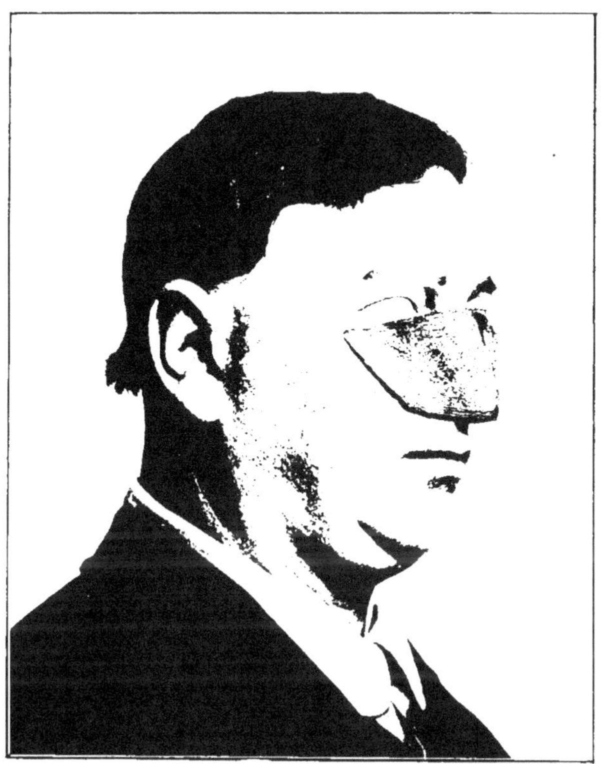

Fig. 18. — Grande pelade chronique avec hypotonie cutanée visible.

mène évident et frappant, même à distance, ne soit pas classique depuis cent ans et que personne avant Jacquet, sauf peut-être Erasmus Wilson, n'en ait parlé.

La pelade du corps est beaucoup moins rare qu'on ne le suppose. Elle est symétrique ou asymétrique, on peut l'observer partout : aux avant-bras, aux jambes, au ventre et jusque dans la région périanale.

De même la pelade des ongles, c'est-à-dire les altérations unguéales au cours de la pelade. C'est chose banale. Et cela à soi tout seul — je le dis en passant — exclut, il me semble, pour ces cas très nombreux toute possibilité d'origine dentaire.

Tantôt quelques ongles sont remplis de taches blanches intérieures : leuconychie ; tantôt ils sont striés en long de fissures parallèles (onychorrexis) ; tantôt, enfin, ils sont criblés de trous borgnes : ongles en dé à coudre. De tels symptômes impliquent une altération tégumentaire totale, profonde et non pas partielle et localisée.

Un autre fait connexe du précédent : la chute du cheveu ne s'observe pas nécessairement dans la pelade. Ainsi, dans une chevelure à cheveux noirs et blancs, si une tache glabre se produit, beaucoup de cheveux blancs à sa surface sont respectés et ne tombent pas. L'anatomie montre, en effet, que le premier trouble visible dans la papille pilaire peladique est un trouble de la sécrétion pigmentaire. Ce trouble ne peut exister à la base des cheveux blancs, dans des papilles chez qui cette sécrétion n'existe plus.

Un autre fait encore : à la barbe le poil peladique peut s'atrophier à demi, sans tomber. Lorsqu'un peladique porte la barbe longue, on peut voir au niveau des plaques, que les poils ont diminué de diamètre et sont devenus fins comme de la soie, sans cesser pour cela de croître et sans tomber. Cette atrophie peut porter sur 5 à 10 centimètres de longueur, puis la plaque guérit, le cheveu reprend son diamètre et sa couleur sans avoir un seul instant cessé d'être.

Ainsi les faits symptomatiques ou évolutifs, qu'il faudra connaître pour comprendre le mécanisme causal de la pelade, sont très nombreux. Ils s'accumulent. Mais, sans doute, faudra-t-il encore bien du temps avant qu'une explication suffisante en puisse être formulée et, sans doute alors, les théories antérieures paraîtront-elles, comme il arrive, prématurées.

*
* *

Parmi les faits positifs que montre l'étude clinique attentive, je placerai l'utilité certaine du traitement local des plaques malades. Et ce fait demande à être affirmé pour plusieurs raisons, d'abord dans l'intérêt de la plus prompte guérison du malade ; et ensuite parce que souvent deux erreurs se détrônent avant de faire place à la vérité, et que si, autrefois, on traitait seulement la plaque peladique, aujourd'hui, on tend à ne plus traiter que l'état général du malade et non ses plaques alopéciques, erreurs inverses.

Il est vrai, dans une affection dont les cas bénins guérissent quelquefois tout seuls, et dont tous les traitements imaginables peuvent ne pas guérir les cas graves, il est impossible de donner des preuves absolues de la valeur d'une thérapeutique. Qu'il s'agisse de traitements généraux du sujet ou de traitements locaux de ses plaques peladiques, on peut toujours supposer que la guérison est spontanément survenue au cours du traitement suivi. C'est surtout en médecine, et en thérapeutique particulièrement, que la recherche de la vérité demande le scepticisme préalable.

En ces matières, il faut donc des années de pratique et d'essais contradictoires pour pouvoir exprimer un avis qui ait des chances d'être valable.

Pourtant, quand, sur un tel sujet, après des années d'observation, on est ramené à un avis thérapeutique préconisé par l'opinion médicale avant soi, on peut croire qu'il contient au moins une bonne part de la vérité.

Sous ces réserves, mes opinions thérapeutiques se résumeraient dans les propositions suivantes :

1° En général, le traitement des plaques peladiques (comme celui des plaques d'eczéma) est plus actif à lui seul que le traitement général du malade peladique (ou du malade eczémateux) à lui seul. En d'autres termes, on a de meilleurs résultats thérapeutiques par le traitement local des plaques alopéciques que par le traitement général du malade.

2° Dans quelques rares cas, au contraire, le traitement général du malade, surtout quand il s'agit d'un amaigri ou d'un déprimé, a une importance évidente.

3° Quant au principe du traitement local, il reste celui que j'ai entendu formuler par E. Vidal, il y a vingt-cinq ans : « Maintenir la peau des plaques peladiques en état d'irritation légère, permanente. »

Vidal conseillait une médication locale trop oubliée aujourd'hui et qui donne des résultats excellents : l'application de vésicatoires liquides sur les plaques alopéciques.

Il existe en pharmacie des pâtes vésicantes qu'on peut aisément rendre moins actives en les diluant dans du chloroforme. On peut formuler :

Vésicatoire liquide de Bidet . . . . 1 partie.
Chloroforme anesthésique. . . . . 5 —

Appliquer une couche de ce mélange, au pinceau, sur chaque plaque, chaque semaine. Quelques heures après l'application vésicante, l'épiderme corné est soulevé par une phlyctène qu'on ouvre et dont on laisse écouler le liquide citrin sans abraser l'épiderme qui la recouvrait ; en quelques jours l'épiderme corné est renouvelé, sain et parfait.

Ce traitement donne des résultats excellents toutes les fois qu'il s'agit de plaques petites ou moyennes et peu nombreuses. C'est souvent un traitement à essayer là où les autres ont échoué. Il a comme inconvénients de ne pouvoir être essayé, et surtout renouvelé sur de grandes surfaces, sans risquer la cystite cantharidienne et la néphrite (s'assurer de l'état des reins au préalable). Et puis l'écoulement séreux qui suit chaque application est désagréable au patient.

Besnier donne la préférence à l'acide acétique cristallisable et l'emploie comme le dit la formule suivante devenue classique :

Acide acétique cristallisable	1 gramme.
Hydrate de chloral	5 —
Éther officinal neutre	30 —

On utilise ce mélange en frictions quotidiennes des plaques et de leur pourtour, frictions faites avec un bouchon d'ouate hydrophile.

D'innombrables caustiques ont été proposés pour provoquer l'irritation de la peau dans un but thérapeutique. La teinture d'iode le plus souvent employée m'a toujours paru d'un effet médiocre et je ne la recommande jamais. L'acide phénique neigeux employé pur est trop caustique. Même au dixième dans la glycérine, il ne fait pas mieux que beaucoup d'autres produits; il a contre lui son odeur et le risque d'une irritation de voisinage chez les eczémateux. L'huile de croton en crayons au tiers provoque une réaction suppurative qui n'est pas nécessaire, et, non surveillée, peut aller jusqu'à la cicatrice partielle. Le crayon à la chrysarobine au dixième, préconisé par Hallopeau, n'est pas sans donner de bons résultats. Il a contre lui le pouvoir tinctorial de la chrysarobine, et l'irritation vive qu'il provoque, difficile à supporter quand on l'applique sur de grandes surfaces. L'acide lactique employé pur est trop concentré; au septième il est actif et maniable aisément.

<pre>
Acide lactique . . . . 10 grammes.
Liqueur d'Hoffmann. 60   —
</pre>

C'est une préparation que j'aime beaucoup. Les préparations très fortes telles que :

<pre>
Acide phénique neigeux . . . . . .)
Hydrate de chloral . . . . } ãã 10 grammes.
Teinture d'iode . . . .)
</pre>

ou bien l'acide acétique cristallisable, employé pur, sont de mauvais moyens thérapeutiques, ou tout au moins des moyens d'exception. Il n'est pas prouvé que l'irritation très vive d'une plaque peladique la conduise plus vite à la guérison que l'irritation moyenne souhaitée par Vidal; je croirais plutôt le contraire. Et des irritants violents tels que ceux-là, appliqués inconsidérément par les malades eux-mêmes, peuvent créer des cicatrices nues, définitives, comme j'en ai vu plusieurs fois. Je m'arrête, car deux ou trois bonnes formules valent mieux que cent médiocres, et j'ai voulu indiquer des règles de traitement plutôt que des formules.

Le traitement des plaques peladiques *de la barbe* est, chose étrange, beaucoup moins heureux que celui des mêmes plaques au cuir chevelu. (Je parle toujours en général.) Une plaque qui, au cuir chevelu, eût guéri en deux mois, pourra durer dix mois et plus, à la barbe, en dépit des mêmes traitements. Dans ces conditions, on est amené à préférer comme topiques, sur les plaques de la barbe, des révulsifs qui ne rougissent pas la peau pour longtemps. J'emploie souvent la formule suivante :

> Xylol purifié (diméthylbenzine) . .)
> Liqueur d'Hoffmann. . . . .) *ââ* 20 grammes.

C'est un liquide incolore, extrêmement piquant lorsqu'il touche la peau, mais ne laissant pas de trace, et qu'on peut appliquer deux ou trois fois par jour.

Puisque la révulsion locale des plaques peladiques hâte leur guérison, on peut croire qu'une révulsion analogue, moins vive, appliquée à tout un cuir chevelu, empêchera la survenue de plaques nouvelles. Je crois que la pratique vérifie cette hypothèse et qu'une friction tonique du cuir chevelu entier dans le cas d'une pelade à plaques multiples peut empêcher qu'il en survienne d'autres. Voici un type de liqueur révulsive qu'on peut employer dans ce but :

> Acide acétique cristallisable . . . . . .   5 grammes.
> Formol commercial à 40 p. 100.   1   —
> Acétone anhydre   50   —
> Alcool à 90° Q. S. pour faire 300 centimètres cubes.

cette friction quotidienne étant pratiquée à la brosse avant l'application de la liqueur prescrite pour les plaques glabres.

Enfin, quand on voit des plaques peladiques se multiplier et le cuir chevelu perdre des cheveux par plaques en cent points différents, il ne faut pas hésiter. On doit faire appliquer tous les soirs sur tout le cuir chevelu une pommade cadique forte du type suivant qu'on savonnera chaque matin :

Huile de cade désodorisée	10 grammes.
Huile de bouleau	1
Acide pyrogallique	1
Turbith minéral	1
Résorcine	1
Lanoline	10
Vaseline	10

Et s'il s'agit d'un cuir chevelu de femme, au lieu de savonner le matin, on dégraissera avec des boulettes d'ouate hydrophile humides de :

Liqueur d'Hoffmann	200 grammes.

Sans doute, on ne réussira pas toujours à prévenir l'invasion d'une pelade décalvante ; dans de tels cas, pourtant, j'ai vu trop souvent des pelades multiples extensives, graves, rétrocéder presque de suite sous l'influence des pommades cadiques, pour mettre en doute la valeur thérapeutique de ces préparations dans de tels cas. Pour moi c'est un des faits les plus certains de la thérapeutique dermatologique.

Le sujet que je viens de traiter demanderait un volume ; on me pardonnera de n'avoir donné ici qu'une esquisse du tableau qu'il eût fallu faire. Ce que je voulais affirmer nettement, en dépit des tendances contraires, c'est *la primauté actuelle du traitement des plaques peladiques sur le traitement général des malades qui les présentent.*

Il faut traiter les plaques peladiques. On le doit.

Mais, par contre, cela ne veut pas dire qu'on doive comme autrefois ne regarder qu'elles et ne pas examiner à fond, après les plaques peladiques, le malade peladique lui-même. Si on ne peut trouver en lui rien d'anormal, on ne s'en étonnera pas, c'est un cas fréquent, et qui ne prouve que notre ignorance de l'étiologie vraie de la pelade.

Mais si le médecin trouve en son malade, quoi que ce soit qui vaille la peine d'être traité : tuberculose ou menaces de tuberculose, syphilis ancienne, ou, plus simplement, atonie intestinale, paresse hépatique, ou même des lésions dentaires ou alvéolaires, il en fera faire le traitement consciencieusement, car il aura chance d'améliorer ainsi son malade, même si sa pelade n'en doit pas bénéficier. Et s'il s'agit d'une pelade grave qui ne devait pas guérir, le médecin aurait au moins la satisfaction d'avoir quand même servi son malade en quelque chose.

III

Sur l'évolution de la pelade.

Il faut savoir que la pelade vraie est une maladie essentiellement récidivante. Rien n'expose plus à une atteinte de pelade que d'en avoir traversé une première atteinte. On est vraiment peladique comme on est psoriasique, et les récidives sont de règle dans cette maladie, quoiqu'elles soient bien souvent (au contraire du psoriasis) séparées par des années d'intervalle.

Dans la statistique de 400 observations que j'ai réunies les années passées, il n'y a pas moins de 50 observations sur 100 qui montrent plusieurs atteintes sur le même sujet. Et le chiffre réel doit être plus élevé, car, pour la moitié au moins, nos malades sont trop jeunes pour qu'on puisse savoir ce qu'ils présenteront de récidives. J'estime que 70 à 75 p. 100 des peladiques présentent dans leur vie plusieurs atteintes de pelade.

D'ailleurs, il semble que chaque peladique imprime à la maladie un cachet particulier; il y en a chez qui toutes les atteintes successives sont bénignes, d'autres dont les crises sont toujours graves. Vous savez combien le pronostic de la pelade est aléatoire, certains patients guérissant en quelques semaines, d'autres traînant leur pelade pendant des années. Ne vous laissez jamais aller à porter un pronostic dans un cas donné, et évitez toute promesse formelle de guérison.

Le malade en veut à son médecin s'il se trompe à ses dépens. Il ne lui en voudra jamais dans le cas contraire. Ne craignez donc pas d'être un peu pessimiste. L'événement se chargera malheureusement de vous donner souvent raison, car la pelade est une maladie beaucoup plus sérieuse que les livres ne le laisseraient imaginer.

Le cas que voici est pour le moment bénin. Cette plaque est en guérison. Par un mécanisme de cause inconnue, mais fréquent, elle se trouve guérir en un point différent de celui où elle est née. Très souvent une tache née au-dessus de la fosse sous-occipitale par exemple guérira par son bord inférieur pendant qu'elle s'étendra en hauteur. Le malade perd ainsi d'un côté ce qu'il gagne de l'autre. Une plaque que vous voyez guérir au niveau du lambda est née à 5 centimètres au-dessous de ce point. Le plus souvent la plaque de pelade monte. Quelquefois, pourtant, elle descend. Rarement elle s'accroît et décroît régulièrement autour d'un centre qui reste fixe.

Cette malade a présenté plusieurs plaques en différents points et des deux côtés de la tête ; ceci est la règle, car les pelades unilatérales sont de beaucoup les plus rares.

Nous avons vu certaines plaques nouvelles naître et s'étendre au moment même où d'autres se refermaient. Cette évolution autonome de chaque plaque est l'une des raisons qui a le plus appuyé, dans l'opinion des cliniciens, l'ancienne hypothèse de l'origine parasitaire de la maladie, car on voit de même des plaques de teigne tondante se former, même après longtemps, sur le cuir chevelu d'un teigneux en guérison, tandis que les alopécies d'origine interne et générale avérée, comme l'alopécie syphilitique ou l'alopécie de la fièvre typhoïde, s'observent à la fois sur tout le cuir chevelu et disparaissent à la fois en tous points. Actuellement encore il est difficile de comprendre le mécanisme de formation de nouvelles plaques de pelade lorsque d'autres se guérissent à côté d'elles. Le fait pourtant n'est point rare.

Actuellement, la plaque encore existante est entourée partout de follets blonds naissants. Elle guérit donc, et notre pronostic en ce qui la concerne peut être optimiste, mais même à ce moment on peut voir une plaque en guérison et qui guérira, s'entourer d'une nouvelle zone alopécique circonférentielle et devenir le centre très chevelu d'une nouvelle plaque chauve. Plus souvent encore on peut voir, à côté de cette plaque qui guérit, s'en former une autre dont le pronostic est tout à fait inconnu de nous.

Ce qu'on peut dire de plus vrai touchant le pronostic d'un cas de pelade lorsqu'elle récidive, c'est qu'elle a des chances de se comporter la deuxième fois comme la première, et si la première a été bénigne, de l'être encore.

On voit ainsi des malades accoutumés à leur pelade récidivante négliger même d'en traiter les plaques nouvelles. Ils savent que chacune guérit en deux ou trois mois, même sans traitement. Mais ils savent aussi qu'aucun traitement n'a empêché leurs récidives. C'est là le type de la pelade à récidives perpétuelles, si remarquablement mis en lumière par Ernest Besnier, et contre lequel aucune thérapeutique n'obtient de succès durable.

IV

De l'acide phosphorique officinal dans le traitement interne des peladiques.

J'ai dit plus haut qu'il fallait, en général, attacher plus d'importance au traitement local des plaques peladiques qu'au traitement du malade atteint de pelade ; c'est là un fait d'expérience, rien de plus. Cela ne veut dire en aucune manière que le traitement général soit toujours inutile dans la pelade, mais seulement qu'en bien des cas il le paraît être.

D'abord il arrive qu'après l'examen des malades peladiques, on ne puisse absolument rien trouver à cor-
riger dans leur état. Dans d'autres cas, au contraire,
les peladiques ont évidemment toute leur peau malade,
mais rien que nous sachions ne l'améliore. On voit
les téguments du visage devenus mous, flasques et
pendants, toutes les saillies de la face arrondies par
une sorte de bouffissure, le visage devenu sans plans
et sans arêtes (voy. fig. 18); et ce sont des états
contre lesquels aucun médicament, aucun traitement
ne paraît agir.

À côté de ces cas, où notre ignorance des causes
ou bien notre ignorance du remède ne nous laisse à
conseiller que le traitement des plaques peladiques,
il en est d'autres où nous voyons nettement le traitement général à faire suivre. Certains de ces cas
demandent qu'on en dise quelques mots. J'en résumerai ainsi l'histoire :

Depuis quelques mois, tel sujet avait conscience
que son état général laissait à désirer. Il était déprimé et dépressible. Il ne faisait pas son travail avec
entrain et devenait pessimiste. Souvent cet état progressif a conduit le sujet à interrompre des exercices physiques accoutumés. Le caractère change en
même temps ; le patient non seulement devient
sombre, mais irritable ; il a conscience d'être devenu
difficile à vivre. Souvent aussi son poids a diminué.
Il maigrit... Et c'est au milieu de cet ensemble symptomatique qu'on voit une pelade naître et se développer.

La cause de ces états est difficile à démêler ; quelquefois, on en croit trouver l'*initium* dans un trouble
hépatique. Il y a eu des coliques frustes ; les conjonc-

tives sont jaunes et la digestion des graisses devient
plus difficile. Mais ceci n'est pas la règle. Il est plus
facile souvent de retrouver la cause occasionnelle de
ce que j'appellerais le *fléchissement* de l'individu ; le
malade l'indique quelquefois lui-même, ce sont des
soucis pécuniaires graves, un deuil, du surmenage
professionnel, etc. Si on est consulté à temps dans
de tels états, et qu'on fasse pratiquer l'examen urinaire total du sujet, on pourra trouver une phospha-
turie marquée, le rapport du phosphore à l'urée
éliminée étant supérieur à la normale. Mais, ordinairement, c'est quand la dépression est déjà marquée et la pelade en pleine évolution que le sujet
vient consulter, et l'analyse urinaire montrera alors
une insuffisance phosphorique très marquée. Tels
sont les faits que j'ai observés à plusieurs reprises.
Je ne dirai rien de leur mécanisme, et pour cause.
Très grossièrement peut-être pourrait-on comparer
l'hyperphosphaturique, qui désassimile excessivement, à l'homme qui dépense plus que son revenu,
et l'hypophosphaturique à celui qui n'a plus son
revenu pour avoir dilapidé son capital. Mais il ne
faut voir en cette comparaison qu'une image qui
peut être sans valeur.

Ce qui me paraît certain en tout cas, dans de tels
cas, c'est la nécessité de prescrire le phosphore à
l'intérieur, et je dirai tout de suite qu'aucune des
préparations de phosphore organique ne m'a paru
valoir l'*acide phosphorique officinal* dont les recherches de Joulie ont vulgarisé l'emploi en thérapeutique. On le prescrit souvent, mêlé à une solution de
phosphate de soude, qu'on fait prendre par cuillerées
à café. Mais cette solution a le gros inconvénient

d'être un bouillon de culture impossible à garder stérile. On y voit flotter bientôt des mycodermes. Aussi, les gouttes d'acide phosphorique prises en nature, dans un peu d'eau, me semblent-elles devoir être préférées. On formule donc :

Acide phosphorique officinal, 10 ou 20 grammes. En prendre à chaque repas X gouttes dans un peu d'eau, en mangeant (XX gouttes par jour).

De deux choses l'une : ou bien ce médicament est très bien supporté, sans aucune sensation quelconque, par le malade. Et, dans ce cas, on en peut utilement faire continuer l'usage, à mêmes doses, deux ou trois et même six mois sans interruption. Ou bien, dès les premières prises, le malade aura du pyrosis, et, alors, il devra cesser l'emploi du médicament, car s'il continue, ce phénomène s'exagérera et en rendra vite l'emploi impossible. On reviendra donc aux glycérophosphates de chaux, aux phosphates organiques, etc., à mon avis beaucoup moins actifs, utiles pourtant.

L'effet de l'acide phosphorique chez les peladiques à phase dépressive, en état de fléchissement comme je disais, est souvent remarquable. Après un mois, ou six semaines, les malades commencent à en ressentir de bons effets, souvent si nets pour eux qu'ils ne quitteraient pas volontiers leur médicament.

Peu à peu, la crise passe, le sujet retrouve son ressort, ses troubles de caractère s'apaisent, il reprend goût à son existence. Souvent, en même temps, son poids remonte. Et la pelade *pari passu* diminue et disparaît. Son évolution totale aura duré dix ou quinze mois, et sa période de régression six mois environ.

Il va de soi que l'acide phosphorique n'est point un spécifique de pareils états, et que, suivant le cas, une cure de Vichy contre l'insuffisance hépatique, si elle existe, devra être préférée, ou bien une cure d'aération, de montagne ou de mer. On aura soin d'obtenir par le repos et, si possible, la cessation des affaires, une bonne hygiène mentale. J'insiste aussi sur l'influence réconfortante d'un entourage optimiste qui peut beaucoup pour la guérison.

Ces cas, je l'ai dit, ne sont pas communs. Il y en a bien plus, au contraire, dans lesquels, avec des pelades même graves, même très longues, même incurables, on ne peut déceler aucun trouble général perceptible de la santé du patient.

Mais le type dont je viens de parler n'en existe pas moins, il est facile à reconnaître et son traitement demandait à être précisé.

V

Considérations pratiques à propos des maladies du cuir chevelu.

A. — RAPPORTS POSSIBLES DE LA SYPHILIS ET DE LA PELADE

Une question toujours pendante et toujours à l'étude est celle de l'origine de la pelade. Il n'y a nul doute pour moi que la pelade ne soit quelquefois une suite tardive de la syphilis acquise ou héréditaire, plus souvent héréditaire. C'est en ce sens que mes recherches furent dirigées un moment, et vous allez voir un certain nombre de malades qui montrent tout l'intérêt qu'elles présentent.

Voici d'abord une malade de cinquante-cinq ans environ, présentant, il y a quatre mois, une pelade occupant la moitié postérieure de la tête. Vous voyez par les cheveux de repousse l'étendue considérable qu'elle occupait. Cette malade, d'une profession juxta-médicale fort intelligente, m'avoua une infection spécifique datant de dix-huit ans, mal traitée, mal éteinte, mais qu'elle croyait pourtant guérie. Le traitement spécifique appliqué a été parfaitement supporté : il a consisté en pilules de biiodure d'une part et en applications d'onguent napolitain sur les parties malades toutes les nuits. Le nettoyage se faisant chaque matin avec des boulettes d'ouate hydrophile humides de *benzine*. Vous voyez le résultat. La repousse est on ne peut plus complète après un trimestre. J'ajoute que, contrairement à la règle, cette malade a considérablement engraissé depuis son traitement mercuriel. Elle dit avoir retrouvé son activité d'autrefois, très amoindrie depuis le début de sa pelade, laquelle datait de six mois lorsque le traitement spécifique lui fut appliqué.

Mes recherches me semblent montrer que la syphilis héréditaire se rencontre plus souvent que la syphilis acquise à l'origine de la pelade. Et voici un deuxième cas donnant quelque fondement à cette opinion. Pendant plusieurs mois, M. Vernes et moi nous avons soumis à la réaction de Wassermann tous nos peladiques systématiquement. Je dois rappeler que la réaction de Wassermann est beaucoup moins régulièrement positive dans l'hérédo-syphilis que dans la syphilis acquise. Cela s'explique aisément, car beaucoup de syphilis héréditaires sont torpides, dormantes ; or, la réaction de Wassermann décèle les *contre-poisons* organiques créés par une infection syphilitique active. Là où l'infection est inactive, il n'y aura pas de contre-poison, donc pas de réaction positive au Wassermann. Ceci dit, voici néanmoins un enfant de cinq ans présentant, comme vous voyez, une pelade occipitale à la période d'état. Soumis à la réaction de Wassermann, son sang a fourni un résultat absolument positif. J'ai fait venir aujourd'hui le père de l'enfant. Et voici ce qu'il vient de me raconter : sa syphilis date de cinq ans *avant son mariage*. Son enfant n'a jamais présenté rien de suspect. Il se croyait guéri et son enfant intact. Inutile d'ajouter la conclusion d'une pareille enquête. J'attends bientôt, dans ce second cas, un résultat semblable au premier.

Ce que je viens de vous montrer vous indique l'intérêt des malformations congénitales dentaires dans l'examen d'un peladique. La syphilis héréditaire ne se traduit pas toujours par là, et les dents normales de notre petit malade précédent en témoignent, mais elle peut se traduire par là, d'où l'intérêt de cet examen. Ce n'est pas dire que toutes les difformités dentaires congénitales doivent être rapportées à la syphilis. Nous ne pouvons affirmer cela. Mais, comme très peu d'infections graves laissent aux adultes la faculté de se reproduire au cours même de l'infection, il y a toujours plus de chances pour que ces dystrophies aient pour origine la syphilis du procréateur plutôt qu'un autre trouble organique profond.

Voici précisément un autre enfant atteint de pelade ophiasique grave et qui nous a fourni un Wassermann tout à fait négatif; pourtant, regardez sa première

prémolaire de chaque côté de la mâchoire inférieure.
Sa surface de mastication est lisse et jaune. Et la
dent n'a pas la moitié de sa hauteur normale, c'est
qu'elle est née non revêtue de sa couche d'émail,
alors la mastication l'a érodée et usée peu à peu, d'où
sa hauteur moindre, la couleur jaune et la surface
lisse de sa face de mastication. Cette lésion et toutes
les difformités dentaires rattachées journellement à
l'hérédo-syphilis sont extrèmement fréquentes dans
la pelade grave et à répétition des enfants.

Est-ce à dire que la pelade soit toujours spécifique ou hérédo-syphilitique? Pas le moins du monde.
Je ne le crois pas du tout. Vous avez pu voir,
récemment, un malade atteint de lymphadénie et
peladique, un malade tuberculeux et peladique, etc.,
chez lesquels les commémoratifs et le Wassermann
semblent exclure nettement la syphilis. Je crois donc
qu'il y a une pelade post-syphilitique ou hérédo-
syphilitique, mais non pas du tout que toutes les
pelades ont cette origine.

Devant ces constatations, j'ai dû rechercher l'action
du traitement mercuriel sur les pelades et je dois
dire qu'il a été un peu plus fréquemment heureux
que la proportion de Wassermann positifs ne semblait le faire prévoir.

Un certain nombre de peladiques graves guérissent
par le traitement mercuriel plus vite qu'on n'aurait
pensé les guérir par les topiques habituels, et cela
même quand le Wassermann n'indique dans leur
sang l'existence d'aucun anticorps syphilitique. Je ne
puis vous en dire plus, car j'en suis là de mes
recherches. S'il fallait les schématiser je dirais que,
même dans des cas de pelade grave dont rien n'in-

dique l'origine syphilitique, le traitement mercuriel peut dans quelques cas fournir dans la pelade des résultats surprenants.

Vous savez qu'il existe des cas de psoriasis guéris ou améliorés de même par le même traitement, alors que tout indique que le psoriasis et la syphilis n'ont rien de commun. Ne concluons donc pas trop tôt.

B. — PELADOÏDE ATROPHODERMIQUE
APRÈS UN FURONCLE AVORTÉ

Voici, à côté des grandes pelades que vous venez de voir, un petit fait intéressant. Cet enfant de sept à huit ans présente, depuis six mois, une toute petite tache alopécique qu'on pourrait croire peladique et qui ne l'est pas. La palpation de la plaque révèle en son centre l'existence d'un noyau dur très petit qui est le reliquat d'un ancien furoncle abortif, n'ayant pas évolué, et qui se résorbe peu à peu.

Or, autour de ce faux furoncle, comme autour d'un vrai, il s'est formé une aire alopécique par suite de l'infection ou du fait du traumatisme à distance des papilles pilaires circonvoisines. C'est le phénomène que Besnier nommait la *sidération* de la papille.

Cette alopécie se maintiendra jusqu'à la disparition totale du petit noyau inflammatoire, et même après elle. Car, après le processus, la peau est localement atrophiée pour longtemps. C'est cette alopécie en petites aires que j'avais nommée : peladoïde atrophodermique. Les cas en sont assez rares.

Le traitement par les rubéfiants appliqués à la surface me paraît seul avoir quelque action. Et, comme il s'agit d'un processus non extensif, on peut s'abstenir de tout traitement.

C. — TEIGNE TONDANTE A PETITES SPORES.
MICROSPORIE

Voici un enfant qui présente une aire alopécique squameuse à travers son cuir chevelu. Il s'agit d'une aire de teigne tondante, comme le montrent les cheveux cassés à 3 millimètres de la peau. Et cette tondante est une teigne microsporique, comme on peut l'affirmer pour plusieurs raisons. D'abord la plaque est grande : « *grande* plaque, *petite* spore » ; ensuite il ne reste pas de cheveux sains à sa surface et enfin on peut épiler aux doigts une pincée de cheveux cassants, gris et comme givrés. Ce sont là les caractères mêmes de la microsporie banale.

Nous allons recevoir et traiter cet enfant à l'école Lailler par la radiothérapie. Dans un mois nous vous le montrerons guéri par dépilation totale de la région malade. La microsporie, depuis la radiothérapie des teignes, est devenue une affection presque rare, et les cas qu'on en observe sont de moins en moins nombreux.

Cette décroissance des teignes dans les écoles est due aussi à ce fait que la Direction de l'Enseignement à la Préfecture de la Seine envoie deux fois par an à notre examen 3 ou 4.000 enfants boursiers de la ville avant qu'ils entrent dans les écoles. Au début de cette pratique, il y a huit ans, nous en trouvions une proportion de 4 p. 100 qui étaient teigneux. Il n'y en a pas maintenant 4 p. 1.000, d'autant plus que cette méthode du certificat préalable à l'introduction des enfants

dans l'école a été suivie par beaucoup d'écoles privées et d'établissements scolaires. Le même système,
introduit plus récemment à Londres, a donné les mêmes
résultats.

D. — ALOPÉCIES INFECTIEUSES. LEUR DIAGNOSTIC DIFFÉRENTIEL AVEC L'ALOPÉCIE SPÉCIFIQUE SECONDAIRE

L'enfant que voici présente une alopécie du type
des alopécies infectieuses. Il ne lui reste qu'un
petit nombre de cheveux longs, entre lesquels des
cheveux fins et courts en repousse. L'enquête montre
qu'elle a traversé une pneumonie il y a quatre mois.
Les alopécies infectieuses se produisent de quatre-
vingts à quatre-vingt-dix jours après leur cause. C'est
donc en recherchant ce qui s'est passé trois mois plus
tôt qu'on se rend compte de leur origine. J'ajoute que
ces alopécies peuvent ressembler d'assez près à l'alopécie syphilitique et *vice versa*. Quand donc on ne
trouve pas, à trois mois en arrière, de cause suffisante
pour expliquer la chute des cheveux, il faut de suite
penser à la syphilis, ne fût-ce que pour l'éliminer.
Dans ce cas, un élément diagnostique de premier
ordre est offert par les sourcils. Car les sourcils sont
peu touchés en général par les alopécies infectieuses
(sauf pour l'érysipèle de la face), tandis que dans la
syphilis ils sont le plus souvent sabrés en travers par
d'étroites bandes alopéciques, et les poils des sourcils viennent aux doigts sans aucun effort de traction.
Dans les cas douteux, l'examen total du malade, de
sa gorge, de sa langue, de ses gencives, et l'examen
de ses ganglions, surtout inguinaux, s'impose, car
l'époque de l'alopécie syphilitique est celle où la

pléiade inguinale de Ricord est le plus évidente au toucher.

Nous conseillerons à cette malade :

1° De ne pas couper ses cheveux longs, pratique inutile ;

2° De faire, sans s'inquiéter de leur chute, une bonne friction de dix minutes chaque matin avec une petite brosse à dents demi-douce, mouillée du mélange suivant :

Formol à 40 p. 100 . . . . ($\bar{a}\bar{a}$ o^{gr}. 30
Acide salicylique. . . . .)
Eau distillée . . . . 30 grammes.
Nitrate de potasse . . . . o^{gr},30
Alcoolat de citron. . . . . 30 grammes.
Alcool à 90°, Q. S. pour 300 centimètres cubes.

Le formol est un antiséborrhéique et un tonique local actif, l'acide salicylique est utile contre l'élément pelliculaire que le cuir chevelu présente ; quant au nitrate de potasse, c'est un médicament dont l'action sur la repousse des cheveux me paraît aussi certaine que celle des sels de pilocarpine et qui est beaucoup moins coûteux, ce qui justifie son emploi dans la pratique hospitalière.

E. — ALOPÉCIE PITYROÏDE.
ALOPÉCIE SÉBORRHÉIQUE

Voici, pour terminer, deux cas qui sont bien banaux, envoyés d'un service voisin.

Un cas d'alopécie pityroïde chez la femme et un cas d'alopécie séborrhéique chez un homme. Chez la femme cette alopécie diffuse, plus prononcée sur le segment antérieur de la tête, s'accompagne d'un état pityriasique gras du cuir chevelu, très manifeste au grattage avec une simple spatule. Contre de tels états, la première indication est celle des savonnages fréquents, qu'on peut conseiller tous les quinze jours ou toutes les trois semaines Les cas semblables existent par milliers, où les chevelures de femmes dépérissent d'année en année, alors qu'on maintient leur solidité par des savonnages convenablement espacés. On peut utilement prescrire, la veille des savonnages, une application à l'ouate hydrophile du liquide suivant :

> Acétone. . . . . 20 grammes.
> Huile de cade désodorisée 10   —
> Alcool à 96°. 100   —

Très actif contre l'élément pelliculaire qui toujours existe dans l'alopécie dite idiopathique de la femme.

Chez l'homme, la question est plus grave, car si nous pouvons retarder largement l'évolution de la calvitie banale, nous ne pouvons que la retarder. Néanmoins une conservation de bien des années peut résulter de traitements simples. Il est étonnant que tous les médecins ne sachent pas encore que dans la calvitie masculine le savonnage bien fait, journalier, diminue facilement le taux de chute de moitié. Un homme, qui n'accepterait pas un traitement compliqué de sa calvitie, acceptera presque toujours l'usage quotidien d'un savon qu'on peut choisir médicamenteux : savon cadique, savon sulfureux, etc.

Mais, ici encore, le résultat est bien meilleur si le patient accepte d'appliquer chaque soir un topique que le savonnage du lendemain enlèvera. Le soufre et les goudrons en restent les éléments principaux. Je me suis servi utilement dans ces traitements des huiles vulcanisées, c'est-à-dire chauffées au contact du soufre à 3oo degrés et contenant dès lors le soufre à l'état de combinaison. Ces huiles, qu'on trouve dans le commerce sous le nom d'huiles vulcanisées, thigénol, denisol, thiorétinol, thioricinol, etc., peuvent être introduites dans des mélanges d'huiles essentielles ou être incorporées à des pommades.

Voici l'onction que je conseillerais à ce malade chaque soir :

Denisol. . . . .
Huile de cade désodorisée . . . . . { *ââ* 10 grammes.
Essence de mélisse . . . .

Et le savonnage du matin en enlèvera toute trace.

VI

Un élément de pronostic dans la pelade.
Cheveux qui tombent et cheveux qui poussent.

Un malade qui vous consulte pour un cas de pelade, que son cas soit bénin ou grave, vous pose toujours la même question : « *Docteur, pour combien en ai-je? Quand serai-je guéri?* »

Or, rien n'est variable comme le pronostic d'une pelade. Assurément, on peut dire que la gravité relative d'une pelade est en général proportionnelle au nombre des plaques et à leur dimension.

Une pelade est plus grave chez un tuberculeux (car elle évoluera comme sa tuberculose) ou encore chez un hérédo-syphilitique (dents striées, stigmates divers). Le pronostic de cette dernière est même ordinairement détestable.

Une pelade est toujours plus sérieuse si les ongles du sujet sont atteints : striés en long et fendus (onychorrexis) ou piqués de trous borgnes (ongle en dé à coudre).

Les commémoratifs eux-mêmes sont un élément de pronostic dans la pelade. Car il existe des pelades familiales et héréditaires d'une extrême durée et des pelades à récidives perpétuelles (E. Besnier), qui continueront d'être récidivantes comme elles l'ont été.

Ces facteurs sont trop nombreux et chacun trop complexe, pour qu'on les envisage ici à la fois. Et je voudrais seulement présenter deux signes pronostiques inverses, l'un bon, l'autre mauvais, tirés de l'examen local des plaques peladiques.

Sans parler des cheveux sains qui la limitent, deux types de cheveux peuvent s'observer sur une plaque peladique : le cheveu malade et le cheveu nouveau ; celui qui s'en va, celui qui vient. Ils sont très aisés à différencier. Ils sont l'un et l'autre des éléments pronostiques de premier ordre.

Parlons d'abord du cheveu mauvais, du cheveu qui meurt. Lorsque la plaque peladique se forme, beaucoup de cheveux tombent entiers, sans rien laisser d'eux à la surface de la peau qu'ils occupaient. Ceux-là, examinés à la loupe, sont effilés en pointe d'aiguille à leur racine et terminés par un bulbe sec, qui est comme un point blanc.

Mais cependant, beaucoup de cheveux ne tombent pas entiers ; ils se cassent à 3 ou 4 millimètres au-dessus de la peau. Ils laissent un reliquat, un vestige d'eux-mêmes, un petit tronçon *noir*, posé debout qui a la forme exacte d'*un point d'exclamation d'im-*

primerie. C'est là ce qu'on appelle le *cheveu massué*, parce qu'il est plus gros en haut qu'en bas, ou encore le *cheveu peladique*.

Lorsqu'une plaque peladique s'étend, elle est cernée par une couronne de cheveux peladiques. Épilés, ces cheveux viennent à la pince, sans douleur ni effort ; leur extrémité inférieure montre leur bulbe mort, un point blanc.

Tantôt cette couronne est complète et tantôt elle est interrompue. Dans un cas, les cheveux peladiques sont nombreux, dans d'autres ils sont rares ; quelquefois ils n'existent qu'en un point de la bordure d'une tache peladique. Ce qu'il faut savoir toujours c'est que les cheveux longs placés auprès d'un cheveu peladique sont caducs. Le cheveu peladique est un mauvais signe ; où on le voit, la plaque grandit. Tant qu'on le voit en place, la tache est en extension. Comme la durée du cheveu massué est éphémère, quand une plaque est stationnaire il disparaît, en sorte que n'en plus voir à la périphérie d'une plaque est déjà un bon signe. Et s'il en reparaît en un point, c'est que la plaque, après un stade d'immobilité, reprend son processus d'extension. La présence du cheveu peladique est trompeuse pour un œil inexpérimenté : « Est-ce que la plaque ne va pas bientôt guérir ; on m'a dit qu'on y voyait déjà des petits cheveux ? » Ainsi, on prend pour de nouveaux cheveux des cheveux morts, et on fait une cause d'espérance d'un symptôme défavorable. Beaucoup de médecins ne connaissent pas le cheveu peladique, ou du moins ils ignorent sa valeur pronostique. Pourtant, elle est telle que je viens de la présenter.

Le cheveu « de repousse », le vrai cheveu nouveau,

celui dont l'apparition est un signe pronostique heureux, se présente avec un tout autre aspect. C'est un duvet, un lanugo, un poil follet. Un œil non prévenu ne le voit pas ; même s'il le voit, il en méconnaitra la valeur ; c'est si peu de chose ! Pour le voir, il y a des règles à suivre. Il faut examiner la plaque peladique à la *lumière oblique*, en *jour frisant*. On manœuvre la tête du malade à deux mains, de façon à mettre la plaque nue entre la lumière et l'ombre. Alors, s'il existe à sa surface le moindre duvet, ce duvet accroche la lumière et devient visible.

Sa présence est toujours un indice favorable ; normalement ces poils augmenteront peu à peu de longueur, de diamètre, pendant que leur pigmentation s'accentuera jusqu'à ce qu'ils reprennent finalement la couleur de leurs congénères qui ne sont pas tombés.

Pourtant, la valeur pronostique de ces poils de duvet dépend surtout de leur place sur la tache peladique. Pour qu'ils soient d'un pronostic excellent, il faut qu'ils se montrent d'abord en couronne, au ras des cheveux sains limitant la partie malade. Alors on verra peu à peu cette bordure de cheveux nouveaux s'épaissir et la plaque malade se rétrécir peu à peu jusqu'à disparaître.

L'apparition du duvet nouveau est un signe moins bon au contraire, quand elle survient *au centre* d'une plaque, car souvent alors, pendant qu'on observe cette repousse en son centre, les bords continuent de s'agrandir. Ce qu'on gagne d'un côté on le perd de l'autre. C'est alors qu'on voit coexister, sur la même plaque, cheveux peladiques et cheveux nouveaux. Ceux-ci au centre, ceux-là aux bords, et le bon pronostic qu'apporte le duvet est neutralisé par le mauvais que comportent les cheveux massués. Car tant que les bords d'une plaque progressent, nul ne peut dire où ils s'arrêteront. Mais ceci est un cas anormal. A l'ordinaire, les cheveux peladiques ont disparu quand les cheveux de duvet surviennent. En règle, on peut dire que les premiers sont des signaux d'alarme et les seconds des annonciateurs de la guérison.

VII

Trichoclasie idiopathique.

J'ai été plusieurs fois consulté pour une affection rare du cuir chevelu qui n'est décrite dans aucun livre et qui présente des symptômes et une évolution très particulière. Je l'appellerai la *trichoclasie idiopathique*.

Ce nom indique que le phénomène principal qui la signale est la rupture spontanée du cheveu. Je l'appelle idiopathique parce qu'il est impossible pour le moment de discerner les causes qui la déterminent. C'est une maladie que j'ai vue une fois chez un adolescent, mais qui semble plus fréquente chez la jeune fille, vers dix, douze, quatorze ans. Je ne l'ai encore jamais rencontrée en des chevelures blondes, mais seulement en des chevelures brunes ou châtain foncé.

Son apparition est subite. Brusquement une touffe de cheveux tombe. On cherche et on découvre, ordinairement au vertex, une surface ovale et régulière sur laquelle les cheveux semblent avoir été coupés aux ciseaux très également à 6 ou 8 millimètres au-dessus de la peau.

La première idée qui vient et qui doit venir, c'est qu'il s'agit non d'un type morbide, mais d'une affection simulée et que l'enfant a coupé ses cheveux aux ciseaux. Mais cette idée disparaît devant les commémoratifs précis de l'enquête et aussi devant ce fait qu'une traction des cheveux avoisinant l'aire malade casse d'autres cheveux au même niveau. L'examen à la loupe de ces cheveux cassants ne montre ni trichorrexie noueuse, ni altération visible des cheveux. Ils paraissent sains.

L'examen du reste des cheveux cassés ne montre rien non plus d'anormal. Ils résistent à la traction à la pince jusqu'à ce que la pince les épile entiers avec leur bulbe. La pince ne les casse jamais de nouveau. Et il faut, pour les épiler, une traction aussi forte que celle qui épile les cheveux des autres régions. En d'autres termes, le cheveu, au-dessous de sa cassure, est parfaitement sain.

L'évolution de cette affection bizarre est aussi particulière que ses débuts et ses symptômes. Dans les jours et les semaines qui suivent, de nouvelles aires, semblables à la première, se produisent autour d'elle ou à distance. Elles ont toutes dimensions depuis la surface de l'empreinte d'un doigt jusqu'à celle d'une pièce de 2 ou de 5 francs. D'autres fois, la trichoclasie dessine une bande irrégulière de deux doigts de large, terminée ou non par une ou deux plaques ovalaires.

Et quand l'affection se prolonge à l'état actif pendant plusieurs semaines, les cheveux les premiers atteints ont déjà crû et leur longueur s'est notablement augmentée quand les dernières plaques cessent de se former.

J'ai vu, dans un cas, un tiers de la chevelure disparaître ainsi en deux mois. La disposition des aires est irrégulière ; elles ont, le plus souvent, occupé le sommet, quelquefois le sommet et une région temporale ou pariétale. La disposition des aires est aussi irrégulière que celle des aires peladiques et a beaucoup de ressemblance avec elles, sauf qu'à aucun moment le poil n'est caduc. Ainsi coupé, il ne cesse pas de croître régulièrement et ne tombe jamais.

L'évolution de cette affection, qui, je le répète, est fort rare, car je n'en ai vu que cinq cas en dix ou douze ans, a toujours été bénigne. Spontanément, l'évolution s'arrête, et la croissance des cheveux continuant, la tache s'efface peu à peu.

Dans un cas, à quatre ans d'intervalle, chez une jeune fille, la maladie a récidivé à peu près sur les mêmes régions. Elle a évolué comme la première fois en cinq ou six semaines et s'est terminée par la guérison.

La médication topique a été basée sur l'emploi de l'huile de cade, qui est le médicament le plus généralement efficace dans les diverses affections du cuir chevelu. Mais, comme dans aucun cas la maladie n'a été livrée à elle-même, il est difficile de savoir si la guérison a été due à son emploi. Je dois dire que la formation de nouvelles aires n'a jamais persisté plus de quelques semaines après l'application du traitement.

La pommade employée a toujours été la suivante :

> Huile de cade désodorisée . . . . .
> Lanoline . . . . *āā* 10 grammes.
> Vaseline . . . .

comprenant de l'huile de cade au tiers. On l'applique chaque soir, on la nettoie chaque lendemain à l'ouate humide de *Liqueur d'Hoffmann* et un jour par semaine par savonnage. Comme dans tous les cas où le cheveu est fragile, on doit préférer le savonnage avec deux jaunes d'œuf battus dans un demi-litre d'eau chaude au savonnage avec n'importe quel savon. Le lavage au jaune d'œuf nettoie parfaitement toute trace d'huile de cade.

Le diagnostic de cette affection présente peu de causes d'erreur, car la singularité de ses symptômes ne permet guère de confusion. Deux causes autres peuvent donner lieu au même tableau objectif. L'alopécie simulée et l'alopécie déterminée par les sulfures alcalins. J'ai vu trois ou quatre fois des enfants à l'âge scolaire, surtout des garçons, pour simuler une alopécie et se faire exclure de leur classe, avoir recours aux ciseaux et même au rasoir pour se créer artificiellement des plaques chauves et faire croire à une maladie. Mais le rasage au rasoir coupe les cheveux au ras de la peau. Il est pratiqué au bord du front, au creux des tempes et sur les tempes, c'est-à-dire en des régions accessibles au faux malade. La coupe aux ciseaux est toujours maladroite et sectionne les cheveux à des hauteurs diverses. On pourrait compter les coups de ciseaux que la section des cheveux dessine.

Rien de tout cela dans la trichoclasie. Les cheveux sont sectionnés uniformément et toujours à la même hauteur, à 6 ou 8 millimètres au-dessus de la peau. En outre, en tirant sur les cheveux du voisinage, on peut, le plus souvent, reproduire le phénomène sous ses yeux.

Ce premier diagnostic éliminé, il faut penser à l'alopécie par les sulfures alcalins. Les sulfures alcalins, le sulfure de potassium surtout est souvent conseillé dans les pityriasis en lotions de 1/2 à 3 o/o. Or, tous les sulfures alcalins sont des dépilatoires. Employés à dose forte par erreur de posologie, ils peuvent amener une dépilation très analogue à celle de la trichoclasie.

Le sulfure employé, n'étant pas formulé comme dépilatoire mais comme kératolytique pour dissoudre et nettoyer les pellicules, n'a pas d'action dépilatoire immédiate. C'est quelques jours après son emploi que son action sur le cheveu se révèle, et son action est la brisure du cheveu à quelques millimètres de la peau. Cet accident se produit presque toujours lorsque le sujet a employé du sulfure de potasse en nature, dissous dans une cuvette d'eau sans dosage. C'est là un commémoratif facile à retrouver. La mauvaise odeur des sulfures alcalins les dénonce d'ailleurs au simple flair. C'est donc là encore un diagnostic d'élimination facile.

Aucun médecin connaissant les teignes tondantes ne peut confondre avec elles un cas de *Trichoclasie*, car dans la trichoclasie il n'y a pas de lésion épidermique, il n'y a ni squames, ni croûtes et la peau est saine, tandis que dans toute teigne tondante les surfaces malades, sur lesquelles les cheveux sont brisés, sont marquées par des dépôts épidermiques, squames ou croûtes. En outre, le cheveu des teignes tondantes est cassé *et cassant*, tandis que le cheveu de la trichoclasie est cassé, mais sa partie radiculaire est résistante et l'épilation amène au dehors le cheveu entier.

La trichoclasie idiopathique a les mœurs d'une pelade bénigne, et ses récidives possibles appuieraient cette ressemblance. Si l'on suppose très passager le mécanisme atrophique qui fait le cheveu peladique, il doit produire quelque chose comme la trichoclasie idiopathique, c'est-à-dire la fracture spontanée du cheveu. La fracture du cheveu, à 6 millimètres au-dessus de la peau, est un phénomène qu'on observe dans les pelades les plus caractéristiques ; seulement le cheveu qui se brise à cette hauteur s'atrophie en outre peu à peu et devient caduc dans la pelade, ce qui crée le cheveu « en point d'exclamation » si caractéristique de la plaque de pelade en voie de formation. C'est ce dernier phénomène que je n'ai jamais observé dans la trichoclasie et qui distingue tout à fait cette affection de la « pelade à cheveux fragiles » de E. Besnier.

Une objection à faire à l'assimilation de la trichoclasie à la pelade, c'est que, quand une pelade s'annonce par plusieurs airs de formation rapide et de grande extension, elle n'est jamais bénigne à ce point d'être enrayée en quelques semaines, comme la trichoclasie semble toujours l'être.

Il reste donc beaucoup de points à déterminer dans cette affection : sa genèse, son mécanisme, les lésions anatomiques du cheveu cassé, je n'en connais que ce que j'ai dit de sa symptomatique, de son évolution bénigne, et les bons résultats de son traitement par l'huile de cade, qui n'a pas évité cependant la récidive à plusieurs années d'intervalle.

Quoi qu'il en soit, malgré sa rareté et sa bénignité, la trichoclasie idiopathique me semble mériter un nom, une mention, et un diagnostic différentiel, ne

fût-ce que pour éviter des confusions préjudiciables
au malade.

VIII

Trichotillomanie et tinéophobie.

Il existe deux états morbides tous les deux insuf-
fisamment précisés, qui mériteraient de l'être, et
qu'on doit distinguer sous les deux noms de trichotillomanie et tinéophobie : le premier est un tic
caractérisé par l'épilation que le malade pratique lui-
même avec ses doigts jusqu'à dénuder des surfaces
entières du cuir chevelu ou de la barbe. Le second
est une nosomanie caractérisée par la frayeur d'avoir
contracté une maladie contagieuse du cheveu, frayeur
qui conduit le malade à épiler systématiquement les
régions pilaires qui sont saines.

Le premier de ces deux états, le mieux connu, le
seul étudié par les auteurs, est fréquent surtout chez
l'enfant. Tous les mois on me présente un enfant
renvoyé de l'école pour des plaques alopéciques
qu'il a faites lui-même non pas par simulation, mais
par mouvement automatique devenu habituel.

Le plus souvent ces plaques d'alopécie existent sur
les deux tempes, toujours plus étendues d'un côté
que de l'autre. Elles conservent par place des cheveux
sains éparpillés qui ont échappé à l'épilation. En exa-
minant avec soin les surfaces dénudées on y trouve
des cheveux sains de toutes longueurs parce que
ceux qu'ils remplacent avaient été arrachés à différentes dates. Là où il n'y en a pas, on trouve souvent, dans l'orifice pilaire veuf, un point noir inclus

qui est microscopiquement « un bol pilaire », amas
de cellules corticales du cheveu agglomérées, formées par la papille dont le cheveu vient d'être
arraché. Un raclage appuyé fait sortir ce point noir
de l'orifice pilaire dans lequel il reste enclavé.

Les parents interrogés racontent que lorsque
l'enfant travaille ou reste sans rien faire, il a toujours
la main dans ses cheveux et qu'on l'a vu en arracher.
Quelquefois c'est le médecin qui fait observer aux
parents le tic de l'enfant inobservé jusque-là. Le plus
souvent l'habitude a été prise à la suite d'une affection locale démangeante, pédiculose, impétigo, et elle
s'est continuée depuis.

Le traitement est de deux sortes. S'il s'agit d'un
garçon, on coupe les cheveux ras à la tondeuse, ce
qui supprime la possibilité de l'épilation, et lorsqu'on
laissera après deux mois les cheveux repousser on
veillera que l'habitude ne recommence pas. Pour les
filles et pour les adolescents, il faut faire une rééducation du geste, pour laquelle la bonne volonté du
tiqueur est indispensable. De toutes façons on parvient en général assez vite à détruire ce tic et à
l'empêcher de se reproduire.

Ce tic peut exister chez l'adulte, mais chez lui il
paraît souvent plus sérieux et confine par quelques
côtés à des déviations psychiques plus importantes.
J'ai vu une jeune femme qui à chaque grossesse
reprenait le tic de l'épilation, et chaque fois qu'elle
avait arraché un cheveu elle le coupait entre ses
dents. Ceci n'est déjà plus seulement un geste automatiquement répété.

Pourtant nous connaissons tous des hommes qui
ne peuvent réfléchir profondément sans tordre et

tirer leur moustache. J'en ai vu qui l'épilaient. En général, ces habitudes comme l'onychophagie sont vite curables. Et je n'y insiste pas.

Je veux au contraire opposer à ce tic des *trichotillomanes* ou des *trichomanes* comme les nomment d'autres auteurs, les faits de tinéophobie qui doivent être essentiellement distingués des précédents quoiqu'ils puissent en fait leur ressembler.

Le tinéophobe n'est pas un tiqueur, c'est un homme qui croit son cheveu malade, à tort ou à raison. Quelquefois c'est avec raison, quand il perd ses cheveux par alopécie pityroïde ou séborrhéique. Nous avons tous été témoins des désespoirs profonds causés à une jeune fille par une alopécie pelliculaire à répétition. Et toutes tiennent ce même langage: « Si je perds cent cheveux par jour et plus, comme depuis deux mois, l'an prochain je serai chauve. »

L'alopécie s'arrête l'hiver et le calme de l'esprit revient, ce qui n'empêchera pas, dix ans de suite, la malade de vous tenir chaque été le même langage. De même beaucoup d'hommes qui deviendront chauves peu à peu sans beaucoup s'en préoccuper, au premier poil de moustache dont ils auront observé la chute prendront la peur de perdre tout le poil du corps.

La peur maladive causée à certains hommes par la chute journalière de quelques poils de moustache ou de sourcil peut aller jusqu'à l'extravagance. Et qu'on ne croie pas ces cas bien rares, ils sont très fréquents. Le malade en arrive à perdre toute mesure exacte des choses, toute idée nette, il peut devenir un nosomane si parfait qu'il impose à d'autres sa chimère, à ses parents, à son médecin, à sa femme, et souvent il parvient à faire de son idée fixe une réalité par le mécanisme que voici.

Tous les jours il cherche avec angoisse si son poil est plus solide que la veille. Pour éprouver sa solidité il épile, et peu à peu, il détermine dans sa pensée le type du cheveu malade caractéristique de la maladie qu'il se croit. C'est un cheveu foncé, ou bien roussâtre, ayant un bulbe mou, collant, un cheveu engainé d'une gaine vitreuse, etc.

Comme ces caractères sont précisément ceux de beaucoup de cheveux normaux, il se persuade que tous ceux qu'il épile sont des cheveux malades.

Dès lors la tinéophobie n'a plus de frein, le malade ravagera sa chevelure ou sa barbe avec la pince à épiler. Dans trois mois il sera complètement défiguré et tout le monde autour de lui, et son médecin lui-même, croiront à une maladie, même s'ils en ont long-temps douté, puisqu'ils la voient désormais évidente...

La première fois que j'ai observé cette singulière manie, c'était dans une famille de six enfants dont deux petits avaient contracté la trichophytie. Les autres ayant dépassé l'âge de la formation ne pouvaient en éprouver des atteintes, néanmoins deux grandes sœurs de dix-huit et de vingt ans s'imaginèrent trouver sur elles des cheveux malades. Elles prirent la pince à épiler du médecin et, en six semaines, s'épilèrent la moitié de la chevelure et rasèrent le reste. Le médecin de famille, sans encourager leur erreur, finit par la partager. Il me fallut, pour arrêter le zèle des patientes, leur dire qu'elles avaient été réellement malades, mais qu'elles étaient guéries, leur enlever leur pince, leur prescrire un traitement de fantaisie, etc., je parvins de suite à détromper le médecin, et elles après quelques semaines.

Dans un second cas, un homme, de peau grasse et pelliculeuse, et perdant, de ce chef, quelques poils de moustache, s'imagine certaine la perte totale de sa moustache à bref délai. Il en fait une nosophobie caractérisée, avec idées semi-délirantes, n'osant plus sortir parce qu'on le remarque, et dévisageant tous les hommes pour voir s'ils ont plus ou moins de moustache que lui, etc. Il fallut un an de soins et tout l'affectueux dévouement de sa femme pour venir à bout de son idée fixe, qui le reprend d'ailleurs par crises au moindre poil qui tombe de nouveau.

Un troisième cas rappelant le premier est venu à mon observation l'an passé. Dans un hôpital de l'Est, des sœurs soignaient des enfants teigneux par l'épilation et les applications antiseptiques locales.

L'une d'elles, après quelques démangeaisons, s'imagine qu'elle a contracté la teigne et commence à se faire épiler par l'une de ses sœurs. Celle-ci se croit prise à son tour, et, chose plus curieuse, le médecin partagea encore l'erreur des malades, sans doute parce qu'il avait été mis en présence de régions déjà épilées qu'il avait cru épilées à bon escient.

Après six mois, toutes les sœurs de l'hôpital arrivèrent chez moi, m'apportant leur cuir chevelu en état de traitement d'une teigne qu'elles n'avaient pas et qu'elles n'avaient jamais eue... fort ébahies quand je leur appris qu'elles étaient victimes d'une auto-suggestion collective et que le cheveu à bulbe mou et à gaine vitreuse n'est pas forcément un cheveu malade.

Enfin je viens d'observer, il y a quelques jours, un quatrième cas de la même tinéophobie, et celui-ci me paraît tellement remarquable et typique que je n'hésite pas à en rapporter l'observation intégrale :

Le D' X..., vingt-quatre ans, attaché au laboratoire d'histoire naturelle d'une de nos Facultés de médecine du Midi, avait eu, en cette qualité, à examiner de temps à autre des cheveux teigneux d'enfants de la ville, et à réensemencer des cultures de teigne. Il s'aperçoit, au mois de mai 1909, de trois ou quatre points glabres de la barbe, au côté droit du menton et du cou. Très alarmé, il croit aussitôt à une contamination de teigne et se traite par des applications locales d'iode acétone.

Deux mois plus tard, le malade s'aperçoit qu'il tombe quelques poils de sa moustache droite au niveau de la commissure labiale, et quelques autres diffusément, dans la même moustache, sous l'influence des tractions qu'il répète de plus en plus. Bientôt il s'aperçoit que quelques-uns des poils ont un bulbe noir, mou et collant et une gaine épidermique vitreuse de 2 millimètres. Et ce cheveu normal devient pour lui le cheveu malade. Plus il en trouve plus il s'épile. Pourtant les poils qu'il épilait ainsi ne faisaient plus de taches glabres, il les enlevait diffusément. Il n'en restait pas moins convaincu de leur état morbide. Et il me relatait tout cela avec la plus grande précision, il n'aurait pas mieux observé une maladie véritable. Naturellement il vit la maladie se généraliser au deuxième côté de la moustache, et, quand il l'eut bien ravagé par l'épilation, il la rasa.

A ce moment, les sourcils présentent le même phénomène de chute diffuse (cette chute de poils caducs

aux sourcils est un phénomène commun à beaucoup
de visages séborrhéiques et n'est jamais sérieuse).
Mais ce malade ne pense pas ainsi, et poursuit son
épilation. Il remarqua pourtant qu'ici les poils
n'avaient plus leur gaine grasse, mais cela n'empê-
chait pas la phobie de se parfaire peu à peu. Après
avoir beaucoup épilé les sourcils, le malade les rasa
en partie, dans les endroits qu'il jugeait le plus
atteints.

Observant des phénomènes normaux comme la
chute perpétuelle du poil du corps chez les gens
velus, il en faisait un symptôme de sa maladie et se
croyait partout contaminé par son parasite imagi-
naire. S'il mouchait un poil de la narine, c'est que la
narine aussi était infectée...

Au commencement de septembre, époque des
premières crises de chute pilaire chez les séborrhéiques de vingt-quatre ans, qui marchent vers la
calvitie, il remarque que des cheveux tombent au
savonnage.

Vers le 20 septembre dernier, tous les cheveux
du devant de la tête lui paraissent malades et il se
met à les épiler, remarquant avec ingénuité « qu'il
eût pu en retirer indéfiniment ». Il s'épile aussi le
dos des mains, les bras, le devant de la poitrine.
Alors il prend un grand parti : il savait qu'on guérit
les teignes par la radiothérapie, il se résout à faire
tomber tous ses cheveux par les rayons X ; et sans
méthode, sans connaissances techniques spéciales,
il se fait trois fois par semaine des séances de dix
minutes sans évaluer autrement la quantité de
rayons X qu'il emploie, et sans pouvoir me donner
un seul renseignement sur l'intensité du courant

employé, la distance exacte à laquelle il se pla-
çait, etc. Par miracle, il ne provoqua pas d'accidents
et sa tête dépila entièrement, de même sa moustache
et ses sourcils, sans radiodermite. Mais sa phobie
continuait de plus belle. Il me fait remarquer un
ongle marqué de points striés qu'il a gratté...

Interrogé sur son état nerveux, il s'avoue mélan-
colique et fils d'une mère qui l'était aussi, mais sa
mélancolie augmente de jour en jour. (Depuis le
commencement de ses études médicales il analysait
ses urines tous les trois mois.) Ce n'est pas tout et
voici où l'observation devient encore plus instruc-
tive :

Ce jeune médecin qui termine en ce moment ses
études, connaît une jeune femme, et cette jeune
femme a traversé des oreillons graves en avril dernier. Une alopécie s'ensuivit à l'intervalle de trois
mois comme toujours. Elle ne pouvait passer inaper-
çue de notre malade.

Comme il avait fait une période de service militaire
à cette époque, et, par plaisanterie, avait coiffé sa
jeune amie de son képi « quand il ne savait pas encore
son cuir chevelu malade », l'idée s'impose à lui peu
à peu qu'il l'a contaminée. Il l'épile et retrouve sur
ses cheveux la fameuse gaine vitreuse qu'il croit caractéristique de sa maladie. Voilà qu'il persuade son
amie et la soumet à la radiothérapie, dans les mêmes
conditions que lui : trois fois par semaine, pendant
trois semaines, par séances non dosées de dix minutes !...

Je n'ai pas vu cette jeune femme et ne puis parler
des suites possibles de l'alopécie obtenue dans ces
conditions. Quelques plaques irradiées auraient pré-

senté de la rougeur... On sait combien une radiodermite, même légère, est capable d'entraîner l'alopécie
définitive. Et pendant ce temps le jeune homme et
la jeune fille voyaient leur neurasthénie à deux
s'accentuer. On le devinerait sans peine...

Tels sont les faits que je viens d'observer. Avais-
je raison de les qualifier de schématiques.

Dans cette série d'observations si suggestives et
où l'autosuggestion joue un rôle si capital, il est
remarquable de voir dans trois cas le médecin l'avoir
partagée. C'est donc un ordre de faits que le médecin doit connaître et c'est ce qui nous a conduit à
les publier.

Il ne s'agit plus ici d'un tic, il s'agit d'une nosophobie, échafaudée le plus souvent sur quelques
faits de coïncidence. Trois fois sur quatre, les
malades avaient vu des teigneux qu'ils croyaient les
avoir contaminés. Dans deux cas les malades
avaient pris texte de l'alopécie légère des régions
pelliculeuses ou séborrhéiques pour croire à une
teigne progressive et grave. Et comme dans tous les
cas de nosomanie, les faits accidentels de chaque
jour renforcent peu à peu dans l'esprit du malade
ses premières idées fausses et *organisent* son idée
fixe, lui font prendre corps et le développent.

Inutile d'ajouter que suivant les cas le traitement
sera variable, souvent purement moral, le médecin
affirmant résolument le succès certain du topique
quelconque qu'il prescrira.

Dans d'autres cas où la nosomanie est moins
accentuée, on expliquera les faits un par un au
patient, et on lui fera comprendre son erreur. En
tout cas, ce qu'il faut affirmer c'est l'inutilité de

l'épilation. On affirmera nettement qu'elle est même nuisible et on fera prendre au malade l'engagement ferme de ne plus y recourir.

Il nous a paru utile de présenter à côté des tricho-manies déjà connues cette tinéophobie singulière qui, croyons-nous, n'a pas encore d'histoire.

IX

Pseudo-pelade de Brocq.
Son diagnostic différentiel avec l'alopécie cicatricielle du favus et l'alopécie syphilitique.

Voici un malade qui présente un type remarquable de la pseudo-pelade de Brocq à un stade très avancé. Son cuir chevelu est criblé de petites aires alopé-ciques grosses comme l'empreinte d'un doigt ou même plus petites, séparées les unes des autres par des rangées de cheveux sains. C'est une alopécie qui, de loin, ressemble à une alopécie en clairières. syphilitique. Et quelqu'un vient d'émettre à tort ce diagnostic. Il ne saurait en être question. Pourquoi? C'est que si vous regardez attentivement la peau sur les taches glabres, elle est creuse, elle est lisse, aucun orifice pilaire n'y existe plus. Elle est cicatri-cielle. Jamais un cheveu n'y repoussera. L'alopécie syphilitique ne présente aucun de ces symptômes. Et la ressemblance très réelle qu'il faut souligner entre ces deux affections n'existe que de loin. De près, tout est différent.

Ici encore d'ailleurs l'histoire de la maladie et de son évolution empêcherait toute erreur de diagnostic. L'alopécie syphilitique en clairières est un phéno-

mène fugace. Elle dure quelques semaines. Après
deux mois elle est en général disparue par la repousse
spontanée des cheveux tombés. Si, au contraire, vous
interrogez ce malade : il est atteint depuis dix ans ;
son alopécie est progressive, elle ne s'est jamais

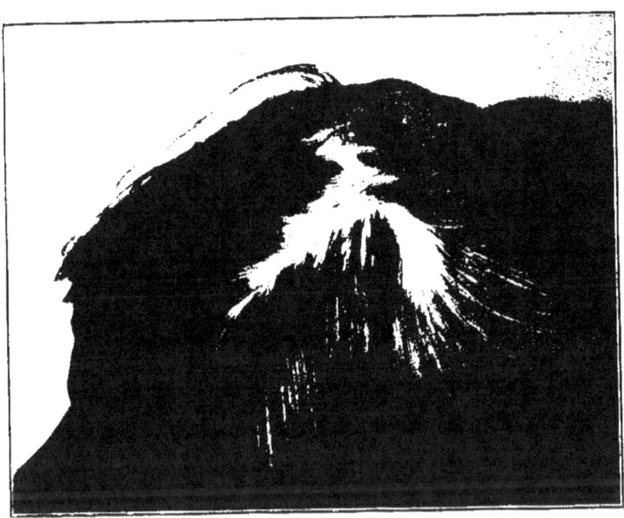

Fig. 19. — Pseudo-pelade de Brocq.

arrêtée complètement, et elle n'arrive à simuler
l'alopécie en clairières qu'après des années. Au début
c'était quelques petites plaques auxquelles d'autres
se sont ajoutées jusqu'à se chiffrer par milliers.

Une alopécie également cicatricielle et beaucoup
plus proche de celle-ci est l'alopécie du favus guéri.

Vous y remarqueriez les mêmes cicatrices, avec les
mêmes bandes de cheveux persistant entre elles, de-
ci de-là. Mais, dans le favus guéri et réduit à sa
cicatrice, il y a toujours l'histoire ancienne de croûtes
ayant duré sur place fort longtemps. Tandis que la
pseudo-pelade de Brocq a toujours évolué comme

vous le voyez aujourd'hui, sans suppuration, sans
croûte, par un processus de folliculite sèche atrophique. Le cheveu mort vient au doigt sans résistance,
souvent avec sa gaine épithéliale folliculaire, et il ne

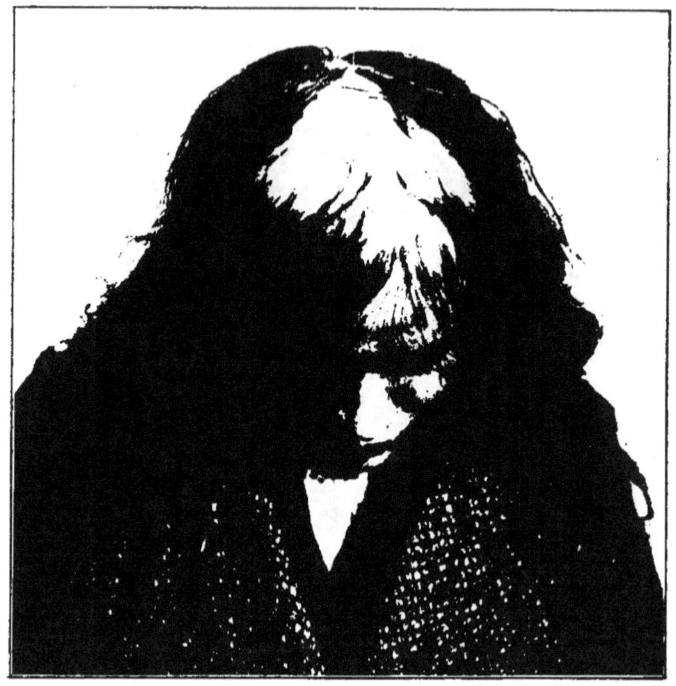

Fig. 20. — Pseudo-pelade de Brocq après des années d'évolution.

repoussera jamais. Sa papille est morte et son follicule détruit remplacé par une cicatrice lisse.

Mais la cicatrice du favus guéri présente une dis-
tribution topographique très différente de celle de la
pseudo-pelade.

Le favus présente, on peut dire toujours, une, deux
ou trois grandes surfaces alopéciques cicatricielles,
même s'il en présente beaucoup d'autres plus petites.
Tandis que les cicatrices alopéciques de la pseudo-

pelade sont ordinairement petites et à peu près égales entre elles. Rien que ce caractère permet le plus souvent de faire le diagnostic différentiel entre ces deux affections.

Je vous ferai remarquer que ce diagnostic différentiel a une très grosse importance pronostique. Dans les deux cas le dommage fait est irréparable,

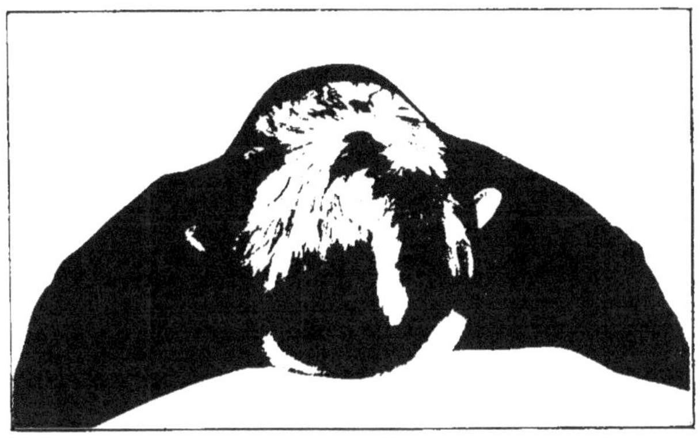

Fig. 21. — Alopécie cicatricielle du favus guéri.

car on ne fait pas repousser des cheveux sur une cicatrice. Mais tandis que l'alopécie cicatricielle du favus témoigne d'une maladie guérie et que le dégât qu'elle a fait ne peut plus augmenter, il n'en est pour ainsi dire jamais ainsi dans la pseudo-pelade de Brocq, qui augmente insensiblement tous les jours, mais très sensiblement d'année en année. Les cas où elle subit un arrêt de quelques années sont rares. Et je n'en ai jamais vu guérir. On peut dire seulement que ses progrès sont considérablement retardés par les applications perpétuelles de soufre. Et le topique le plus recommandable est la lotion soufrée de Vidal.

Soufre précipité lavé. . . . . ⎫
Alcool à 90°. . . . . ⎭ *āā* 10 grammes.
Eau distillée . . . . ⎫
Eau de rose. . . . . ⎭ *āā* 50 grammes.

qu'on applique le soir. Et on en savonne les traces le matin.

X

De la Trichorrexie noueuse.

La trichorrexie noueuse est une très singulière et fréquente maladie du poil de la moustache chez l'homme. On l'observe moins souvent à la barbe, moins encore aux cheveux chez l'homme, mais assez fréquemment au bout des longs cheveux de la femme

Cet état morbide est essentiellement caractérisé par l'apparition, sur le trajet des poils et surtout auprès de leur extrémité, d'un point blanc ou de deux points blancs échelonnés qui font chacun une sorte de renflement ou de nodosité. Si l'on épile ce poil et qu'on cherche à le courber comme un arc, on observe vite qu'au niveau de ces nouures, de ces points blancs, le poil a perdu toute résistance : au lieu de se courber, il s'infléchit à angle aigu, et à la moindre traction il se brise. Autant un poil présente de nodosités semblables, autant de points fragiles, au niveau desquels le moindre heurt le brisera.

Ce phénomène ne s'observe jamais sur un seul poil, mais toujours sur un grand nombre. Quand une moustache est atteinte de cette singulière affection, si on l'examine de près, on y voit aussitôt

cent et deux cents poils pris. Toute la moustache
est criblée de petits points blancs, quoique souvent
d'un côté plus que de l'autre. Très vite la moustache atteinte se raccourcira; tous les jours des
quantités de poils se brisent. Si l'on froisse la
moustache entre deux doigts, à l'instant ils sont

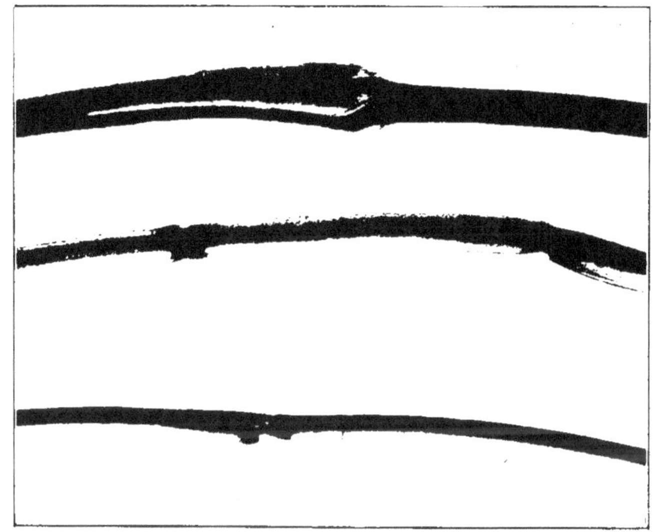

Fig. 22. — Poils trichorrexiques × 20

couverts de petits tronçons de poils brisés. Alors
la moustache perd de sa longueur et de sa beauté;
elle est courte, hérissée comme une brosse. Ce
qu'il y a de plus curieux, c'est que les points blancs
disparus par la fracture du poil à leur niveau se
reproduisent un peu plus bas, si bien que les poils
se raccourcissent de plus en plus. Et cependant,
jamais on ne voit le point blanc, ni la fracture se
produire au ras de la peau, il reste toujours une
certaine longueur du poil intacte, et cette longueur,

même dans les cas les plus marqués, est rarement inférieure à un centimètre.

Cette affection est on ne peut plus caractéristique, il suffit de l'avoir une fois bien vue pour ne plus jamais la méconnaître.

On a beaucoup discuté la pathogénie de cette lésion originale. Beaucoup ont voulu voir dans les nodosités des poils des points de culture microbienne. Et, quoiqu'on n'y trouvât point de microbes, ou seulement des microbes banaux, on invoquait, pour les expliquer, la présence et l'action d'un microbe inconnu. Et alors on préconisait les savonnages et les lotions antiseptiques de toutes sortes, répétées incessamment. La contagion parut hors de doute lorsque des patients atteints de cette affection apportèrent au médecin leur blaireau à barbe dont les soies présentaient les mêmes difformités que les poils de leur moustache.

Les choses en étaient là quand je me demandai si les faits ne se prêtaient pas à une explication autre que l'explication microbienne et qui fût plus simple. Quelques expériences me démontrèrent que presque toute moustache fortement savonnée deux fois par jour ne tarde pas à présenter le phénomène de la trichorrexie noueuse, de même la barbe. La suppression des savonnages arrêtait le phénomène, que leur reprise renouvelait après huit ou quinze jours. Les savonnages intensifs, à eux seuls, suffisaient à produire la trichorrexie. On comprend dès lors qu'on l'observât sur les blaireaux à barbe; bientôt on s'aperçut que tous les blaireaux à barbe un peu usagés en présentaient

L'examen microscopique, je l'ai dit, ne montrait

pas de microbes, mais une altération analogue à celle qu'on produit sur un bois vert en le tordant en tous les sens, si l'on fait porter les torsions sur le même point. Les fibres du cheveu sont dissociées en écheveau ; aussi, après la fracture, le bout du poil demeure hérissé comme un balai. En somme, il s'agissait là de simples altérations traumatiques, mécaniques et chimiques du poil. On comprend, dès lors, combien la fausse pathogénie attribuée à cette affection avait contribué à égarer sa thérapeutique. Plus on croyait à son origine microbienne, plus on prescrivait les savonnages, plus les points trichorrexiques se multipliaient. C'est ce qu'on a vérifié cent fois depuis lors. Au contraire, en interdisant les savonnages, on parvient le plus souvent, sans aucune peine, à la disparition de tous les points trichorrexiques.

On doit remarquer cependant qu'un petit nombre de cas résistent et persistent très atténués. Il est difficile de savoir à quoi attribuer la persistance de l'état morbide dans ces cas-là. Il est certain que beaucoup de poils ou cheveux savonnés tous les jours ne deviennent pas trichorrexiques. Il y en a beaucoup qui le deviennent. Les poils ne sont donc pas chez tous les sujets également résistants au savonnage, et sans doute à tous les traumatismes de hasard. Est-ce aux traumatismes de hasard qu'il faut attribuer les cas où la trichorrexie persiste malgré la cessation des savonnages ? Il reste là une inconnue dans le problème. Ce qu'on peut dire, en tous cas, c'est que ces cas sont excessivement rares et toujours légers.

C'est également aux savonnages hebdomadaires

qu'il faut attribuer la trichorrexie des cheveux chez
la femme. Elle est assez rare, plus fréquente sur les
cheveux fins et à ce qu'il semble, sur les cheveux de
couleur acajou. Si les lavages fréquents sont nécessaires à l'entretien d'une chevelure trichorrexique,
on remplacera donc le savon par deux jaunes d'œufs
battus dans un verre d'eau, qui serviront de savon
liquide. Je n'ai jamais vu de trichorrexie noueuse,
chez la femme, persister longtemps après la suppression des savonnages.

En résumé, ce qui fait la plupart des cas de trichorrexie noueuse, c'est le décapage excessif des
cheveux ou des poils par les savons. Le traitement
n'est donc pas compliqué : c'est la suppression des
savonnages et l'usage des brillantines. Parmi celles-ci
les meilleures sont les plus simples, et je n'en indi-
querai qu'une pour exemple :

> Huile de vaseline. . . . . 30 grammes.
> Œillet synthétique 0gr,15

parce qu'on peut en imaginer bien d'autres.

<h1 style="text-align:center">XI</h1>

A propos du traitement des alopécies infectieuses.

La conduite à tenir au cours des alopécies infectieuses est encore un sujet de controverse entre
médecins. Certains disent : « La chevelure ne vaut
plus rien, sacrifions-la. » D'autres ajoutent : « Ce
sacrifice fait qu'elle repousse plus vite et mieux. »
Ceux qui sont d'avis de ne pas la couper sont le

petit nombre, ils se contentent de conseiller des lotions toniques et excitantes.

Ce n'est pas tout d'exprimer une opinion, il faut encore la baser sur quelque chose; cherchons donc quelles sont les raisons bonnes ou mauvaises sur lesquelles s'appuient les médecins pour conseiller la coupe totale d'une chevelure en état d'alopécie diffuse partielle. Aux questions posées à ce sujet, les plus avisés répondent que tous les traitements sont d'exécution plus facile quand la chevelure est rasée. D'autres croient et disent qu'en coupant les cheveux on arrête la chute, on la diminue tout au moins, et qu'on fait la repousse plus rapide et meilleure. Et tous ceux qui tiennent pour cet avis, si on leur demande une preuve, s'en tireront en disant : « Chacun sait que si l'on fauche un pré, l'herbe y pousse mieux. » Quant à moi, je crois que cette image poétique est le seul argument qu'ils puissent fournir pour étayer leur opinion. L'image est jolie, mais l'argument est faible.

Examinons donc les faits tels qu'ils se présentent à l'observation. Le premier qui domine tous les autres, c'est qu'il s'écoule un espace de quatre-vingts à quatre-vingt-dix jours entre le début d'une maladie infectieuse et le début de l'alopécie qu'elle détermine. Or, cette maladie peut être très courte, comme une scarlatine, une rougeole; alors le patient est guéri depuis deux mois passés quand l'alopécie survient. Réfléchissons que, la maladie une fois passée, il est invraisemblable que le cheveu seul continue d'être malade, qu'il est infiniment plus probable, au contraire, qu'il est tué par la maladie, et durant son cours. Alors on est forcé d'admettre qu'il s'écoule un temps très long entre la mort du cheveu et sa chute ; on en conclura donc sans doute que tout traitement pratiqué quand cette chute arrive, c'est-à-dire quatre-vingt-dix jours après la maladie qui l'a causée, ne peut guère empêcher la chute d'un seul cheveu, et tout au plus hâter la repousse des cheveux nouveaux. Par la seule réflexion devant les faits, on arrive donc à cette conclusion que la coupe des cheveux, pour arrêter une alopécie infectieuse, est une pratique traditionnelle et sans valeur.

Mais l'analyse clinique peut aller plus loin encore. Prenez une loupe simple, ou mieux une de ces petites loupes à foyer fixe nommées *compte-fils*, qui fournissent un grossissement de dix diamètres et examinez la partie radiculaire de tous les cheveux caducs, vous les trouverez tous semblablement terminés par un point blanc, sec, visible à l'œil, qui, examiné à la loupe, présente la forme allongée d'un navet. Prenez, au contraire, quelques bons cheveux solides dont l'épilation soit douloureuse, et regardez leur terminaison radiculaire, vous y trouverez à l'œil nu un point noir qui apparaît à la loupe comme un oignon luisant et un peu visqueux. Et ce point noir, posé sur l'ongle, y adhère, tandis que la racine blanche du cheveu mort n'y adhère pas. Ainsi il y a une différence totale entre la racine d'un cheveu qui tombe spontanément et celle d'un cheveu qui vit et ne tombe pas.

Vous pouvez imaginer d'emblée que cette différence met un certain temps à se produire, qu'elle ne survient pas instantanément, et aussi que quand un cheveu tombe, aucun effort ne peut faire que sa racine autrefois vivante ne soit déjà morte ; vous pouvez penser que le cheveu qui tombera demain a sa racine déjà transformée, et, pour conclure : que tous les soins qu'on prend pour ne pas le faire tomber sont irrationnels et enfantins. On peut par des soins semblables prolonger la durée d'une dent de lait. elle n'en est pas moins caduque et irrémédiablement condamnée.

Mais. dira-t-on, êtes-vous sûr que la section du cheveu ne puisse influer sur sa racine et empêcher ainsi sa chute? Sans conclure sur ce point, rendonsnous compte, tout au moins, que cette coupe de cheveu, pour agir. devrait être pratiquée au moment de la maladie, et non pas au moment de la chute, puisqu'un traitement appliqué à ce moment, quel qu'il soit, se trouve alors devant une chose faite et un événement accompli. Or, je n'ai jamais vu, pas une seule fois, couper les cheveux d'une femme au moment d'une typhoïde, d'une scarlatine, etc., et j'ai vu des centaines de fois les couper quand l'alopécie survient.

L'examen anatomique vient pleinement confirmer ce qui précède. Il ne manque pas de gens qui meurent d'une complication accidentelle au cours d'une convalescence de maladie grave. Des coupes pratiquées de leur cuir chevelu montrent déjà, après un mois. après six semaines de maladie, parmi les cheveux sains destinés à rester en place. des centaines de cheveux à bulbe plein destinés à tomber un mois plus tard.

Suivons donc la transformation qui fait un cheveu mort d'un cheveu vivant :

Le cheveu vivant (fig. 23) coiffe de son bulbe creux

la papille qui le produit. Lorsque cette papille, que coiffait la base du cheveu sain, meurt et s'efface, le bulbe rond prend peu à peu une forme allongée, sa

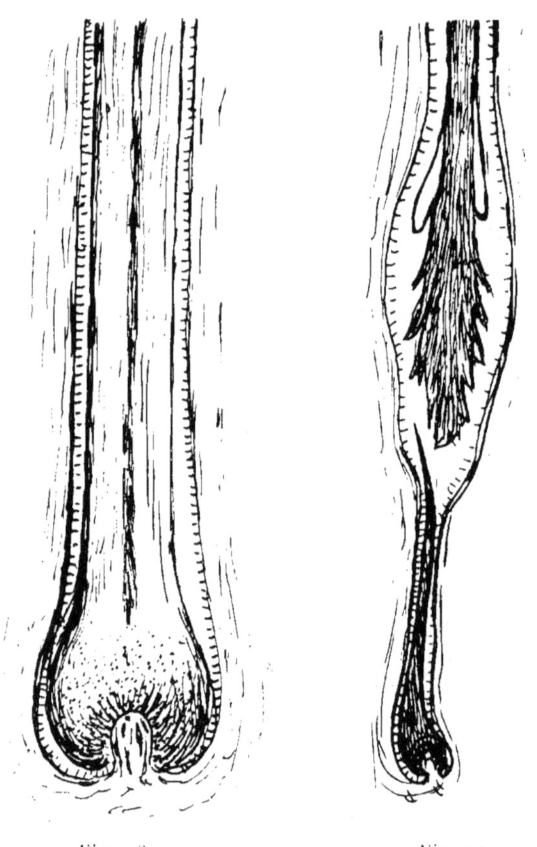

Fig. 23.   Fig. 24.

surface devient épineuse et ces pointes s'emboîtent avec les cellules épithéliales de la gaine folliculaire. A partir de ce moment, le cheveu cesse de croître, il est détaché de sa base : il est mort (fig. 24). En apparence, il croît encore, c'est que de jour en jour, il va monter dans le follicule jusqu'à ce qu'il arrive

à fleur de peau et soit expulsé. C'est cette ascension
qui demande deux mois pour se faire, et c'est pourquoi le cheveu tombe deux mois après sa mort et
près de trois mois après qu'il a commencé de mourir. Derrière lui, au-dessous de lui, le follicule qu'il
habitait se referme et se transforme en un cordon
épithélial plein. C'est à son extrémité inférieure que
naîtra une papille neuve qui va, tout de suite, commencer de faire un nouveau cheveu. Et ce cheveu
qui naît comme la dent de deuxième dentition au-
dessous de la dent de lait, coexiste dans le follicule
avec le cheveu mort qui s'en va (fig. 24).

Notez qu'il en est ainsi dans toutes les alopécies
banales, non seulement dans l'alopécie qui suit la
scarlatine ou la typhoïde, ou l'accouchement, mais
dans l'alopécie dite spontanée de la femme, et aussi
dans la calvitie vulgaire de l'homme, dans laquelle
le cheveu renaît de plus en plus fin, mais où il renaît
pareillement...

Eh bien, je vous demande si, lorsqu'on connaît ces
faits, on peut croire à l'efficacité de la coupe des cheveux dans les alopécies, de quelque nature qu'elles
soient. Lorsque vous la pratiquerez, déjà le cheveu
destiné à remplacer celui qui tombe est né et pousse
activement. Imaginez-vous que l'ancien reprendra sa
place ? Ce serait tout simplement un miracle ; en pratique courante, il est mieux de n'y pas compter.

De ce qui précède, concluons donc : 1° que la
coupe des cheveux au cours d'une alopécie infectieuse
ne constitue en aucune manière un mode de traitement ; 2° que la peur du cheveu qui tombe est pareillement irrationnelle, et qu'aucune précaution n'empêchera de tomber un cheveu mort. Tout au plus

pourra-t-elle retarder sa chute de quelques semaines et ce sera peut-être au détriment du cheveu nouveau.

N'imitez donc pas ceux qui conseillent d'user dans ces cas de soins minutieux, de ne se servir que de démêloirs à dents espacées, et qui voudraient pouvoir mettre sous verre une chevelure ainsi compromise. Les cheveux caducs pourront rester en place huit jours de plus, ce seront tout de même de simples figurants. Et comme personne ne peut cesser tous soins locaux, au premier coup de peigne ou de savon les cheveux conservés avec tant de peine n'en choiront pas moins. Est-ce là le résultat qu'on désire?

Ainsi donc, ne pas couper les cheveux et ne pas respecter non plus les cheveux caducs, voilà les deux points qui demeurent acquis désormais.

Discutons encore, cependant, une objection fréquemment faite par les partisans de l'opinion inverse : « Couper les cheveux, disent-ils, ne peut nuire, et cela facilitera grandement tous les traitements que vous allez conseiller. »

Que la question se pose ainsi pour une fillette, passe encore ; mais quand je vois donner de pareils avis à une femme adulte ou près de l'être, je songe au mot fameux de La Rochefoucauld, que : « Nous avons toujours la force de supporter les maux d'autrui. » Si l'on réfléchit à ce que représente, comme valeur esthétique, la chevelure d'une femme ou d'une jeune fille — et celui-là seul le comprendra qui aura déjà vu une tête de femme, adulte, rasée — on sera moins prodigue d'un pareil conseil. Après ce que nous savons, il n'aurait plus d'autre raison que de faciliter des traitements locaux. Eh bien, mieux vaut beaucoup donner à la patiente ou aux siens un peu plus de besogne, et ne pas achever de détruire le peu de cheveux que la maladie lui aura laissé.

Il y a une différence totale entre une tête rasée et une tête incomplètement couverte de cheveux longs. Songez donc que dans six semaines la peau va être entièrement tapissée de courts cheveux nouveaux qui la cacheront. Supposez qu'il reste alors un dixième des cheveux longs anciens, ayant échappé à la destruction (et ordinairement il en reste bien davantage), ce cuir chevelu, si on y ajoute quelques menus postiches partiels, passera inaperçu aux yeux de tous les indifférents. Or ce qu'une femme demande d'abord, c'est de n'être pas physiquement ridicule. Elle saura gré à celui qui lui épargnera cette honte, une honte qui dure en réalité tout près d'un an. Songez que le cheveu repousse de 8 à 11 millimètres par mois; en un an, il aura donc 12 centimètres. Cela peut faire une chevelure d'esthète, mais ne saurait faire une chevelure de femme. Songez, au contraire, que quelques mèches de cheveux longs, si maigres soient-elles, en imposent aux yeux pour une chevelure et qu'elles peuvent servir, mieux que quoi que ce soit, à maintenir et à dissimuler des postiches partiels.

Mais, pourra-t-on dire, du moment que vous acceptez des postiches partiels, pourquoi pas la perruque entière, dont le rasage facilite le port? La réponse est simple. Autant un postiche partiel est aisé à porter, à ce point que la majorité des femmes en portent à l'habitude, autant la perruque totale est disgracieuse et d'un port difficile.

Passe encore au début, mais, quand le cheveu repousse, il la soulève et cela devient très laid; et, comme on ne peut pas recouper indéfiniment les cheveux qui poussent, sous le prétexte de les faire mieux repousser plus tard, un moment vient où la patiente n'a pas encore une chevelure et où elle ne peut plus porter perruque : à ce moment les cheveux ont trois centimètres, et il ne lui reste pas un cheveu long pour faire tenir des postiches partiels.

Tout cela nous ramène une fois de plus aux deux règles posées tout à l'heure. « Eplucher » et enlever au peigne et à la main tous les cheveux longs qui tombent, de façon à n'en pas garder de caducs, mais ne pas couper ceux qui restent et qui sont solides.

Il va sans dire que ces règles peuvent comporter des exceptions ; j'en vois deux surtout qui méritent d'être examinées.

Après certaines maladies graves et longues, on peut voir les cheveux se feutrer à ce point qu'on soit incapable de les démêler. C'est surtout après des typhoïdes à rechute que le fait s'observera. On a négligé d'abord de natter les cheveux ; quand on a pensé le faire on n'a pas pu. A la convalescence, on trouve la chevelure transformée en deux ou trois boules de feutre, grosses comme le poing, et dont le feutrage est si parfait, si inextricable, qu'on ne peut s'en faire une idée sans l'avoir vu, et qu'on ne peut même supposer comment il a pu se faire.

J'ai vu dans ce cas des proches, dévoués, entreprendre le travail du démêlage et y réussir en y consacrant deux heures de travail chaque jour pendant deux mois. C'est une besogne qu'on ne pourra toujours conseiller, faute de trouver des doigts assez patients pour l'entreprendre. On peut dans ce cas être conduit à couper ce qu'on aurait voulu conserver.

Enfin, j'ai quelquefois conseillé de couper court les

restes d'une chevelure quand la maladie en fait tomber plus des neuf dixièmes. Dans ce cas, il n'y a guère avantage à conserver des cheveux si rares qu'on les voit à peine, et qui gènent le port d'un postiche complet devenu alors nécessaire. Mais je dois répéter que ce cas est exceptionnel.

Jusqu'ici, nous avons examiné ce qu'il ne faut pas faire dans les alopécies infectieuses, voyons maintenant ce qu'il faut conseiller.

Après de telles alopécies, les cheveux repoussent spontanément, et les seuls cas où l'on en voit pousser moins de nouveaux qu'il n'y en avait d'anciens sont ceux dans lesquels le patient, avant sa maladie, en perdait déjà, pour une cause quelconque, durable, habituellement par état séborrhéique. On voit alors un jeune homme dont la calvitie, en voie d'établissement, ne paraissait presque pas encore, être devenu à peu près chauve, du vertex, après sa maladie. Ses cheveux ont repoussé partout, sauf au point où la séborrhée les détruisait depuis longtemps déjà. C'est alors qu'on peut accuser une typhoïde d'avoir créé une calvitie, opinion apparemment vraie, doctrinalement fausse, car ce qui a empêché les cheveux de repousser n'est pas la typhoïde.

Le traitement à conseiller variera donc complètement, suivant que le cas est simple ou double.

Ou bien la chute des cheveux, commencée depuis longtemps, avait une cause propre et c'est cette cause qu'il importe de traiter vigoureusement, ou bien la chute des cheveux n'a eu pour cause que la maladie aiguë passée, et la repousse sera spontanément intégrale. Dans ce cas on conseillera des lotions toniques simples.

Ces lotions doivent être pénétrantes, donc leur excipient sera volatil : alcool, éther, acétone ; elles doivent être acides, car l'acide acétique, l'acide salycilique sont des kératolytiques aidant à la pénétration des agents actifs de la lotion, et l'acide acétique paraît être lui-même un de ces agents. Elles doivent comprendre une ou plusieurs des substances toniques qui semblent avoir une action marquée sur la repousse des cheveux : par exemple les sels de pilocarpine, de quinine, de potasse, la caféine, le formol, etc.

En voici donc un modèle qu'on peut modifier suivant le cas avec une extrême facilité :

Acide acétique cristallisable	*āā* 1 gramme.
Acide salicylique	
Bichlorure Hg.	0^{gr},30
Acétone anhydre.	*āā* 50 grammes.
Eau distillée.	
Nitrate de pilocarpine	0^{gr},50
Alcool à 90°.	175 grammes.
Alcoolat de citron	25 —

Dans le cas où on aura été contraint de couper les cheveux, pour une des raisons plus haut mentionnées, on pourra utiliser le meilleur des agents philocomes connus, l'huile de cade ; on l'incorporera à une pommade ou à un liquide :

I	Huile de cade désodorisée.	9 grammes.
	— de bouleau.	1 —
	Lanoline	*āā* 10 —
	Vaseline	
II	Alcool à 90°.	*āā* 50 —
	Acétone anhydre.	
	Huile de cade.	10 —

(Inflammable.)

De tels traitements sont excellents mais sales et

d'une exécution plus difficile que le premier. Car ce qu'on applique ainsi chaque soir sur le cuir chevelu, il faut le savonner chaque matin.

Restent les cas où la chevelure depuis longtemps était malade, d'une maladie que l'alopécie infectieuse a démontré mais qui préexistait, on comprendra que le traitement doive être, dans ces cas, varié avec chaque cas particulier. On emploiera les goudrons dans les états pityriasiques, les soufres dans les séborrhées, etc. et, pour le pronostic, on se guidera, non pas sur l'alopécie pariétale, transitoire, mais sur l'alopécie du vertex, définitive déjà constituée. Je ne puis insister sur ce point, car ce serait faire entrer dans le traitement des alopécies infectieuses celui de toutes les affections chroniques du cuir chevelu.

Mais je dois dire, en terminant, que ces cas complexes, chez les jeunes gens des deux sexes, sont des plus fréquents, qu'ils exigent un traitement rapide et intensif, sans quoi l'existence à venir de leur chevelure peut être en jeu. Et c'est le devoir des médecins d'attirer l'attention de leurs malades sur ce point, surtout de ceux qui savent que les alopécies infectieuses sont normalement transitoires, et qui, dans beaucoup de cas, attendraient, sans faire de traitement, une repousse qui, partiellement, ne surviendrait pas.

XII

Des Alopécies diffuses de la moustache.

Il peut y avoir de vraies pelades de la moustache. Nul n'en doute. Dans ce cas l'une ou l'autre moustache est sabrée en son milieu d'une tache glabre, le plus souvent en forme de bande verticale large d'un doigt. Quelquefois c'est son extrémité que l'extension d'une pelade de la barbe a fait disparaître, et toujours la disparité des deux côtés de la moustache est tout à fait évidente. Je ne veux pas parler ici de ces cas-là, mais des alopécies diffuses de la moustache, elles sont très fréquentes et donnent lieu à une obsession bizarre chez les neurasthéniques, c'est pourquoi je veux leur consacrer quelques mots.

D'abord il semble que toute moustache perde chaque jour un poil ou deux. Même à ce degré c'est peut-être un fait anormal, mais en tous cas, il est presque constant; presque toute moustache sur laquelle on opère, par pincée, des tractions entre deux doigts, perd un ou deux poils. Et quand on examine leur base, on observe qu'elle est légèrement décolorée et terminée par un point blanc plus ou moins gros et sec. C'est un bulbe plein c'est-à-dire mort. Le décollement du poil est donc spontané et la traction ne l'a enlevé que parce qu'il était mort.

Même à ce degré, le phénomène peut provoquer l'attention d'un neurasthénique, mais, dans nombre de cas, l'alopécie diffuse de la moustache est beaucoup plus marquée. Entre vingt et trente ans surtout, et surtout chez les sujets dont le cuir chevelu est séborrhéique, gras et pelliculeux, et dont l'alopécie progressive annonce la future calvitie, il est très fréquent de voir un état pityriasique marqué à la moustache et aux sourcils.

Ici comme ailleurs, le pityriasis est sec ou plus ou moins stéatoïde. Sec, il est caractérisé par des pellicules minces, blanchâtres, détachées de l'épiderme mais non caduques, parce que des poils les traversent et les maintiennent à un ou deux millimètres de la peau. Le grattage les fait tomber. Des soins de propreté les enlèvent, mais le lendemain elles se sont déjà reproduites.

Ces squames peuvent être plus jaunes, plus épaisses et plus grasses (pityriasis stéatoïde), rarement elles sont grasses au point de constituer dans la moustache un enduit pâteux, cireux, que l'ongle détache. Mais aux sourcils cet état n'est pas très rare, surtout chez la jeune femme.

Or, nous savons que les pityriasis au cuir chevelu s'accompagnent d'une alopécie diffuse. Il en va de même aux sourcils et à la barbe. Nous savons aussi, par le cuir chevelu, que plus un pityriasis est stéatoïde au cuir chevelu, plus il s'ensuit une alopécie importante. La règle demeure la même aux sourcils et à la moustache. Mais plus le pityriasis est grave, plus l'alopécie consécutive est marquée. L'alopécie sera donc plus marquée aux sourcils qu'à la moustache.

Chez la femme, cette alopécie des sourcils peut être extrêmement marquée et la femme qui perd ses cheveux vous demande souvent un conseil aussi pour ses sourcils. Le conseil est d'ailleurs facile, car le pityriasis et l'alopécie pityrode se traitent semblablement aux sourcils et au cuir chevelu.

Mais, plus souvent encore, l'homme, le nerveux qui perd chaque jour quelques poils de sa moustache, prend peur et vient vous consulter pour cela, lors même que cette alopécie est extrêmement peu prononcée. Son raisonnement est toujours le même.

L'exemple de la calvitie est là pour convaincre le

patient que le poil qui tombe ne se renouvelle pas toujours. Le patient généralise et croit qu'il ne se renouvelle jamais. Et il nous tient le discours suivant : « Quel que soit le nombre des poils de la moustache, si j'en perds deux ou trois ou dix tous les jours, il viendra un moment où je n'en aurai plus du tout. »

Ces malades appartiennent toujours à la même catégorie des « anxieux », à la catégorie des gens toujours préoccupés de ce qui pourrait leur arriver, préoccupés de leurs défauts physiques, de leurs tares possibles et qui vivent dans la perpétuelle attente des hasards malencontreux. Ce sont des timides, des hommes qui craignent le dédain de la femme, et qui supporteraient mieux une tare physique certaine mais cachée qu'une disgrâce très légère qui serait visible.

On surprend toujours ces malades en leur parlant de suite de leur état nerveux dont ils ne vous parlent jamais : « Monsieur, il y a une chose dont vous ne m'avez rien dit et qui est très importante, c'est que *vous êtes un nerveux triste*. »

Ceci dit, et après quelques paroles réconfortantes, expliquez au malade son état, vous n'avez qu'à lui dire toute la vérité qui est simple : « Il y a deux types d'alopécies, celles qui se réparent et celles qui ne se réparent pas. Toutes celles qui sont produites par des états pelliculaires sont réparables, la vôtre est de ce nombre.

« A peine le poil est-il tombé qu'un autre sort à sa place. Il deviendra grand à son tour. »

« Évidemment, si on laissait ces choses évoluer sans y porter remède, vous pourriez momentanément présenter une alopécie marquée et une diminution de la moustache. Mais avec les soins que vous prendrez, le remplacement des poils tombés sera intégral et l'alopécie demeurera invisible à tous les yeux. »

Dans ce cas, quels traitements conseillerez-vous ? D'abord quelques toniques nerveux, la strychnine, le phosphore, l'arsenic, en insistant sur la part psychique et non fondée des préoccupations du patient.

Comme traitement local, prenez les plus simples. Un alcool faiblement goudronné, une eau additionnée de coaltar suffiront. Ne compliquez pas les traitements, ne prescrivez pas les pommades au goudron, les pommades mercurielles qui ne réussiront pas mieux ici que des applications plus simples. Voici dans un tel cas l'ensemble des prescriptions que vous pouvez faire :

1° Prendre au milieu de chaque repas, dix gouttes d'acide phosphorique officinal (20 grammes) chaque fois dans un verre à Bordeaux de Vichy-Célestins ;

2° Frictionner à chaque toilette la peau, sous la moustache, avec une boulette d'ouate hydrophile mouillée du mélange suivant :

```
Liqueur de Van Swieten . . . . . . . 300 grammes.
Coaltar saponiné. . . . . . . . . . .  15    —
Extrait de lavande, Q. S. pour parfumer.
```

Dites au malade d'éplucher, une fois pour toutes, chaque matin, les poils qui veulent tomber, sans y attacher d'importance et surtout sans les compter ni les garder.

Annoncez-lui que d'ici une semaine la chute sera moindre progressivement. Et s'il vient vous voir par la suite, ne manquez pas de lui faire remarquer entre les longs poils anciens les poils nouveaux et petits qui ne sont pas des poils cassés, car ils sont pointus du bout. Chaque fois que vous revoyez votre patient, trouvez un progrès dans son état. Dites-lui que son état général et nerveux s'améliore. Car il y a en tout ceci une grosse part de suggestion.

La plupart de ces états, quand ils ne sont pas un simple épiphénomène au cours d'une névrose plus grave, s'améliorent en effet très rapidement. Le traitement rend l'alopécie négligeable et le malade s'en rend compte assez vite.

Presque toujours la certitude avec laquelle vous aurez exposé au malade son état nerveux, dont il ne vous parlait pas, l'aura beaucoup frappé et lui aura donné en vous une confiance qui aura aidé à sa guérison. Et vous ne vous tromperez jamais en lui parlant de son état nerveux, car quand un malade qui n'est pas peladique vient vous consulter pour une alopécie diffuse de la moustache, cet état nerveux ne manque jamais. C'est lui qui fait prendre au sérieux l'alopécie diffuse de la moustache qui, en elle-même, est presque toujours négligeable.

XIII

La pelade n'est plus contagieuse.

En 1906, le conseil d'hygiène adopta à l'unanimité les conclusions de son rapporteur, M. le D' Duguet : *La pelade n'est plus contagieuse.* Les enfants des écoles ne seront plus renvoyés de l'école pour cause de pelade. Ce fait est considérable, et demanderait à

être examiné de plusieurs points de vue. La question
prêterait d'abord à un travail historique qui serait
infiniment intéressant. Vers 1843, la pelade était
connue, cataloguée, décrite, et personne ne la croyait
contagieuse. A ce moment survint Bazin, adepte
nouveau du parasitisme des teignes que Gruby
venait d'établir. Avec une foi de catéchumène, une
foi qui n'a pas besoin de preuves, Bazin voulut loger
les trois parasites décrits par Gruby. L'un était acquis
au *favus*, le deuxième à la *teigne tondante*, Bazin
attribua, sans hésitation aucune, le troisième à la
pelade. Et c'est pour cette raison que la pelade
devint contagieuse.

Cazenave eut beau dire et faire, il eut beau refuser
de croire à la pelade contagieuse, au *vitiligo dermo-
phytique* et même s'en moquer avec beaucoup d'esprit; en dépit de son admirable talent de polémiste,
de sa conviction, de son bon sens et en dépit de la
vérité, tout plia devant l'affirmation magistrale de
son contradicteur ; la pelade devint contagieuse en
1853 avec les *Leçons sur la nature des teignes*, elle
l'est restée jusqu'aux environs de 1900. Une fois de
plus nous avions placé le cœur à droite et le foie à
gauche.

Notre génération médicale avait reçu sans la discuter cette affirmation, ou plutôt nous ne l'avons
discutée qu'après l'avoir longtemps admise, toujours
sur la foi du maître. Nous avons même et naïvement
beaucoup travaillé pour appuyer notre conviction,
et il nous a fallu ensuite beaucoup travailler pour la
détruire : je dis nous, quoique, en vérité, la part des
travaux de L. Jacquet ait été tout à fait prépondérante
en ceci. Au total, beaucoup de temps perdu, pour se

retrouver devant un problème étiologique qui reste, il me semble, à très peu près, aussi obscur pour nous qu'il l'était pour Cazenave...

Laissons pour le moment cette histoire si pleine d'enseignements, j'espère la reprendre un jour. Elle le mérite. Je ne veux regarder que les conséquences immédiates, pour les praticiens, de la délibération récente du conseil d'hygiène.

Donc, la pelade n'est plus contagieuse ; savez-vous quelles conséquences ont suivi pratiquement cette affirmation solennelle ? Cette conséquence, j'ai pu la prédire parce que je l'avais observée après chacun des débats sur la non-contagion de la pelade. Cette conséquence a été de multiplier dans les écoles de Paris les derniers teigneux qui y étaient encore.

Le médecin, qui connaît la pelade et les teignes de l'enfant, s'imagine volontiers que ces maladies si dissemblables sont différenciées entre elles dans la mentalité du public et du médecin praticien, comme elles le sont dans son esprit de spécialiste. Or, rien n'est moins vrai. En fait, il n'y a pas un médecin sur dix (peut-être pas sur cent), qui sache poser exactement le diagnostic différentiel de la pelade et de la teigne tondante, même dans un cas à peu près typique. Cela est si vrai que je ne compte plus les soi-disant épidémies de pelade que j'ai voulu vérifier et qui étaient des épidémies de teigne tondante. Il y a même un grand nombre de médecins qui n'ont jamais entendu parler de teigne tondante, à peine de la teigne faveuse.

Pour certains, il n'y a qu'une maladie du cuir chevelu : *la chute des cheveux*, comme pour le public il n'y a qu'une « maladie de la moelle épinière ». Le mot

de pelade qui est vieux et simpliste comme la médecine du moyen âge qui nous l'a légué, symbolise pour
beaucoup, toutes les maladies dans lesquelles l'homme
perd son poil ou ses cheveux. Vint fois, cent fois,
j'ai vu ce mot désigner, pour certains médecins, non
pas une alopécie en aires de caractères objectifs et
évolutifs déterminés, mais la calvitie banale, l'alopécie syphilitique ou typhoïde, la teigne tondante, et
bien d'autres choses. Dire que la pelade n'est plus
contagieuse, c'est pour le public et pour la majorité
des médecins, dire qu'il n'y a pas de maladie contagieuse du cuir chevelu. Puisque la pelade n'est plus
contagieuse, on laissera dans l'école tous les teigneux,
on les y ramènera au besoin. Bien des fois depuis
lors j'ai entendu dire aux parents des enfants atteints
de trichophytie et de favus : « Mais, monsieur, le
conseil d'hygiène a dit que mon fils n'est plus contagieux. » Ainsi, au moment où les uns corrigent une
erreur, d'autres s'empressent d'en commettre une
autre, inverse, symétrique et plus grave.

On ne devine jamais les abus que peut créer une
loi nouvelle, même quand elle est juste et nécessaire
comme celle-ci. Est-ce à dire qu'il aurait mieux valu
se taire et, pour ne pas garder des teigneux, chasser
les peladiques de l'école ? Évidemment non. Mais il
semble que l'arrêté du conseil d'hygiène eut dû plus
explicitement séparer l'une de l'autre deux affections
si souvent confondues en pratique, car si la contagion de l'une est controuvée, la contagion de l'autre
demeure, hélas ! trop certaine.

XIV

Sur le diagnostic « à l'œil nu » de la teigne tondante.

Le précédent article sur la Pelade me valut d'un confrère de province, aux prises avec une épidémie de trichophytie, une lettre dont j'extrairai cette phrase qui la résume : « Vous avez beau jeu de vous moquer de nous, parce que nous ne savons pas diagnostiquer la teigne tondante, vous feriez mieux de nous apprendre à la reconnaître... »

Il faut avouer que le tableau clinique des teignes tondantes en général est fort mal tracé dans la plupart des traités de pathologie, et même des livres dermatologiques. Trop souvent il se résume en ceci : Pour établir un diagnostic de teigne tondante avec certitude, examinez les cheveux suspects au microscope. L'auteur oublie que, suivant le mot célèbre de Hardy, le microscope est un objet de luxe pour le praticien. Il fait, en outre, une pétition de principes, car, pour examiner des cheveux teigneux, la première chose est de savoir les reconnaître à l'œil nu, ne fût-ce que pour les prendre.

Je voudrais donc exposer ici quels sont, pour le médecin, les caractères objectifs de la teigne tondante, lorsqu'il n'a que ses yeux et ses doigts pour l'aider dans son diagnostic.

Bien se rappeler d'abord que la teigne tondante est une maladie d'enfant, une maladie de l'âge scolaire, une maladie que l'adulte ne présente pas. Ceci dit, le premier conseil à donner à un médecin, devant un enfant supposé atteint de teigne tondante, c'est de ne pas chercher d'abord, sur son cuir chevelu, les cheveux teigneux. On lui a dit : le cheveu teigneux est gris, il est cassé, il est cassant, etc., etc. Ce sont là des caractères qu'on ne voit bien que quand on est dressé à les voir, et nous supposons que notre confrère n'en a jamais vu. Ce qu'il doit chercher, ce n'est pas le cheveu, c'est *la plaque squameuse, grise, visible à travers les cheveux sains*.

Mais, dira-t-on, il n'y a pas que la teigne tondante qui se caractérise par des plaques squameuses. Et alors comment reconnaîtrons-nous les siennes ? Toutes les plaques squameuses se ressemblent.

Les plaques de teigne tondante sont des plaques écailleuses, grisâtres, *limitées, demeurant en permanence sur les mêmes points*, et qui sont toujours moins garnies de cheveux que le cuir chevelu autour d'elles. Voilà des caractères bien reconnaissables et différentiels. Le plus important de tous est la permanence. Dans leurs déclarations les parents sont toujours formels : Il y a trois mois, il y a six mois que cette tache existe sur le même point de la tête. On savonne ou on vaseline, la tache semble disparaître, mais elle est revenue le lendemain. Peu à peu, il est né de nouvelles taches, mais chacune, une fois faite, demeure ; aucune ne disparaît...

La permanence *in situ* n'est pas son seul caractère, la permanence de ses symptômes extérieurs est aussi très frappante. Cette tache squameuse, grise, à peine rosée quand on l'excite, a toujours été squameuse, jamais eczématique, jamais suintante. Voilà donc une première série de caractères cliniques de la teigne tondante, mais ceux-ci reconnus, il y en a d'autres.

C'est sur la plaque écailleuse que nous allons

rechercher les fameux cheveux teigneux. Pour cela une orientation spéciale de la tête est nécessaire. Ne cherchez jamais un cheveu trichophytique au plein jour. Disposez la tête pour que la plaque suspecte soit placée exactement entre le côté lumière et le côté ombre, c'est-à-dire *en jour frisant*. Alors, vous verrez, parmi les cheveux longs, restés sur la plaque, et qui ont tous les caractères des cheveux sains, d'autres cheveux tout courts, tronçonnés à trois millimètres de la peau environ, grisâtres, hérissés en tous sens, ou couchés sur la peau, et qui, en aucun cas, ne suivent la direction générale des cheveux de la région. Tels sont les cheveux teigneux. Celui qui les cherche sans les bien connaître doit toujours se rappeler que le novice regardant une plaque de teigne tondante verra et épilera les grands cheveux sains qui s'y trouvent encore, et ne verra précisément pas les petits cheveux courts, les petits teigneux, ceux qu'il faut voir.

Pour éviter cette erreur, voici un autre procédé: cherchez sur la tête suspecte un point, si petit qu'il soit, mais sur lequel existe une squame-croûte de quelque épaisseur. Enlevez, entre les mors d'une pince, ou entre deux ongles, la squame-croûte tout d'une pièce, retournez-la en l'air et regardez sa face profonde. Cette face présentera trois ou quatre racines pilaires, blanches, courtes, brisées, très différentes de la racine solide, longue, foncée, et terminée par un bulbe rond que vous montrera l'épilation comparative d'un cheveu sain du voisinage. Vous le voyez, ce procédé nous ramène encore à la squame, à la plaque limitée squameuse, qui est, en clinique, l'élément fondamental du diagnostic de la teigne tondante : « *Craignez, dans une école, les points isolés et perma-*

nents de pityriasis du cuir chevelu, ce sont toujours des points de teigne tondante. » Ce mot, à lui tout seul, résume ma réponse à la question que la lettre de mon confrère me pose.

Assurément votre diagnostic sera facilité, s'il existe au visage et sur le cou de l'enfant un cercle net d'herpès circiné, mais vous ne pouvez attendre, dans tous les cas, un signe qui manque dans plus de la moitié d'entre eux. C'est pour cela qu'il faut savoir faire sans lui le diagnostic de la teigne tondante. Et ce diagnostic précoce est important, car une teigne tondante dans une école, c'est, à coup sûr, la moitié de l'école teigneuse dans six mois. Ce diagnostic comporte donc une sanction, l'exclusion de l'école, car tout teigneux fait d'autres teigneux.

Et maintenant, il faut bien finir par un mot de thérapeutique. Comment traiter une teigne tondante reconnue ? Tout praticien, toute ville même n'a pas à sa disposition une installation radiothérapique délicate, qui puisse guérir en un mois une teigne tondante. Alors il faudra se rappeler que, sur la teigne tondante, neuf sur dix des agents antiseptiques ou réputés tels n'ont aucune valeur, et qu'en tous cas aucun ne vaut les badigeons quotidiens avec une teinture d'iode vulgaire, étendue de dix fois son volume d'alcool à 90 degrés. Certes, ce traitement ne guérit pas vite, mais il a ce double avantage de limiter les dégâts à ce qu'ils sont quand le traitement est commencé, et de stériliser toutes les graines du parasite à fleur de peau, ce qui prévient leur dissémination autant que possible, et, par conséquent, la naissance de nouveaux cas autour du premier.

XV

Le Kérion de Celse.

Dans son livre admirable *De re medica*, Celse nous raconte que les Grecs distinguaient les dermites superficielles sous le nom d'Ἀχῶρες et les dermites profondes sous le nom de κηρία.

Encore au début du xixe siècle, Alibert désignait sous le nom d'Achores, l'eczéma impétigineux du cuir chevelu, dermite superficielle, et encore aujourd'hui nous désignons sous le nom de Kérion une espèce de dermite profonde du cuir chevelu d'origine trichophytique, celle sur laquelle je voudrais attirer l'attention en cet article. C'est ainsi qu'on voit certains mots atteindre à une longévité extraordinaire...

L'histoire du kérion, son identification, qui fut très lente, avec les teignes trichophytiques, les erreurs auxquelles sa forme objective spéciale a donné lieu pourraient fournir les éléments de tout un chapitre d'histoire médicale. Mais j'ai fait ailleurs cette histoire[1] et ce n'est pas le lieu d'y revenir; ici je voudrais montrer seulement d'une façon brève, ce qu'est le kérion, les erreurs diagnostiques et thérapeutiques qu'on peut faire à son sujet et expliquer ce que doit être son traitement.

Les kérions se rencontrent au cuir chevelu chez l'enfant et chez l'adulte, à la barbe chez l'homme; et sur les régions découvertes, mains et poignets, à tout âge. Ces lésions sont rarement nombreuses sur le même

---

[1] R. Sabouraud : *Les teignes* (Masson, édit., 1910).

malade : on en trouve une, deux, trois, rarement plus :
toutes passent par trois stades : de développement,
d'état et de régression, et c'est au stade d'état qu'elles
prennent les caractères particuliers qui les font recon-
naitre. c'est donc à ce stade qu'il faut les décrire.

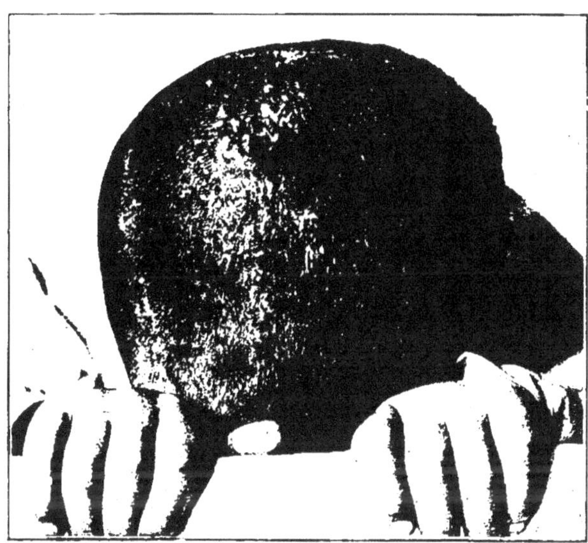

Fig. 25. — Kérions de Celse.

Chaque lésion a la forme et le relief sur la peau,
d'un macaron, ce sont des lésions d'une orbicularité
évidente sinon parfaite. Leur surface est criblée
de pustules à tous les stades d'évolution, et de
croûtes résultant de l'effusion du pus à la surface.
L'expression fait sourdre du pus de tous les orifices
pustuleux, comme des trous d'une éponge. En somme
ce sont là des symptômes très analogues à ceux de
l'anthrax en guêpier ou en pomme d'arrosoir.

Et c'est presque toujours la confusion à laquelle le
kérion a donné lieu. Un grand signe sépare le kérion

de l'anthrax-guêpier. L'anthrax est toujours extrêmement douloureux, il donne de la fièvre et un état saburral ; le kérion au contraire est remarquable par la disproportion des symptômes locaux et l'absence presque complète des signes fonctionnels. Le kérion n'est douloureux qu'à la pression, autrement il est indolore. Il ne donne jamais de fièvre et d'état général. Et puis un anthrax est solitaire, un kérion est rarement seul. Il y en a peu sur le même malade mais le plus souvent il y en a plusieurs.

Mais poursuivons notre description. L'épilation du kérion est tout à fait indolore. Tous les poils ou cheveux de sa surface sont mortifiés et détachés spontanément. Ils viennent entiers. Lorsque la lésion est détergée elle est criblée de trous comme une écumoire, de trous qui semblent des trous de grosse épingle.

Et même quand la plupart des follicules sont vidés du pus qu'ils contenaient, d'autres pustules apparaissent, plus tard venues que les autres et qui évolueront comme elles.

Le médecin qui ne connaît pas le kérion croira forcément à une pyodermite banale, et sa première idée sera d'ouvrir et de déterger. Mais le dermatologiste sait qu'il s'agit d'une teigne suppurée qui se guérira beaucoup plus vite et mieux sans intervention armée.

Et en effet, épilez tous les cheveux morts, ouvrez les pustules, exprimez-les doucement enlevez les croûtes, et faites un simple pansement continu à l'eau bouillie. Dès le 3ᵉ ou 4ᵉ jour vous aurez une amélioration. En 8 jours vous serez évidemment maître de la situation, la lésion est détergée, son relief a diminué, elle s'éteint. En 15 ou 20 jours elle sera devenue un disque rose, glabre et dont la surface encore mamelonnaire tend à s'aplatir.

Si l'évolution a été grave et la maladie mal soignée, la lésion se termine par une cicatrice glabre : mais

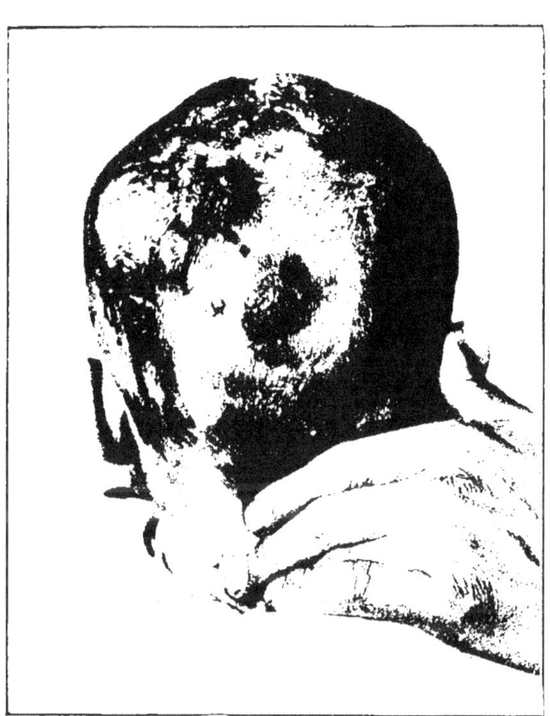

Fig. 26. — Kérions de Celse.

ordinairement si la lésion a été bien traitée, la repousse des cheveux à sa surface s'effectue quoique un peu irrégulièrement. Et quand la repousse sera chose faite, on distinguera à peine, à cause des cheveux qui manquent, la forme et la dimension des kérions, mais la peau sera suffisamment couverte de cheveux pour masquer en grande partie la cicatrice.

Comment la guérison s'est-elle effectuée si vite et si simplement alors qu'on sait la prodigieuse durée habituelle des teignes sur le même sujet. C'est qu'il s'agit de teignes suppurées, et qu'une teigne est d'autant plus grave qu'elle donne lieu à moins de réaction autour d'elle. On le comprend d'ailleurs aisément. Les teignes ont pour habitat l'épiderme *corné* et les *cheveux* ou *poils*. Ici la réaction suppurative elle-même décolle les poils et les épile. Ils s'éliminent au dehors. Les teignes pyogènes sont donc *autophages* et se guérissent spontanément. Calmer l'irritation par des émollients et préserver le voisinage par des badigeons d'alcool iodé

Teinture d'iode . . . . 5 grammes.
Alcool à 80°. 100   —

est donc toute la thérapeutique nécessaire. Elle est suivie d'un prompt succès.

Et maintenant comment se rendre compte qu'il s'agit d'une teigne. Par deux moyens : au début par l'examen microscopique et à la période d'état par la culture.

Le kérion débute comme une teigne tondante par un placard rouge squameux dont presque tous les cheveux examinés sans coloration après demi-dissociation dans une solution de potasse à 40 p. 100, montreront le parasite sous forme d'une écorce de fines spores extérieure au cheveu, tandis que le corps du cheveu est rempli de spores enchaînées. C'est la caractéristique des trichophytons microïdes. Tous sont pyogènes.

Il y en a une dizaine d'espèces connues qui nous viennent du cheval, du chien, du chat, du mouton, car elles sont toutes d'origine animale et plus fréquentes par conséquent chez les sujets que leurs occupations rapprochent des animaux domestiques. Les kérions s'observent donc surtout chez les palefreniers, les cochers, les vétérinaires, les équarisseurs, les bourreliers, les cavaliers.

Lorsque la lésion est au stade d'état, déjà presque tous les cheveux teigneux ont été éliminés et le pus reste la seule matière d'examen mais les éléments trichophytiques y sont rarement visibles et reconnaissables. Aussi la culture est-elle nécessaire, mais elle est très facile : Il suffit de prendre à la baguette de platine une goutte de pus d'une pustule fermée et de la traîner sur une gélose. En 8 jours les cultures formeront sur le tube une ligne ininterrompue.

La question du kérion est donc très simple. Son traitement ne présente aucune difficulté. Il s'agit seulement de le reconnaître, et la description que nous en donnons jointe aux photographies ci-contre doit y suffire. Il n'est pas rare pourtant de voir faire en ce sujet des erreurs diagnostiques préjudiciables au malade.

Je sais un kérion de la barbe pris pour un épithélioma et enlevé en totalité avec un délabrement considérable. J'ai vu deux enfants atteints de kérions multiples traités par le chirurgien comme des anthrax et qui garderont leur cuir chevelu labouré de cicatrices. Ce sont là des erreurs évitables. Et pour les éviter le médecin n'a que se rappeler les caractères de la lésion : des macarons suppurés, survenant sur le cuir chevelu ou les régions découvertes et évoluant avec un minimum de symptômes fonctionnels. L'erreur qui fait prendre un kérion pour un épithélioma est grossière, mais celle qui le fait prendre pour un anthrax est facile. On doit éliminer l'idée de l'anthrax par l'absence de douleur spontanée et de fièvre. Dans le doute l'examen microscopique et la culture, qui est des plus simples, lèveraient les doutes.

XVI

Les favus atypiques.

Tous les auteurs s'accordent à dire que le favus peut exister sous des formes très diverses, mais tous ne s'accordent pas sur le nom et le nombre des formes cliniques diverses qu'il est utile d'en distinguer.

Un même favus se présentera sous trois aspects différents : à son début, à sa période d'état et à son déclin, après des années. Ces trois aspects ne sont pas des formes différentes de la maladie. De même, au cours d'un favus banal du cuir chevelu, on peut observer des lésions épisodiques diverses et, par exemple, des taches maculeuses et finement desquamantes du cou, du visage, des oreilles ; faudra-t-il décrire cet épiphénomène, commun à toutes les teignes, comme une forme érythémato-pityriasique du favus ? Cela semble un abus de mots.

Donc, un favus banal présente des aspects différents suivant ses trois âges, et, au même âge, il peut présenter des lésions diverses, mais ce ne sont pas là des formes distinctes de la maladie. Ces formes distinctes existent pourtant et c'est elles dont je vais parler.

Depuis longtemps, la clinique a reconnu des favus qui ne se présentaient pas avec les caractères nor-

maux de la maladie. La notion du favus sans godets.
du *favus sine favis*, date du début du XIXe siècle et
peut-être de plus haut.

Ce nom était donné aux vieux favus à demi guéris,
alopéciques, cicatriciels, bordés de folliculites, et
(par un rapprochement symptomatique malheureux)
c'est de ce nom aussi que certains auteurs désignaient
la pelade.

On connaissait encore d'autres favus atypiques :
en 1857, Devergie décrivait une teigne faveuse squameuse qui est évidemment notre favus pityroïde[1].

Les auteurs suivants multiplièrent les formes cliniques du favus : Mibelli en veut quatre formes[2] :
1° maculeuse et érythémato-pityriasique ; 2° érythé-
mato-squameuse marginée ; 3° squameuse et papulo-
squameuse abortive ; 4° érythémato-vésiculeuse cir-
cinée. Besnier décrit cinq formes de favus du cuir
chevelu[3]. Le défaut de ces classifications compliquées est de ne pas servir au clinicien Comme
Aubert l'écrivait en 1880 : « La seule distinction vraiment pratique au point de vue du diagnostic est celle
qui groupe tous les favus en deux classes : 1° ceux
où la matière favique est immédiatement ou facilement visible, et 2° ceux où la matière favique est dissimulée »[4].

1. DEVERGIE : *Traité pratique des maladies de la peau*, 1857. p. 522.

2. V. MIBELLI : *Sul favo*, Milano, 1892. p. 23.
M. TRUFFI : *Sul favo (Giorn. ital. del malad. ven. e della pelle*, fasc. 2,
juin 1902).

3. 1° Une forme en séborrhée pityriasique ; 2° une forme en eczéma
séborrhéique vulgaire ; 3° une forme en eczéma sordide suintant ; 4° une
forme en impétigo melliforme ou granulé ; 5° une forme en psoriasis capitis sans lésion du corps. (BESNIER et DOYON : *Notes de Kaposi*, 1892,
p. 769, t. II.)

4. P. AUBERT : Diagnostic de la teigne faveuse (*Annales de Dermat. et
de Syph.*, 2° série, 1880. p. 35).

A la vérité, la distinction du favus typique (à godets) et des favus atypiques (sans godets) est schématique. On appelle souvent favus sans godets des favus atypiques dans les squames desquels il est facile de retrouver des godets miliaires ; néanmoins, et sous ces réserves, le nom de favus sans godets est bon et peut être conservé.

Les types cliniques des favus sans godets ont été pour la première fois systématisés par Dubreuilh sous trois formes : alopécique, pityriasique, impétigieuse[1]. Et cette classification qui ne visait à la vérité que les favus du cuir chevelu avait une grande qualité, elle était simple. Cependant, y a-t-il lieu de décrire la forme alopécique, comme une forme distincte de la maladie ? Dubreuilh disait plus tard[2] : « Il est des cas de favus sans godets, formés par des rangées de folliculites, entourant une plaque d'alopécie cicatricielle... » Tous les dermatologistes en lisant ces mots reconnaîtront des cas déjà vus. Allardo, dans sa thèse, complète d'ailleurs bien cette description, lorsqu'il écrit : « C'est à la périphérie (des plaques) qu'il faut rechercher l'évolution du parasite. En ce point, il existe une zone active, comprenant une bordure de quelques millimètres seulement de diamètre, caractérisée par l'existence de petits points rouges.

« Si l'on examine avec soin ces petits points, on constate qu'ils siègent à l'orifice des follicules pileux et qu'ils prennent souvent un caractère légèrement papuleux: au sommet de ces petites papules, il n'est

---

1. W. Dubreuilh : *Journal des mal. cut. et syph.*, 1890, p. 142.

2. W. Dubreuilh : *Alopécies atrophiques* (*Annales de Dermat. et de Syph.*, 1893).

pas rare de trouver une petite squame grisâtre, ou encore une croûtelle jaunâtre qui sont perforées en leur centre par un poil... Que l'on examine le poil épilé, et l'on verra qu'il est recouvert dans sa partie... qui corrrespond à la racine, d'une gaine molle, vitreuse et blanchâtre qui demeure intimement attachée à lui [1]. »

Ce que ces descriptions ne doivent pas oublier, c'est qu'un favus ne se présente sous un tel aspect que quand il est vieux de bien des années. C'est là une forme ultime de l'évolution du favus. Jamais un cas récent ne se présente ainsi. Au temps où Dubreuilh décrivait la forme alopécique du favus, on ne le savait pas, car il existe des alopécies atrophiques, celles que Brocq en les décrivant a désignées sous le nom de pseudo-pelades et qui étaient souvent prises autrefois pour des favus sans godets à forme atrophique d'emblée. Aujourd'hui, la différenciation de ces types cliniques est faite ; on sait qu'ils n'ont rien ni de la pelade, ni du favus. Dès lors, on peut dire que le type clinique décrit sous le nom de forme alopécique par Dubreuilh ne correspond pas à une forme spéciale du favus mais à un stade de la maladie ; ces favus alopéciques sans godets ont présenté des godets jadis.

Il n'en est pas de même de certaines formes de favus atypiques, qui dès leur début sont distinctes et restent distinctes du favus banal.

Ces formes, si l'on y comprend les favus atypiques des régions glabres et des régions pilaires, peuvent être ramenées à quatre, et, pour donner à leur nomen-

---

1. R. ALLARDO : *Contribution à l'étude des formes atypiques du favus.* Thèse de Paris, 1896. p. 27.

clature de l'homogénéité, je les nommerai : 1° le favus pityroïde, en forme de pityriasis capitis ; 2° le favus papyroïde à croûte parcheminée ; 3° le favus impétigoïde simulant un impétigo ; 4° et le favus herpétoïde ou circiné.

I. — Favus pityroïde

La plus commune de ces formes fut celle qui fut décrite par Dubreuilh et par Allardo[1] sous le nom de pityriasiforme. Et, en effet, les placards de favus pityroïde ressembleraient exactement à des placards de pityriasis, ou, comme disait l'École de Hebra, à des placards de séborrhée sèche, sans la présence à leur surface d'innombrables cheveux gris, secs, décolorés, qui, pour un œil averti, sont caractéristiques du favus.

Ces placards sont peu nombreux, mais ils peuvent être très grands ; ils ne sont ni ronds, ni ovales, mais de forme quelconque. Sous les squames, le fond de la lésion est rouge, d'un rouge persistant, analogue à la couleur de fond des plaques psoriasiques. Leur surface est recouverte de squames jaunâtres, feuilletées. Lorsqu'on soulève les squames, on voit que les plus superficielles se détachent aisément, mais que les lamelles profondes, en rapport direct avec le cuir chevelu, sont au contraire adhérentes, et qu'elles recouvrent une surface légèrement humide et de couleur rouge.

Cet aspect spécial du favus est connu aujourd'hui, en tous pays, sous des noms divers[2]. La première

1. ALLARDO : *Loc. cit.*, pp. 39-40.
2. Ainsi l'observation d'ALLEN, qui montre à la New-York Dermatolo-

bonne description qu'on en trouve, lorsque sous les squames existent des godets miliaires, est due à Cazenave [1]. Quand on gratte la surface desquamante, beaucoup de squames se détachent ; entre celles qui restent on aperçoit les petits godets comme des points jaunes de trois millimètres environ...

La plus parfaite description du favus pityroïde est certainement celle de Charpy [2] : « Le cuir chevelu, dit-il, est recouvert de lamelles de couleur blanc jaunâtre, de consistance élastique, agglutinant les cheveux et les couchant le long de l'épiderme. D'autres fois, les lamelles sont remplacées par une poussière grise, furfuracée, qui tombe incessamment. Sous ces furfurs ou ces lamelles, on découvre une surface à teinte grise ou gris-rouge, d'aspect luisant et légèrement ridé ; cette surface est sèche, sans exsudation. »

« Si l'on se contente d'un examen superficiel, le diagnostic s'égare, et l'on croit à une teigne furfuracée ou amiantacée, mais déjà l'œil est mis en éveil par ce fait que, tout le cuir chevelu étant envahi, la lésion s'arrête nettement sur le contour des surfaces chevelues et n'empiète ni sur le front, ni sur l'oreille,

gical Society, du 28 février 1899, un cas de favus microscopiquement démontré, et qui a produit au lieu de godets des amas squameux ressemblant à de la séborrhée (sèche). Il faut rattacher à ce type la très intéressante observation plus ancienne de SPILLMANN, observation de favus simulant un pityriasis du cuir chevelu. (*Annales de Dermat.*, 1870-1871, p. 347) Le cas avait été méconnu par plusieurs, le diagnostic fut prouvé microscopiquement. Les commémoratifs étaient importants. La mère du malade était atteinte de favus. Le malade, âgé de vingt-deux ans, était atteint depuis l'enfance, et ses lésions montraient de nombreux points cicatriciels.

1. CAZENAVE : *Traité des maladies du cuir chevelu,* 1850, p. 243.

2. CHARPY : Notes de Dermatologie. (*Annales de Dermat. et de Syph.,* 1874-1875. p. 328.)

fait exceptionnel dans un eczéma. Il remarque aussi, par places, de petites taches blanches, irrégulières, de la largeur d'une pièce de cinquante centimes et qui sont des plaques alopéciques. »

Cependant Charpy ajoute que, si on cherche bien le godet minuscule, on le retrouve toujours ; c'est *presque* toujours qu'il faut dire et quelquefois tellement rudimentaire qu'il peut aisément passer inaperçu. Mais bien des caractères particuliers de ces placards les signalent à l'attention. C'est surtout leur rougeur de fond, leurs cicatrices partielles, l'aspect gris-souris des cheveux faviques, et le peu de résistance des cheveux malades à l'épilation. Avec deux ongles on en arrache une pincée. Tous ont la gaine vitreuse. Tous examinés microscopiquement sont parasités.

Enfin, une autre caractéristique importante de ces placards squameux, c'est leur durée sur place indéfinie. Et ce caractère est constant pour tous les favus. À la question posée : depuis combien de temps cette lésion existe-t-elle ? la réponse est uniforme : il y a des mois, il y a des années ; telle elle était, telle elle est restée sans jamais disparaître ou même diminuer, mais en augmentant insensiblement. À l'ensemble de ces caractères, tout dermatologiste doit affirmer le diagnostic.

II. — Favus papyroïde

Cette forme est bien caractéristique également, et pourtant elle n'est pas décrite, c'est qu'elle est rare. Je l'ai observée quand l'inoculation a suivi un traumatisme ayant abrasé l'épiderme, ou encore lorsque le favus du cuir chevelu se développe épi-démiquement.

Dans les trois épidémies de favus dont j'ai été témoin, j'en ai observé des cas.

Dans ce type clinique, le favus se présente sous la forme d'une croûte mince, parcheminée, grise en surface, jaune par sa face profonde, plus mince que l'ongle, très adhérente par son pourtour, et peu adhérente à la peau sous-jacente à elle. En cherchant à la mobiliser, on la fragmente. Et on découvre au-dessous d'elle une plaie épidermique, humide, très rouge, analogue à celle que laisse l'avulsion des godets du favus typique. Dans plusieurs cas, au-dessous de cette croûte, quand on l'enlève, on trouvait enchâssés dans la plaie épidermique des godets rares, très petits. Ils peuvent manquer.

Les cas que j'ai observés se ressemblaient tous. Cinq sont nés sous mes yeux en moins de six semaines, d'un premier cas introduit dans un établissement hospitalier. Cette forme paraît donc plus contagieuse que le favus banal et il semble qu'on doive s'en défier autant que des trichophyties les plus malignes.

Tous les cheveux existant sur la surface malade ne sont pas parasités. Mais, dans les cheveux envahis, l'examen microscopique ne faisait voir qu'un achorion de type banal. L'examen de la croûte montrait un agglomérat en nappe de mycéliums enchevêtrés, très analogue à l'agglomérat qui constitue le godet, mais mince et plat.

Je ne puis décider si cette forme de favus garde toujours sa physionomie spéciale, ou, si, à la longue, le favus dont elle est le début récupère ses caractères ordinaires. Cette opinion pourrait être vraie et alors on devrait interpréter les cas où, sous la croûte, se trouvent des godets miliaires, comme les plus avancés que j'aie observés de cette forme, ceux qui évoluaient vers le favus à godets typiques.

Si on devait généraliser mes observations cliniques au sujet de cette forme clinique, elle caractériserait un favus très contagieux et épidémique.

III. — Favus impétigoïde

Le favus impétigoïde, bien décrit par Dubreuilh, est véritablement très spécial. On dirait au premier abord des lésions d'impétigo banal. Il y en a deux ou trois, rarement plus ; aucune n'est grande. La croûte est melliforme, tout à fait impétigineuse. Aucun godet n'est visible et le diagnostic ne peut être établi que par trois symptômes : par la longue durée sur place de la lésion, persistance qui n'est pas du tout dans les mœurs de l'impétigo ; par la cicatrice commençante, car elle a vite fait d'être apparente et on en observe le début, en un point quelconque, à côté de la croûte impétigoïde ; enfin par la présence de quelques cheveux nettement faviques, pris dans la croûte... « Ce n'est qu'au rebord des croûtes jaunes, et quelquefois même englobés par ces croûtes que l'on peut rencontrer en quelques points des poils secs et ternes dont la présence, au point de vue du diagnostic, acquiert une importance considérable [1]. »

Avec ces trois caractères — et ils se trouvent presque toujours réunis — on peut éviter une erreur de diagnostic préjudiciable au malade. J'ai suivi à

---

1. Allardo : *Loc. cit.*

diverses reprises des favus impétigoïdes plusieurs mois sans leur voir constituer des godets.

IV. — FAVUS HERPÉTOÏDE

Le favus herpétoïde, le favus herpeticus des anciens auteurs, était connu avant Bazin, mais c'est Bazin qui l'a vraiment décrit, en France, de la façon la plus explicite. Et, comme pendant longtemps il confondait cet herpès circiné favique avec l'herpès circiné trichophytique, il voulut d'abord voir dans l'herpès circiné une lésion spéciale, commune aux deux maladies, et préalable à chacune. Le même problème avait soulevé chez Hebra, à Vienne et chez Tilbury Fox, à Londres, d'identiques perplexités. Il fallut les travaux de bien des auteurs : Bazin, Köbner[1], Peyritsch, Simon[2], Bukovsky[3], surtout pour mettre au point cette question. En fait, cette forme, si ordinaire dans la trichophytie, est très rare dans le favus. Elle représente le développement du mycélium dans l'épiderme, sans qu'il y constitue le godet. Ce sont, ou bien des cercles marginés dont le bord seul est rouge, et l'aire circonscrite légèrement bistre, c'est ce que j'ai vu le plus fréquemment; ou bien « les placards, quoique bien limités, ne sont

1. C'est KÖBNER qui a décrit, comme un stade particulier du favus, l'*Herpetisches vorstadium*.

2. PEYRITSCH : *Beitrag zur Kenntniss des Favus*. (*Arch. f. Derm. u. Syph.*, 1869. p. 597), et TH. SIMON : *Dermatologische Mittheilungen* (*Arch. f. Derm. u. Syph.*, 1870. p. 541), ont différencié par l'inoculation le cercle d'herpès circiné favique du cercle trichophytique.

3. BUKOVSKY : *Ein Beitrag zur Kenntniss der experimentellen und klinischen Eigenschafften des Achorion Schönleinii*. (*Arch. f. Derm. u. Syph.*, 1900. t. LI, p. 364.) L'auteur pose la question suivante : la marche clinique normale du favus comporte-t-elle toujours la période herpétique initiale décrite par Köbner ? Et il conclut que ce n'est pas un stade, mais une forme morbide distincte.

pas marginés comme dans la trichophytie », ce sont des taches rouges, rondes, surélevées, ressemblant aux plaques de l'eczéma séborrhéique de Unna[1]. Quel que soit le type objectif, le même individu se trouve porter cinq à dix cercles semblables et plus même.

A première vue, l'erreur peut être immanquable, on prendrait ces lésions pour des cercles trichophytiques. Pourtant, presque toujours, on observe par-ci par-là, sur les cercles, de tout petits points jaunâtres qui sont des godets faviques et qui affirment le diagnostic[2]. Quelquefois les petits godets sont nombreux et le diagnostic est évident[3].

Sur les surfaces rouges des anneaux épidermiques on peut, en cherchant avec grand soin, trouver quelquefois de petits follets dont l'étui épidermique est envahi de mycéliums d'un type favique reconnaissable. Toutes les fois qu'il existe un point jaune, c'est lui qu'il faut examiner. Le microscope le montre constitué par un agglomérat mycélien qui ne peut laisser de doute sur le diagnostic.

Pour Dubreuilh et Sabrazès, les débris parasitaires dans la squame sont beaucoup plus abondants et reconnaissables dans l'herpès circiné favique que dans l'herpès circiné, trichophytique? Ce sont des filaments courts, tortueux, rameux, cloisonnés.

---

1. W. Dubreuilh et J. Sabrazès : *Du favus épidermique circiné. Annales de Dermat. et de Syph.*, 1892. p. 498.)

2. Derville : *Un cas de favus epidermique (Journ. des Sc. médic. de Lille*, 15 juillet 1892. p. 40) relate le cas complexe d'un enfant de quatre ans, présentant un favus à godets de la face et du cou, et dans l'angle de l'œil une plaque croûteuse grisâtre en surface, jaune par sa face profonde. Sur le menton et au cou deux cercles non vésiculeux mais érythémateux de favus sans godets : *favus herpeticus.*

3. Voir au Musée de l'Hôpital Saint-Louis les moulages nᵒˢ 428. 625. 667 et 1299.

Les filaments forment un enchevêtrement très dense. Certains de ces filaments sont faits de cellules subsphériques faussement appelées spores par les dermatologistes et qui ne sont que des formes de végétation de résistance. Ces amas mycéliens se trouvent, ordinairement, logés dans les orifices pilaires et semblent des ébauches de godet[1].

Le favus herpeticus ou herpétoïde est spécial à la peau glabre. Au moins n'ai-je jamais vu qu'il en existât au cuir chevelu. Il est extrêmement spécial et typique et, malgré l'existence de minuscules godets à sa surface, mérite bien d'être étudié comme une forme de favus particulière.

Les conditions dans lesquelles il apparaît sont obscures ; néanmoins, il semble qu'on l'ait plus souvent rencontré chez l'enfant que chez l'adulte. On l'a rencontré même chez le nouveau-né[2].

Au contraire de ce qu'a montré l'étude mycologique et expérimentale des trichophyties, les formes atypiques du favus ne correspondent pas, au cuir chevelu du moins, à des variétés fixes ou à des espèces

1. W. DUBREUILH et J. SABRAZÈS : *Loc. cit.*, p. 498.

2. F. SCHLEISSNER : *Favus bei Neugeborenen* (*Arch. f. Derm. u. Syph.*, 1900, t. LIV, p. 105). L'auteur résume deux cas observés chez des nouveau-nés. La lésion se présentait d'abord avec l'aspect de piqûres de punaise, ensuite on observait aux orifices pilaires un point rouge, puis des godets. En huit jours le visage, les oreilles, le cou, puis le tronc furent envahis. Dans les deux cas le favus fut d'abord maculeux. Sur les joues la période herpétique de Köbner fut nette. La maladie avait eu huit jours d'incubation dans un cas, six jours dans l'autre, résultats concordant avec les inoculations expérimentales.

M. TRUFFI : *Favo eritemato-squamoso circinato in un neonato* (*Gazetta Medica Italiana*, 1902, n° 50) a publié un cas analogue. Sur l'abdomen et la cuisse droite d'un enfant de vingt-cinq jours, éruption serpigineuse faite d'anneaux de 2-10 centimètres de diamètre, isolés ou polycycliques faits d'un liséré rouge de 6 à 8 millimètres de large, interrompu par places. L'éruption datait de quinze jours ; l'examen microscopique et la culture affirmèrent le diagnostic.

d'achorion différentes. Je n'ai jamais rencontré qu'un seul achorion, l'Achorion Schönleinii dans les quelque deux cents cas de favus humain, de tout aspect clinique que j'ai mis en culture. Or, je n'ai jamais manqué de cultiver tous les cas d'aspect anormal, dans cette hypothèse que ces cas atypiques devaient correspondre à des variétés atypiques d'achorion. Invariablement, au contraire, c'est l'achorion Schönleinii que j'ai cultivé. Il n'y a donc pas, dans le favus, une correspondance reconnaissable entre des espèces diverses de parasite et les formes cliniques rares mais très différenciées qu'on peut observer du favus dans la pratique.

Du reste, quelle que soit la forme du favus que l'on rencontre, il garde au cuir chevelu deux caractères qui ne trompent jamais : l'un est symptomatique, c'est l'existence sur les lésions des cheveux gris-souris, secs et décolorés ; l'autre est évolutif, c'est la persistance des lésions *in situ* pendant des années, car elles ne guérissent jamais seules tout à fait et elles ne guérissent partiellement que par cicatrice.

CHAPITRE III

SUR QUELQUES ÉPIDERMOPHYTIES
DU CORPS

I. Erythrasma. — II. Eczéma marginatum de Hébra. — III. De
l'intertrigo inguinal. — IV. Localisation aux pieds de l'eczéma
marginatum. — V. L'eczéma des espaces interdigitaux des pieds
est le plus souvent une teigne.

I

De l'Érythrasma.

Il y a trois dermatoses communes au pli de l'aine,
très analogues en leurs symptômes et qui diffèrent de
nature et de traitement. Elles sont à chaque instant
confondues par beaucoup et le nombre d'erreurs
qu'on voit journellement commettre à leur sujet
montre qu'il doit être utile d'en traiter ici. Les
trois maladies dont je veux parler sont l'*érythrasma*,
l'*eczéma marginatum* de *Hebra* et l'*intertrigo*. Je con-
sacrerai à chacune une courte note, et je parlerai
d'abord de l'érythrasma.

L'érythrasma a pour siège la face interne de la
cuisse, immédiatement au-dessous du pli inguinal.
On l'observe ordinairement à l'âge adulte, plus souvent chez l'homme, et du côté gauche, exactement au
point où les bourses se trouvent en contact avec

la cuisse. Certains caractères de cette éruption lui appartiennent en propre, je dois les passer en revue. Et même il est important de préciser certains de ses caractères négatifs, car il y a des symptômes qu'il suffit de rencontrer en ce siège pour éliminer d'emblée l'idée de l'érythrasma.

On observe l'érythrasma sous la forme d'une ou de plusieurs plaques rouges, rondes, de contours absolument réguliers ou polycycliques et dont toute la surface est également d'un rouge sombre et finement squameuse.

Les taches érythrasmatiques ne dépassent pas le pli inguinal, mais elles s'étendent seulement au-dessous de lui. Quand elles l'atteignent par leur partie haute, elles s'y arrêtent. Dans ce cas, le cercle est incomplet, le pli inguinal le coupant comme une corde géométrique. Hormis cela, leur figure ronde est parfaitement régulière. Quand ces cercles se fusionnent, leur contour devient polycyclique, mais la surface intersectée garde tous les caractères de la tache érythrasmatique, en sorte que tout le placard fait de plusieurs plaques est d'une couleur uniforme.

Cette couleur est d'un rouge-brun, sombre, très égal. Sur sa surface, l'épiderme corné est finement écailleux, mais de la même façon sur la surface de la tache et sur ses bords. Jamais cette surface ne guérit par le centre pendant que ses bords s'étendent, de façon à créer une lésion marginée. Jamais cette surface ou ses bords ne présentent de vésicules, cette éruption est sèche et reste sèche. Enfin, jamais, dans cette éruption, le pli inguinal lui-même ne s'irrite et ne se fissure.

C'est une maladie de peu de symptômes fonctionnels. Le prurit qu'elle détermine est peu de chose
et ne s'exagère qu'après un exercice physique et
quand la région est moite de sueur. Il y a quelques

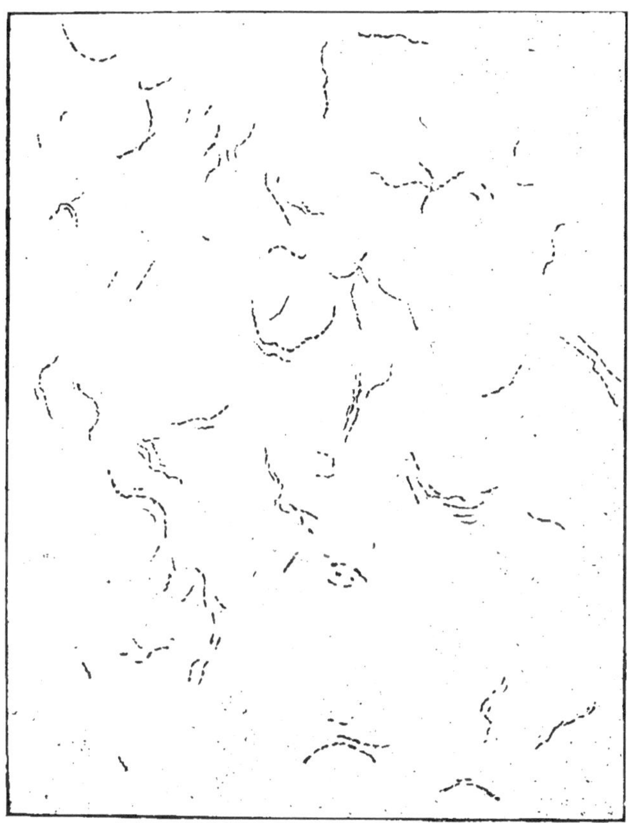

Fig. 27. — Erythrasma. Microsporum minutissimum × 275.

cas pourtant où le prurit est plus marqué et devient
gênant. J'ai cru remarquer qu'au contact de ces
lésions les caleçons et les suspensoirs se salissent
d'une façon marquée, bien que ces lésions ne soient
jamais exsudatives. J'ai vu aussi qu'à leur contact

le tissu des vêtements s'usait davantage, comme si le parasite de l'érythrasma aidait en quelque manière à leur destruction.

L'érythrasma est une maladie essentiellement chronique. Le malade ne sait souvent pas depuis combien de temps il le porte, mais c'est souvent depuis des années. Quelquefois les taches ont semblé disparaître, mais elles sont revenues en leur place, plus marquées pendant l'été, moins l'hiver. Cette éruption livrée à elle-même semble ne jamais guérir. Elle est certainement très peu contagieuse ou bien demande pour se développer des conditions bien spéciales, car la transmission du mari à la femme est rare. J'ai dit d'ailleurs que l'homme plus souvent que la femme était atteint de cette maladie.

En somme, une tache ronde ou plusieurs taches rondes inégales, fusionnées, échelonnées d'avant en arrière, au-dessous du pli inguinal à la face interne des cuisses, taches uniformément rouges, sèches et finement squameuses, durant depuis très longtemps. Tel apparaît l'Erythrasma.

On le différencie de l'*intertrigo* au premier coup d'œil, parce que l'intertrigo a pour lieu d'élection le pli inguinal lui-même, qui apparaît toujours dans l'intertrigo, comme le point le plus enflammé, souvent fissuraire.

On différenciera aussi l'érythrasma de l'*eczéma marginatum* qui se développe excentriquement par ses bords, alors qu'il guérit au centre, et finit par ne plus garder d'actif que son bord polycyclique, d'ailleurs finement vésiculeux.

Étude clinique. — Il existe un moyen expérimental de certifier le diagnostic de l'érythrasma, c'est la recherche de son parasite. Par raclage, on prélève sur une lame porte-objet quelques fines squames. On les lave à l'alcool-éther, on les colore au bleu de méthylène ; on lave, on sèche et on examine à l'immersion.

On voit (fig. 27) un parasite fait de brindilles mycéliennes très fines, irrégulièrement disséminées entre les cellules épidermiques, souvent de diamètre variable, et coupées de cloisons transverses irrégulières. Ces brindilles sont souvent disposées en petits fagots dont les brins divergent.

Ce tableau est typique et ne peut être confondu avec aucun autre. C'est ainsi que se présente le *Microsporum minutissimum* découvert par Burckart et qui fut de nouveau et mieux décrit par E. Besnier et Balzer.

Ce parasite très menu est cependant plus gros et ses filaments plus longs qu'aucune bactérie ; sa forme empêcherait d'ailleurs qu'on le confondît avec une bactérie quelconque. Il ne saurait être confondu davantage avec aucun parasite mycélien, car il est beaucoup moins gros qu'aucun autre dermatophyte.

Dans ces conditions, sa présence est rigoureusement suffisante à préciser le diagnostic. J'ajoute d'ailleurs que le seul aspect objectif de la lésion de l'érythrasma doit suffire à un dermatologiste pour lui permettre d'affirmer la nature de la maladie, de prescrire le traitement et d'obtenir une prompte guérison. Le traitement est très facile, en effet, et toujours suivi d'un bon résultat.

Il consiste en frictions quotidiennes pratiquées avec un pinceau d'ouate hydrophile roulée autour d'un bâtonnet et mouillée du liquide suivant :

> Teinture d'iode fraîche. . . . .   20 grammes.
> Liqueur d'Hoffmann   180   —

Cette friction doit être pratiquée assez durement pour décortiquer l'épiderme corné mort, soulevé par le parasite. Cette application faite, on laisse sécher un instant, puis on applique une très mince couche de la pommade suivante :

> Calomel à la vapeur. . . . . ⎫ āā 0ᵍʳ,50
> Tannin à l'éther. . . . . ⎭
> Vaseline . . . .   50 grammes.

qu'on essuie presque entièrement. Et on poudre avec du talc.

Cette toilette est renouvelée tous les jours une fois. Et, pour nettoyer d'abord la région de toute trace des médicaments appliqués la veille, on savonne chaque fois d'abord, avec un savon blanc de toilette.

Ce traitement fait disparaître l'érythrasma en huit ou dix jours. D'abord la tache brunit et desquame, puis elle s'efface et disparaît.

Après dix jours, on peut cesser le traitement, mais on surveille la région, car il n'est pas rare après trois semaines de voir, en un point, reparaître une tache rouge qui s'étend, s'arrondit et reprend les caractères initiaux de l'érythrasma. Une graine du parasite avait survécu aux applications antiseptiques et elle a germé. On reprend le traitement comme la première fois, et, huit ou dix jours plus tard, on parvient à la guérison, qui cette fois sera complète.

Le médecin doit prévoir, annoncer même cette récidive et la faire traiter. Elle est fréquente, si bien que nombre de malades qui se sont à demi traités cinq ou six fois et qui ont vu la récidive croient sérieusement leur mal indéracinable et le gardent sans le traiter.

Chez d'autres, et c'est encore le plus fréquent, le diagnostic porté a été : eczéma, et le traitement : une pommade à l'oxyde de zinc. Or, ce traitement est de nul effet, alors le malade s'en dégoûte après quinze jours et garde son érythrasma. Il le garde quelquefois quinze ans et plus, avec les petits inconvénients qu'il comporte.

II

Sur l'Eczéma marginatum de Hebra.

La maladie décrite par Hebra sous le nom d'*Eczéma marginatum* n'est pas un eczéma, c'est une trichophytie, ou plutôt, puisque son parasite n'envahit jamais le poil, c'est une épidermophytie trichophytoïde, un herpès circiné, spécial aux plis naturels, qu'on peut observer aux plis axillaires, aux plis sous-mammaires, au pli ombilical, ou au pli du bas-ventre, mais dont la localisation habituelle est aux deux plis inguinaux.

Comme l'érythrasma que nous venons de décrire c'est une maladie plus fréquente chez l'homme, chez le jeune homme, et qui débute ordinairement au-dessous du pli inguinal gauche.

Elle débute aussi par une tache rouge, mais dès que la tache s'agrandit, son centre guérit et prend une teinte bistre pendant que ses bords continuent de progresser excentriquement. Cette lésion, comme l'érythrasma, se développe non pas autour du pli inguinal, mais au-dessous de lui, à la face interne de la cuisse. Son aspect vraiment particulier et spécifique, que Hebra avait admirablement vu et décrit, vient de son rebord marginé. Plus la lésion grandit, plus elle se limite à sa seule bordure. Sur toute la surface qu'elle a occupée, persiste seulement une couleur bistre et une desquamation légère, et cette surface bistre, finement squameuse, est limitée par une marge rouge, polycyclique, serpigineuse, qui est la seule partie vivante de la lésion. Ce liséré rouge est large d'un centimètre à peine, parsemé de vésicules grosses comme des têtes d'épingle, plus apparentes au long du bord périphérique du liséré marginal, tandis que son bord interne est souvent marqué d'une très fine desquamation. Ces lésions se réinoculent par contact, au voisinage. Ainsi elles passent, de la face interne de la cuisse, au point correspondant des bourses, et à la face interne de l'autre cuisse. Les lésions se prolongent aussi sur les deux faces du pli fessier, d'une façon exactement symétrique, en feuillet de livre. Chez les hommes gras, le pli sus-pubien est pris de même. Et, comme toutes ces lésions sont extensives, elles se fusionnent, les surfaces intersectées s'unifient et la lésion ne garde plus qu'un contour géographique qui peut passer du bas-ventre à la face antérieure de la cuisse, passer à 20 centimètres au-dessous du pli, sur la face postérieure de la cuisse, remonte contourner le pli fessier et passe sur l'autre cuisse où elle répète le même dessin. L'aspect devient, dans ce cas, extraordinairement caractéristique, et le diagnostic pourrait être fait à dix pas. Mais souvent la lésion est moins développée. C'est une grande circination tracée à la face interne de la cuisse gauche, et se prolongeant à peine, par un liséré, vers le pli interfessier. Même dans ce cas, le diagnostic différentiel avec l'érythrasma est facile, car l'érythrasma est avant tout :

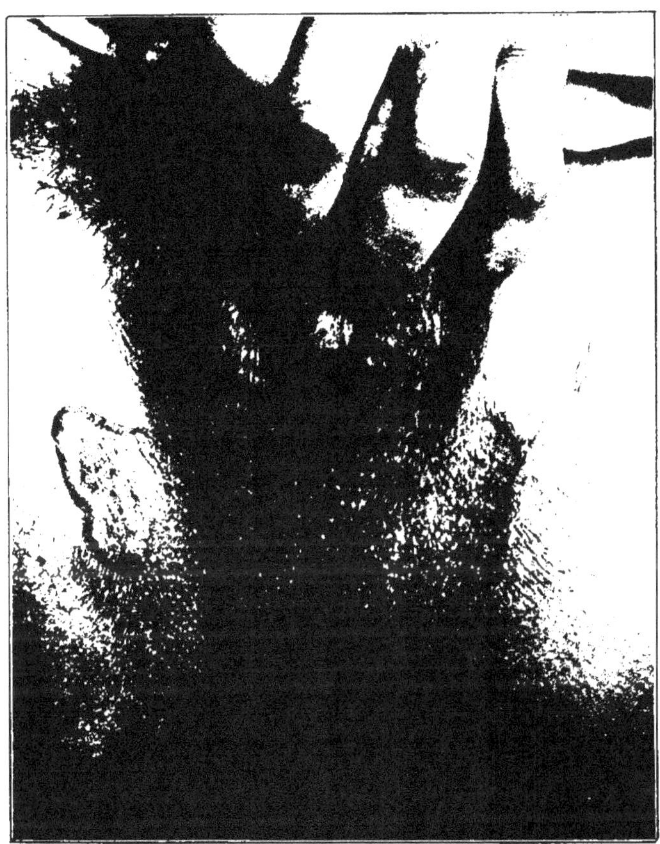

Cliché de E. Bodin.

Fig. 28. — Eczéma marginatum de Hebra.

un cercle et l'eczéma marginatum *une circonférence* ; dans l'érythrasma, toute la surface envahie reste malade, tandis que l'eczéma marginatum n'est qu'un liséré circonscrivant une surface centrale déjà guérie.

Du reste, entre l'érythrasma et l'eczéma marginatum, s'il y a des ressemblances, ressemblance quant
au sexe et à l'âge des malades, ressemblance de lieu,
de forme ronde, et ressemblance de durée, car ce

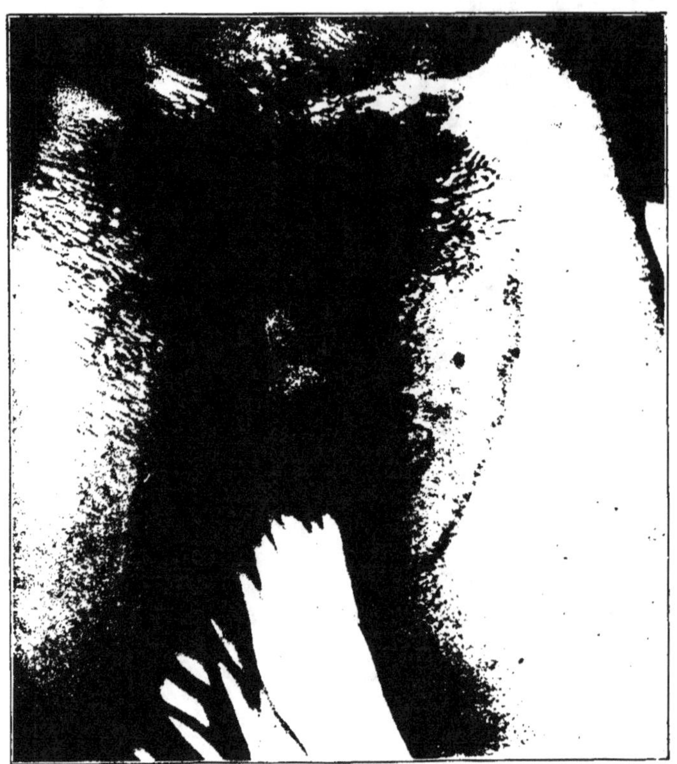

Fig. 29. — Eczéma marginatum de Hebra.

sont deux lésions chroniques, tout le reste est différence ; l'aspect extérieur, à lui seul, est différentiel.
En outre, l'eczéma marginatum, surtout quand il
prend un grand développement, passe aux autres
plis du corps, ce qu'on ne voit jamais faire à l'érythrasma. On en voit alors apparaître aux aisselles,
aux plis sous-mammaires chez la femme, et, sous la

même forme, avec son centre qui guérit, et son bord polycirciné qui s'étend excentriquement.

De plus, l'eczéma marginatum, qui prend le plus souvent des jeunes gens, peut, au contraire de l'éry-

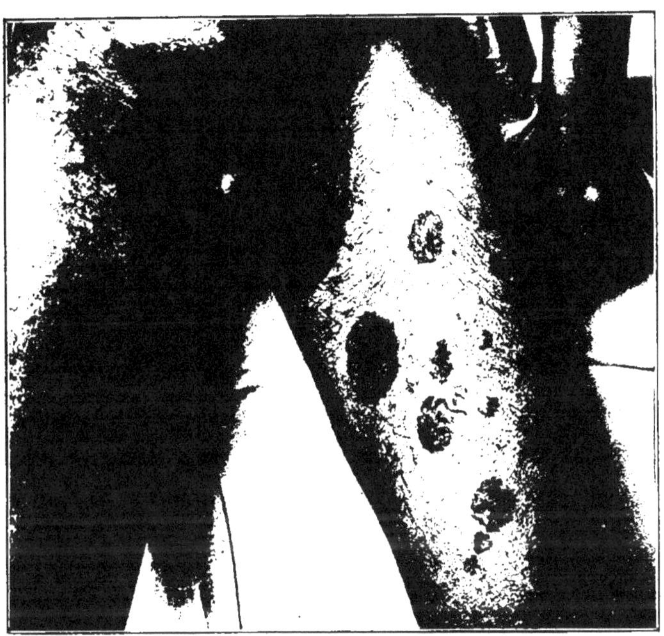

Fig. 30. — Eczéma marginatum de Hebra.

thrasma, s'observer épidémiquement dans les hautes classes des collèges, surtout dans les établissements d'enseignement secondaire préparatoires aux grandes écoles, et on ne saisit pas encore nettement le mécanisme de la contagion dans ce cas. On comprend mieux la contagion d'homme à femme, qui s'observe assez fréquemment, mais non pas toujours.

Comme l'érythrasma, l'eczéma marginatum est une affection chronique. On le voit se cantonner au-dessous d'un pli inguinal et y persister pendant des

années, avec des accalmies et des reviviscences.
Quelquefois le bord marginal disparaît par places,
et ne persiste que par segments ; d'autres fois, sur
la surface centrale guérie, de nouvelles taches appa-

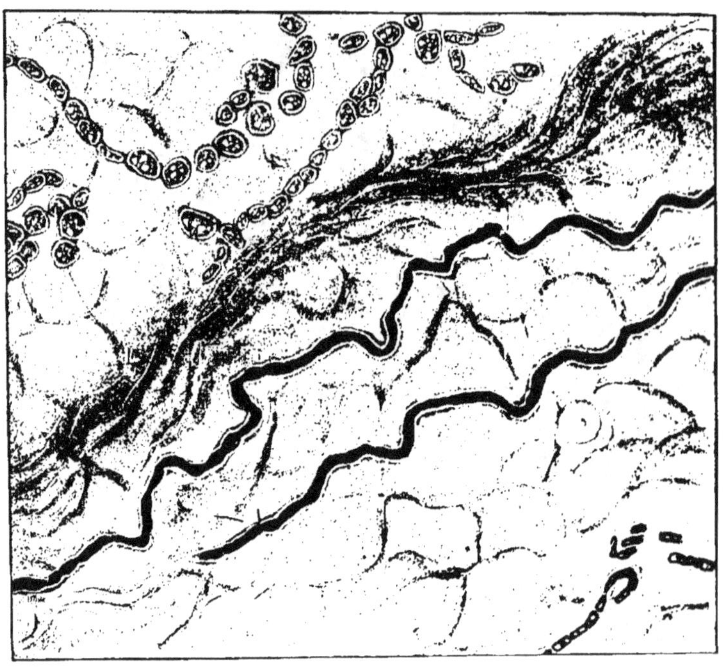

Fig. 31. — Eczéma marginatum de Hebra. Épidermophyton
inguinale × 275.

raissent, inscrites dans le rebord marginal périphérique.

L'examen microscopique est aussi probant que
celui de l'érythrasma. Le raclage, au niveau de la
marge rouge périphérique, fournit des débris épidermiques qui, examinés après éclaircissement dans
une solution de potasse à 40 p. 100, montrent des
filaments mycéliens faits de cellules arrondies ou
allongées, séparées par des cloisons (fig. 31). Ces

filaments, larges de 3 à 9 μ, gardent l'aspect de cha-
pelets ou de rubans qu'ont tous les mycéliums trichophytiques. Leur dimension, à elle seule, empêcherait qu'on ne les confondît avec les fins mycéliums
de l'érythrasma.

Ce qu'il y a de plus curieux et que j'ai pu démontrer récemment, c'est que le parasite qui cause cette
maladie singulière n'est pas un trichophyton quelconque de la série des vingt espèces trichophytiques
que l'on connaît à présent, mais un parasite, toujours
le même, très spécial en ses caractères de culture,
et en ses caractères mycologiques. Ainsi l'eczéma
marginatum se présente comme une maladie spéciale et spécifique, apparentée à d'autres, mais distincte d'elles, et aussi particulière que l'érythrasma.

Toutefois, ces deux maladies sont mycosiques, et,
de ce fait, leur traitement peut se ressembler. L'iode
est le meilleur topique des épidermophyties, mais la
teinture d'iode banale est beaucoup trop caustique ;
diluée au 1/10°, elle devient un topique de choix :

Teinture d'iode fraîche.	20 grammes.
Alcoolat de lavande	10 —
Alcool à 80°.	170 —

On l'applique tous les jours par friction dure faite
sur toute la marge rouge, et de façon à rompre les
vésicules de sa surface.

Pour calmer l'irritation, une fois cette friction faite,
on applique très peu de pommade à l'oxyde de zinc
au 1 10°, et on poudre :

Oxyde de zinc.	2 grammes.
Vaseline.	20 —
Extrait de verveine.	Q. S. pour parfum.

Comme pour l'érythrasma, on fera ainsi disparaître les lésions en quinze jours, mais il est toujours possible d'avoir épargné quelque spore, et l'on verra plus tard la maladie renaître sur place. On devra, dans ce cas, recommencer son traitement.

J'ai vu, dans certains cas, l'épidermophytie inguinale marginée ne céder qu'à un traitement beaucoup plus actif et auquel il faudra recourir dès qu'on verra le premier être insuffisant, c'est l'application d'une pommade à la chrysarobine au 1 100e :

Oxyde de zinc	2 grammes.
Chrysarobine	0gr,20
Vaseline	20 grammes.

C'est d'ailleurs le topique de choix contre les épidermophyties tenaces. En quelques jours, on verra la lésion sécher et disparaître par exfoliation.

III

De l'intertrigo inguinal et de son traitement.

Chacun sait que, chez l'enfant potelé et chez l'adulte obèse, les plis naturels « s'échauffent » quelquefois et s'irritent. C'est ce processus inflammatoire des plis que l'on appelle l'*intertrigo*.

La caractéristique principale de l'intertrigo est topographique : il a exactement le pli pour siège, et comme l'irritation est favorisée par l'accolement des deux lèvres de ce pli, on observe de part et d'autre une rougeur symétrique en feuillet de livre.

Ceci est bien différent de ce que nous savons de l'érythrasma et de l'eczéma marginatum de Hebra.

En général ces deux dermatoses commencent *au-dessous du pli*, et c'est ce pli qui limite en haut leur développement. Ce sont donc des lésions sous-inguinales : l'intertrigo, au contraire a. vraiment le pli inguino-crural pour lieu anatomique, et c'est toujours le fond même du pli qui partage les lésions en deux moitiés symétriques qui montre les symptômes les plus accusés. Cela est si vrai que, dans les cas bénins, toutes les lésions intertrigineuses sont limitées au pli lui-même. Le pli est rose, exulcéré, fissuraire, humide, et c'est tout.

A un degré plus marqué, de part et d'autre de la fissure s'observe une rougeur plus ou moins large bordant le pli, et cette rougeur n'est ni uniforme, ni cyclique ou polycyclique, ni marginée, ce qui distingue encore essentiellement l'intertrigo de l'érythrasma et de l'eczéma marginatum de Hebra.

L'intertrigo a des causes prédisposantes dont la principale est l'obésité. Chez les obèses, les plis sont constamment fermés, la peau des plis est moite et ne respire pas. Certaines peaux s'exulcèrent plus vite que d'autres. La nature de la sueur a peut-être une importance... Quant à la nature microbienne de l'intertrigo, elle ne fait aujourd'hui aucun doute. Les intertrigos sont des impétigos streptococciques des plis naturels. Et, que l'intertrigo s'observe aux coins de la bouche, derrière les oreilles, sous les seins, dans les aisselles ou aux plis ano-génitaux, c'est toujours la même affection, microbienne, et mêmement microbienne : streptococcique.

Le fond du pli, qui saigne facilement quand on en écarte les bords, est d'un rose lilas très pâle : il est fissuraire. La fissure elle-même, humide mais non suintante, montre une mince couenne grise commune à toutes les lésions streptococciques de l'épiderme, mais qu'il faut regarder de très près pour voir. Une trace de cet exsudat séro-fibrineux recueilli par raclage et ensemencé dans l'effilure d'une pipette de bouillon sérum montrera le lendemain, à l'état de pureté presque absolue d'emblée, des myriades de streptocoques.

De part et d'autre de la fissure intertrigineuse s'observe une surface exulcérée, un peu macérée, d'un gris rose, dont les bords externes s'estompent et se fondent avec les parties saines du voisinage.

L'intertrigo suit les plis toujours : par conséquent, dans l'aine, il occupe le pli inguinal qu'il suit en arrière, entre les bourses et la cuisse. Il se continue vers l'anus qui l'interrompt et il reprend derrière lui et monte plus ou moins haut dans le pli interfessier, toujours avec les mêmes caractères. Chez les obèses, le pli transverse sus-pubien est atteint autant que les plis des aines et complète avec les inguinaux un triangle isocèle entourant la région pilaire pubienne.

Cette affection, ordinairement plus fréquente et plus marquée chez l'homme que chez la femme, s'observe avec des degrés d'intensité très divers, depuis la simple rougeur du fond des plis, jusqu'à un état suintant de l'épiderme sur une largeur de deux ou trois doigts. Et si une médication maladroite est venue exagérer l'irritation locale, on peut voir se produire une dermite artificielle de toute la région. Dans les cas les plus bénins, le sujet est atteint d'intertrigo aux aisselles ou aux aines, surtout pendant la saison chaude, et par intervalles, après de longues marches, ou quand les soins de propreté habituelle ont été interrompus. Dans les cas les plus sérieux, c'est une affection chronique, permanente, et qui peut durer des années.

Cette lésion, si simple en ses symptômes, ne peut être confondue avec aucune autre. Elle seule occupe le fond du pli lui-même. Elle n'est pas sèche, rouge, ronde et finement desquamante comme l'érythrasma, car sa forme est celle du pli qu'elle déborde seulement de part et d'autre. Encore moins pourrait-on la confondre avec l'eczéma marginatum, dont la lésion, comme son nom l'indique, est ourlée d'un liséré rouge.

Les symptômes fonctionnels sont peu accusés dans l'intertrigo, mais plus marqués pourtant que ceux de l'érythrasma et de l'eczéma marginatum. L'individu sait que le pli est « coupé », que les toilettes à l'eau ou les frictions à l'eau de Cologne donnent au pli une sensation de cuisson intense quoique passagère. Et quand le pli s'échauffe, il présente un certain prurit permanent. Ces symptômes varient d'ailleurs avec l'intensité du cas particulier.

De même, avec eux, doit varier le traitement. Et je voudrais bien consacrer quelques mots très explicites au traitement de l'intertrigo, car il est assez facile, presque toujours suivi de bons résultats et très mal connu de la plupart. N'ai-je pas vu guérir, en quinze jours, un intertrigo de cinq ans de date, traité par plusieurs dermatologistes inutilement pendant des mois !

Une erreur à éviter serait de croire, dans ces cas, à l'importance du traitement interne. Quel que soit le régime auquel vous soumettrez votre malade, il n'en guérira ni plus ni moins vite. Théoriquement, le traitement de l'obésité devrait être utile quand l'intertrigo s'observe chez un obèse. Mais, d'abord, je ne sais pas s'il y a un bon traitement de l'obésité ; j'en connais beaucoup de mauvais, et le meilleur arriverait trop tard dans le traitement de l'intertrigo.

Le traitement de l'intertrigo est donc local. Il variera seulement beaucoup suivant le degré et l'aspect des lésions.

Voici un intertrigo très large et très aigu, irrité par des applications topiques intempestives. Vous le traiterez comme un eczéma : aucun lavage à l'eau, tous les pansements au liniment oléo-calcaire. En trois ou quatre jours, il sera devenu plus tolérant, et on pourra le traiter comme on traiterait d'emblée un cas moins aigu à lésions d'épidermite humide mais non plus suintante.

Voici un cas autre : sur toute la surface malade, l'épiderme est humide et macéré, bien que la réaction inflammatoire locale ne soit pas intense. Dans ces cas, traitez par le nitrate d'argent en solutions faibles (3,5 p. 100) ou fortes (10 p. 100). La dose dépendra de la tolérance des tissus, et cette tolérance sera d'autant plus grande que l'irritation sera moindre. Un intertrigo très suintant recevra donc chaque jour un badigeon de :

Eau distillée.	100 grammes.
Nitrate d'argent.	5 —

Un intertrigo à peine humide sera frictionné avec :

Eau distillée.	100 grammes.
Nitrate d'argent.	10 —

Et lorsque l'application sera faite, et le liquide sec, on recouvrira d'une pommade à l'oxyde de zinc, ce qui diminue toujours la réaction des tissus malades aux médicaments d'action vive.

Mais, très souvent, l'intertrigo n'est aucunement suintant : sa lésion est rose et à peine humide. Dans ce cas, traitez par l'ichthyol à doses faibles d'abord, fortes ensuite. Un liniment faible aurait pour formule :

Ichthyol . . . . 5 grammes.
Résorcine. 1   —
Eau distillée. 100   —

Un liniment plus fort contiendrait deux fois plus d'ichthyol et de résorcine. Ces topiques s'appliquent avec une boulette d'ouate hydrophile. On laisse sécher et on recouvre encore d'une mince couche de pommade à l'oxyde de zinc.

Oxyde de zinc . . . . 5 grammes.
Vaseline. 30   —

Cette toilette est renouvelée une fois le jour.

Supposons, maintenant, une fissure plus ou moins profonde, au milieu du pli. On la traitera avant chaque application d'eau ichthyolée par un badigeon de Baume du Commandeur. Le baume guérira la fissure, l'ichthyol, l'épidermite rouge ; la pommade à l'oxyde de zinc protégera la réfection épidermique.

Le traitement restera le même : badigeons à l'eau ichthyolée et pommade à l'oxyde de zinc, dans un autre cas très particulier, lorsque sur toute la surface intertrigineuse et au-dessous d'elle, particulièrement sur la région de la cuisse en contact avec les bourses, la surface épidermique irritée se couvre de pustules disséminées. Voici, dans ce cas, la conduite à tenir : on applique, deux fois par jour, un liquide ichthyolé fort :

>   Ichthyol. . . . .   8 grammes.
>   Résorcine   2   —
>   Eau distillée.   90   —

on laisse sécher et on recouvre de pommade à l'oxyde de zinc.

Quand on veut refaire le pansement, on lave à l'huile d'olives fraîche, à l'ouate hydrophile, on essuie à l'ouate sèche, et on recommence la double application d'ichthyol et d'oxyde de zinc.

Un cas plus difficile est quand l'épidermite des plis est sous-tendue par une congestion locale profonde et intense. Dans ces cas, qui s'observent plus fréquemment chez les gens âgés, la thérapeutique est plus complexe. Ce qui donne alors les meilleurs résultats ce sont les badigeons iodés, dont on mesurera la teneur en iode à l'irritation de la lésion. L'irritation est-elle très vive, les badigeons seront faits avec :

>   Teinture d'iode . . . .   5 grammes.
>   Alcool à 80°.   200   — —

Est-elle plus faible, on l'attaquera d'emblée avec :

>   Teinture d'iode . . . .   20 grammes.
>   Alcool à 80°.   200   —

Chaque application iodée ne produit qu'une cuisson locale de quelques minutes. On laisse sécher et on recouvre de pommade à l'oxyde de zinc. A mesure que la guérison avance, on peut renforcer le liquide ; on arrive à se servir de teinture d'iode diluée au tiers :

Teinture d'iode . . . .   75 grammes.
Alcool à 80°.   125   —

Il semble que, peu à peu, on use la lésion qui supporte de mieux en mieux l'iode à doses progressives, et qui pâlit de jour en jour.

On arrive ainsi, peu à peu, à la guérison.

Enfin, dans les cas d'intertrigo tout à fait simples, les savonnages quotidiens avec un savon gras de toilette, à l'ichthyol par exemple, suffisent à l'entretien des régions sensibles, avec une trace de pommade à l'oxyde de zinc appliquée après chaque toilette.

On voit que la thérapeutique de l'intertrigo doit être opportuniste et qu'elle demande un peu de tact et de doigté. Mais très vite un médecin observateur acquiert les qualités nécessaires. Un dermatologiste valable ne doit jamais appliquer aveuglément la même formule à deux cas différents, car ils diffèrent de symptômes. Et presque en tous cas la formule dépendra du degré des lésions au moins autant que de leur nature.

IV

L' « Eczéma » des espaces interdigitaux des pieds est le plus souvent une « teigne ».

J'ai étudié, plus haut, la lésion spéciale du pli de l'aine, décrite jadis par Hebra sous le nom d'*eczéma marginatum*, description depuis longtemps tombée en oubli.

J'ai montré que cette lésion mal nommée et qui n'appartient pas à l'eczéma n'était pas simplement, comme Pick et Kaposi l'avaient prétendu, une simple localisation inguinale de trichophytie, mais bien une épidermophytie particulière due à un parasite tout spécial, l'*Épidermophyton inguinale*.

Cette affection tire son principal intérêt de sa fréquence très grande, de sa facile contagiosité, capable de créer de véritables épidémies, enfin de sa longue durée sur place, car ses lésions évoluent pendant des mois sur le même sujet, quelquefois même pendant des années.

A diverses reprises j'avais été frappé de la coïncidence de cette affection de l'aine avec des lésions d'apparence eczématiques aux pieds sur les mêmes patients ; lorsqu'on connaît les localisations de l'eczéma marginatum de Hebra à d'autres plis qu'à ceux de l'aine, à ceux des aisselles, par exemple, on peut supposer qu'il puisse s'en produire aux plis interdigitaux des pieds J'eus donc la curiosité de rechercher dans les lésions des pieds considérées par tous comme de l'eczéma vrai, le parasite de l'épidermophytie inguinale. Et j'aboutis, voici deux ans, à cette conclusion intéressante et inattendue que 8 sur 10 au moins des soi-disant eczémas des pieds sont, en réalité, parasitaires ; ce sont des teignes, ou, pour parler plus scientifiquement, des épidermites cryptogamiques. *Les espaces interdigitaux des orteils sont en fait le siège d'élection le plus fréquent de l'eczéma marginatum de Hebra.*

Ceci est un point de clinique on ne peut plus

important, car du diagnostic précis de cette affection dépendent le traitement et la guérison. Je le prouverai.

Il est entendu, n'est-ce pas, que l'eczéma vrai — non parasitaire — existe aux pieds comme ailleurs, et que même il peut y débuter par les espaces interdigitaux. Je dis seulement que quand une lésion d'apparence eczématique a les espaces interdigitaux du pied pour point de départ et pour centre, c'est presque toujours une épidermophytie et non un eczéma.

Cette notion, que j'ai exposée, dans les *Archives de Dermatologie,* avec toutes preuves expérimentales nécessaires, n'est pas encore entrée dans la pratique même de tous les dermatologistes. On va voir, par la petite histoire suivante, qu'elle doit y entrer, et quelles raisons cliniques et thérapeutiques obligent désormais à ne pas la négliger.

Au mois de juin dernier, je reçus la visite de deux personnes, une jeune femme et son ami. Celui-ci, très peu loquace, me dit seulement : « Voulez-vous, docteur, examiner le pied de madame, et me dire si vous pouvez le guérir et comment? »

Je regarde et je trouve une lésion rouge desquamante et un peu humide occupant tous les espaces interdigitaux, les plis de flexion des orteils et débordant, d'une part, sur la face dorsale du pied sous forme d'une lésion rouge légèrement marginée, et, d'autre part, sous l'avant-pied dont l'épiderme était semé de petites vésicules enclavées dans l'épiderme et visibles par transparence.

À tous ces symptômes, je reconnais l'épidermophytie de Hebra sous une forme un peu plus inflammatoire que ne l'avaient montrée les cas précédemment observés, mais parfaitement reconnaissable.

Ne soupçonnant aucun piége de la part de mes visiteurs : « Monsieur, dis-je, cette chose est tenace et désagréable, mais ce n'est pas un eczéma, et par un traitement approprié cela doit guérir en trois semaines. » J'explique alors la nature parasitaire de cette affection et son traitement.

Je conseillai de faire deux fois par jour de vigoureux badigeons de teinture d'iode diluée au dixième :

Teinture d'iode fraîche . . . . 10 grammes.
Alcool à 80° 90   —

et de me revoir dans une semaine.

Naturellement, je montrai comment les applications iodées devaient être faites en en pratiquant une sur-le-champ. J'ouvris d'abord aux ciseaux courbes toutes les vésicules fermées, j'enlevai en les réclinant à la curette les squames feuilletées de la marge de la lésion. Et en même temps je prélevai les squames profondes nécessaires aux ensemencements et aux cultures.

La malade et son ami partirent ensuite, un peu interdits à ce qu'il me sembla et sans que j'aie pu deviner exactement ce qu'ils pensaient et visiblement ne voulaient pas dire.

Je les revis huit jours plus tard. Les lésions étaient déjà à demi guéries. Quelques vésicules avaient résisté ; le traitement ayant été consciencieusement mais maladroitement appliqué.

M'étant prouvé par l'examen microscopique la nature parasitaire de la lésion, j'osai alors prescrire l'application, deux fois par jour, d'une pommade chrysophanique au centième, étant donné surtout que les lésions étaient désormais presque sèches :

> * Axonge fraîche . . . . 3o grammes.
> Acide chrysophanique. . . . . $0^{gr},3o$
> * Faire dissoudre à chaud et refroidir en agitant.

Je revis quinze jours plus tard ma malade et son ami. La guérison était encore imparfaite mais complète à leurs yeux.

Après avoir renouvelé le nettoyage des débris épidermiques et prescrit des bains et un ponçage de l'épiderme corné épais chaque jour avant l'application de la pommade, je dis que la chose était terminée et ne valait plus la peine d'une autre visite. Et pour conclure je leur montrai la culture du parasite que nous avions eu à combattre.

Alors seulement le monsieur si peu loquace, prenant la parole, m'expliqua les conditions dans lesquelles il m'avait fait sa première visite.

« Je vous dirai donc, docteur, ce que je n'ai pas voulu vous dire tout d'abord. Voilà deux ans que cet *eczéma* était traité par un médecin que tout le monde désigne comme étant de la plus haute compétence et qui ne nous a pas guéris. Finalement, il nous envoyait à la Bourboule.

« Avant de partir, et désireux d'éviter ce voyage s'il n'était pas indispensable, j'ai voulu prendre un autre avis. Je l'ai eu et vous en remercie, car voici madame guérie en quinze jours. »

Ceci fut d'abord une leçon pour moi, car j'aurais dû m'enquérir des traitements déjà suivis pour en dire quelque bien malgré leur inefficacité. Mais c'était ce que mon homme avait précisément voulu éviter.

« Que voulez-vous, répondis-je, mon confrère a pu se tromper une fois et moi voir juste. Une autre fois je me tromperai et ce sera lui qui redressera mon erreur. Cela nous arrive à tous. »

J'expliquai à mon interlocuteur comment la nature de cette affection avait été récemment découverte et qu'il était permis de la méconnaître encore. Bref, je tâchai comme je pus de sauver la mise du confrère malheureux. Mais je ne pouvais éviter l'effet produit.

J'ai voulu citer cette histoire dans son intégralité, car elle contient au moins deux leçons. La première est déontologique : il faut toujours exiger des patients l'histoire de leur maladie et des traitements qu'ils ont suivis, et si l'on reconnaît une erreur du médecin traitant avant soi, la pallier loyalement, non pas d'une manière ambiguë et fausse qui, ainsi que le dit Montaigne, porte coup à contre-poil. Il suffit par la pensée d'inverser l'histoire et de se supposer le confrère malheureux pour savoir comment on doit parler. On trouvera toujours les mots exacts qu'il faut dire.

La seconde leçon que contient ce fait est le principal objet de cet article, et voici comment je la résumerai. Ce sont ses conclusions mêmes. Les soi-disant eczémas des espaces interdigitaux du pied, huit fois sur dix sont des mycoses épidermiques. Ils doivent être énergiquement traités comme des teignes par l'iode et par l'acide chrysophanique. Mais si l'on veut éviter des erreurs nuisibles au malade, il faut vérifier son diagnostic par l'examen microscopique.

On peut prescrire l'iode d'emblée, c'est sans dommage à cette dose, même sur un eczéma vrai intertrigineux, mais on ne prescrira l'acide chrysophanique que quand on aura vérifié le diagnostic. On aura ainsi en trois semaines ou très peu plus des guérisons qu'on pourrait attendre sans cela des mois ou même des années. C'est ce que nous venons de voir.

CHAPITRE IV

PYODERMITES

I

Sur la pustule épidermique.

La question des épidermites suppurées « des *pyodermites* » est l'une des plus complexes de la dermatologie. Si on veut la bien comprendre, il faut l'étudier par fragments.

Je dirai aujourd'hui ce qu'est la pustule folliculaire orificielle, lésion épidermique due aux staphylocoques blanc et doré, et j'étudierai son mode de naissance et sa structure. L'étude de cette lésion primaire est nécessaire pour comprendre les lésions plus complexes dérivées d'elle.

La surface épidermique est d'une étanchéité presque absolue aux microbes. Des milliers de germes sont déposés constamment à la surface de la peau sans pouvoir se développer dans son épaisseur. Mais l'épiderme est presque partout criblé de follicules pilaires qui représentent autant de défauts de sa cuirasse. Une des lésions microbiennes les plus banales est la pustule. Or, *il n'y a pour ainsi dire pas de pustulation épidermique qui ne soit folliculaire à l'origine.*

Le follicule pilo-sébacé est constitué, chacun le sait, par une invagination épidermique en doigt de gant dirigé obliquement de la surface vers la profondeur, à travers le derme qui lui forme un squelette fibreux extérieur. Ce puits épidermique présente une profondeur proportionnelle à la dimension et au diamètre du cheveu ou du poil qu'il contiendra. Au tiers de sa profondeur, le follicule émet latéralement sur lui, et obliquement vers la profondeur, un bourgeon digité qui est la glande sébacée. Celle-ci est constituée par un amas de cellules épidermiques différenciées, qui, une par une tombent en deliquium huileux à l'orifice de la glande dans le follicule ; c'est le sebum, fluide comme un vernis gras.

Le poil ou le cheveu occupe le follicule depuis sa base : sa base est constituée par une papille dont la fonction est la genèse du poil. Le poil ou cheveu, par sa base, coiffe cette papille étroitement et lui adhère. Le poil ou cheveu, né de cette papille, occupe intégralement le puits folliculaire dont la paroi épidermique, sans adhérer au cheveu, lui est strictement accolée. Cependant, la coaptation de la paroi folliculaire au cheveu est moins étroite au niveau de l'abouchement du canal de la glande sébacée au follicule, et dans le tiers supérieur du follicule ; au niveau de l'*ostium*, le follicule s'évase en une sorte de cupule de un à deux dixièmes de millimètre de cavité.

L'expérience prouve que c'est là, même à l'état normal, le point le plus vulnérable de l'épiderme. Et l'on comprend qu'un infundibulum évasé, ouvert, souvent occupé par des déchets épidermiques, un infundibulum présentant vers la profondeur une fente circulaire péripilaire, plus profonde que le derme même, puisse s'infecter plus facilement que l'épiderme plat et fermé du voisinage, et aussi qu'il puisse infecter le derme même, dans sa profondeur, par la cheminée folliculaire. Ainsi, nous comprenons, par les seuls éléments anatomiques du problème, pourquoi ce point de l'épiderme, plus que tout autre, est par avance un point faible.

Quand on pratique des coupes microtomiques de peau saine, presque jamais on ne trouve d'éléments microbiens à sa surface, mais quand la coupe intéresse un orifice folliculaire, presque toujours on trouve dans l'*ostium*, au milieu des débris épithéliaux accumulés, quelques échantillons de staphylocoques, par groupes de deux ou trois unités.

C'est que les orifices pilaires, de par leur forme même, sont placés pour recevoir et abriter tous les exsudats microbiens qui peuvent par aventure être appliqués ou essuyés sur une région. Une fois parvenus dans un ostium, ces éléments microbiens n'y vivent pas d'une vie active, puisqu'ils ne se reproduisent pas, mais, sans doute, demeurent-ils longtemps sans mourir, attendant la première occasion qui leur sera donnée de pulluler.

La plus importante est l'humidité. Sur une région

qui présente un furoncle, vous faites appliquer un cataplasme de fécule, ou un pansement humide ; en le relevant le lendemain, vous trouverez disséminés sous le pansement dix, douze, quinze pustulettes, qui toutes ont pour siège un orifice pilaire. Qu'est-il arrivé? Des graines issues du furoncle primitif étaient semées à la surface de la peau, abritées dans les *ostia* folliculaires. A la faveur de l'humidité chaude, elles ont germé, se sont multipliées, et le résultat est la pustule. Ce fait est schématique de beaucoup de faits cliniques. Ainsi verra-t-on les régions du corps les plus exposées à la chaleur humide résultant de l'accolement des plis naturels, ou à l'écoulement de liquides anormaux, être le siège le plus fréquent des éruptions régionales de folliculites, ainsi la lèvre supérieure, la région inguinale, péri-vulvaire, etc.

Examinons maintenant comment est faite la pustule depuis sa première origine jusqu'à sa terminaison. Dans un ostium folliculaire vivaient quelques staphylocoques inertes. Sous l'influence d'une cause traumatisante de l'épiderme ou d'un accident ayant favorisé le réveil de leur vie latente et leur multiplication, ils pullulent et forment une grappe. Avec leur multiplication, leurs échanges chimiques ont commencé, et aussi la production de leurs toxines. L'épiderme les absorbe et il réagit. Il réagit par deux phénomènes, l'*exosérose* et l'*exocytose*. Un afflux de sérum se produit autour du point où s'est produite la pullulation microbienne : on voit, sur les coupes, le sérum transsudé des vaisseaux du corps papillaire inonder les espaces intercellulaires épidermiques, et constituer un lac séreux sous l'épiderme corné distendu (exosérose). Mais les leucocytes migrateurs

suivent la même route et se dirigent vers le point
microbien en activité (exocytose). Rien n'est plus
curieux, sur une coupe de pustule staphylococcique,
que de surprendre les couches profondes de l'épi-

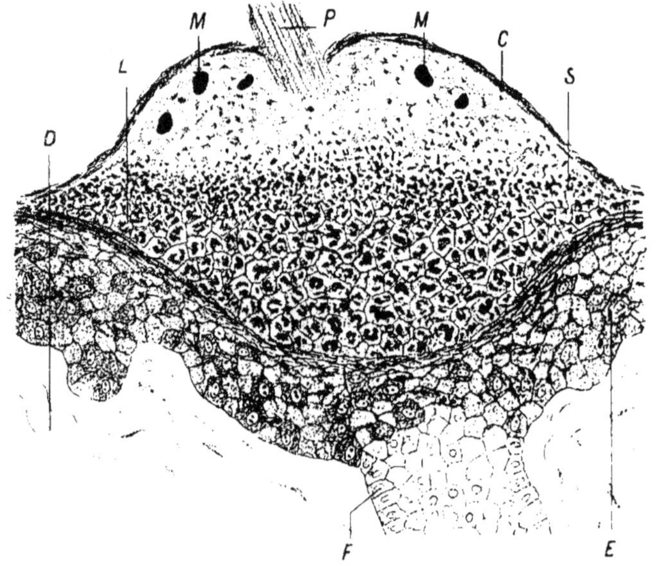

Fig. 52. — Pustule staphylococcique à l'ostium folliculaire
(lieu d'élection).

P, poil. — F, follicule. — D, derme. — E, épiderme. — C, couche cornée faisant la
coupole de la pustule. — M, staphylocoques en peloton qui ont causé la pustule. Ils sont
entourés de sérum clair. — S, strate de noyaux de leucocytes morts. — L, leucocytes
vivants occupant tout le fond de la pustule. (*Demi-schématique.*)

derme sous-jacentes à la lésion, infiltrées de leucocytes aplatis entre les surfaces cellulaires qu'ils
contournent, et qui tous se dirigent vers le foyer
microbien.

L'afflux leucocytaire disloque l'épiderme et le
refoule. Ainsi naissent les pustules banales de l'épiderme. Bientôt, à la place de l'ostium infundibulaire
et creux, sera née une petite coupole ronde saillante,
centrée par un poil.

Une fois faite, la lésion est lenticulaire, biconvexe. Sa convexité supérieure est remplie de sérum clair au sein duquel flottent de petits groupes de staphylocoques. La convexité profonde est remplie de leucocytes à noyau tréflé, si nombreux qu'ils se touchent tous (fig. 32).

Entre les deux convexités est un plan assez épais, formé d'un agglomérat de noyaux, derniers débris des leucocytes morts dont le protoplasme a disparu par colliquation.

Supposons que la pustulette avorte et guérisse, ce qui est l'ordinaire, la lésion ainsi faite va sécher peu à peu, pendant qu'au-dessous de la pustule l'épiderme corné va se régénérer et refaire au-devant du microbe la barrière qu'il avait franchie.

La pustule séchée, souvent sans s'être ouverte, sera devenue une croûte de même forme, dont les coupes sont identiques à celles de la lésion vivante. Et quand la croûte tombera, l'épiderme corné sera rénové au-dessous d'elle.

Ainsi, le microbe pullulant avait franchi l'épiderme corné. Mais ses toxines ont provoqué l'exosérose et l'exocytose. Microbes et leucocytes sont en présence, mais ils se tiennent à distance les uns des autres, agissant réciproquement par leurs produits solubles. Les cadavres leucocytaires et leurs noyaux fragmentés disent le nombre de ceux qui sont morts au cours de cette lutte. Et pendant que cette lutte continue, l'épiderme referme sa brèche, derrière le champ de bataille jetant dehors amis et ennemis...

Cette pustule, dont nous venons d'étudier le mécanisme de formation, est une des lésions dermatologiques les plus fréquentes, les plus banales et les plus importantes à connaître, pour le clinicien, car elle est l'origine et la lésion-mère de cent autres.

II

Dermite pustuleuse du cuir chevelu chez l'enfant.

La structure, la forme et l'évolution de la pustule staphylococcique banale, qui siège à l'orifice du follicule pileux nous sont désormais connues. Supposons, sur une région quelconque, des centaines de pustules semblables, grosses ou petites, siégeant chacune au point d'émergence d'un poil, et nous aurons une dermite pustuleuse régionale, toujours identique en ses caractères, en quelque région qu'on l'observe, mais que la dermatologie appelle pourtant de noms différents suivant son siège, ce qui est absurde.

C'est ainsi qu'on l'appelle ordinairement *impétigo* au cuir chevelu, à tort déjà, puisque l'impétigo vrai n'a pas de localisation spéciale aux follicules pilaires, n'offre pas le même type de suppuration épidermique et n'a pas pour cause le même microbe, comme nous le verrons plus loin.

A la lèvre supérieure ou aux joues on l'appellera *sycosis*, d'un vieux nom grec συκή, figue [ouverte], passablement détourné de son sens primitif et malheureusement commun à plusieurs maladies de cause diverse et de même siège (staphylococcies, trichophyties d'origine animale).

A la nuque, on l'appellera acné furonculeuse ou suppurée, d'un nom également mauvais, car il y a des folliculites de la nuque qui ne sont aucunement d'origine acnéique, et ce sont peut-être les plus nombreuses.

Voici donc trois dermites pustuleuses qui, ayant la même commune forme et la même origine microbienne, devraient être catégorisées ensemble sous le même nom et qui se trouvent dispersées aux quatre coins de la nosographie dermatologique et cela du fait d'une terminologie consacrée.

Rayer, au milieu du dernier siècle, avait bien essayé de réagir contre cet usage et d'identifier, au sycosis de la barbe, la soi-disant acné pustuleuse de la nuque sous le nom de *sycosis capillitii*, mais cette tentative, tout à fait justifiée, et par la clinique elle-même, n'a pas réussi ; les trois localisations de la dermite pustuleuse ont gardé leur nom différent. Ce qu'il faut savoir, du moins, c'est l'identité de nature de la maladie en ses trois localisations principales.

Aujourd'hui j'étudierai seulement la dermite pustuleuse du cuir chevelu, réservant pour une autre fois l'étude du sycosis staphylococcique de la barbe.

Au cuir chevelu cette dermite a le plus souvent une cause traumatique occasionnelle ; la plus fréquente est la pédiculose, mais on peut la voir suivre des applications médicamenteuses intempestives ou trop longtemps continuées ; ainsi la dermite pustuleuse était-elle autrefois fréquente après les traitements prolongés de la teigne, après les applications cadiques longtemps continuées, etc. Enfin, quelquefois on la voit survenir sans aucune cause appréciable et subitement. C'est une maladie presque exclusive à l'enfance et qui est d'une rareté extrême sur le cuir chevelu de l'adulte.

Chez l'enfant, la douleur et la réaction ganglionnaire précèdent l'éruption ; et déjà l'enfant se plaint, et les ganglions occipitaux roulent sous le doigt comme des billes, alors que l'examen du cuir chevelu ne révèle encore rien d'anormal. Le lendemain, l'éruption est apparue (fig. 33). Elle comprend cent

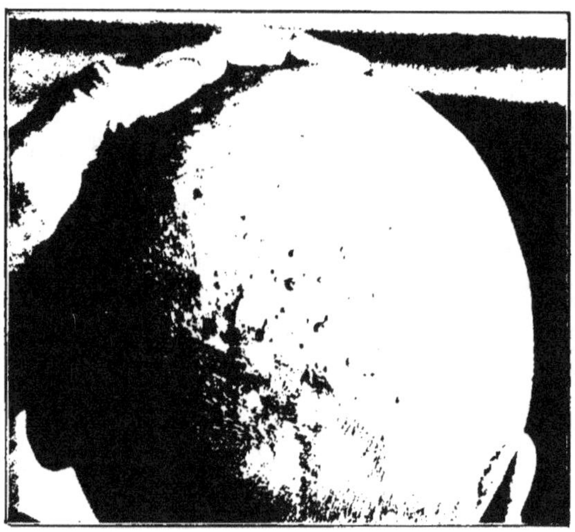

Fig. 33. — Dermite pustuleuse du cuir chevelu chez l'enfant.

ou deux cents pustules de grosseur différentes, depuis celle d'un grain de mil jusqu'à celle d'une lentille, les petites sont jaunes, les grosses vertes, toutes, centrées par un poil, et, au niveau de l'émergence du poil, souvent la pustule est ombiliquée. Lorsqu'on rompt la pustule, qui n'est d'ailleurs pas fragile, il sort une gouttelette de pus bien lié, d'un jaune verdâtre, d'autant plus épais que la pustule est plus grosse.

Chaque pustule, tant qu'elle se forme et grandit, est auréolée et lisérée de rouge. Cette réaction inflammatoire disparaît au stade d'état. La pustule sèche souvent sans s'ouvrir, et la croûte qui se forme représentera la pustule entière desséchée. Les grosses pustules, ouvertes et étanchées, laissent voir leur fond bourbilleux et verdâtre, dont l'abstersion à l'ouate hydrophile est difficile. Lorsque la croûte

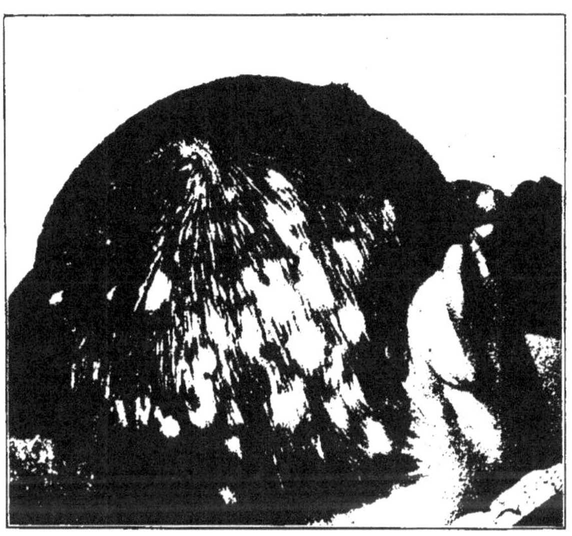

Fig. 34. — Alopécie en grains de plomb consécutive à la folliculite pustuleuse.

se détache, et qu'elle tombe, elle entraine ou non le cheveu avec elle, et laisse à la place qu'elle vient de quitter une dépression annulaire qui peut persister, sous la forme d'un évasement de l'orifice folliculaire.

Les pustules d'une poussée éruptive n'évoluent pas en même temps mais successivement, et quelques-unes surviennent lorsque les premières sont déjà sèches ; on en peut voir ainsi, au cours de l'éruption, à tous les stades d'évolution. Néanmoins le début de l'éruption est remarquablement subit, on peut voir deux cents pustules nées le même jour, et il faut bien dire que le synchronisme de leur apparition n'est pas expliqué. Cette éruption est récidivante et procède par poussées successives plus ou moins distantes. Chacune est annoncée par l'engorgement ganglionnaire que les parents ont appris à reconnaître, et qui leur fait prédire l'éruption pour le lendemain. A voir cette précession constante des ganglions, on conçoit très bien l'opinion populaire qui voit dans les glandes le siège de la maladie, et dans l'éruption son émonctoire. En réalité, l'infection folliculaire, quoique invisible, est déjà constituée lorsque la réaction ganglionnaire se produit, mais cette infection est si brusque, que la défense de la peau n'a pas eu le temps de s'organiser; alors les ganglions entrent en œuvre de prime abord. Les jours suivants la réaction leucocytaire intra-épidermique et la défense de la peau contre le microbe se sont organisées et fonctionnent, et alors la réaction ganglionnaire s'apaise.

Donc, lorsqu'une poussée de pustulation épidermique semblable est survenue chez l'enfant, il y a beaucoup de chances pour que de nouvelles poussées pustuleuses semblables se reproduisent par la suite; et on voit même, dans certains cas, le processus s'installer à l'état chronique, la peau reste d'un rouge foncé sur toute la région, et pointillée de rouge plus vif; le pointillé signalant des ébauches ou des vestiges de pustulation. Sur ce fond de dermite chronique, de nouvelles séries de pustules se forment par poussées subintrantes. A ce degré, c'est un état déplorable et contre lequel la thérapeutique est mal armée. Ces cas surviennent souvent chez des enfants du type spécial qu'on dit strumeux, chez des

enfants à tissus mous, à grosses lèvres, à coryza
chronique, mais il ne faut pas perdre de vue que ces
symptômes dépendent étroitement d'infections chroniques muqueuses ou cutanées, et qu'en définissant
ces infections par la strume, on fait une simple tau-
tologie.

Contre les poussées bénignes de pustulation semblables, tout réussit, et, contre les états chroniques
et récidivants, tout échoue.

Plus il s'agit d'un état accidentel, plus les composés
soufrés réussiront, plus cet état est chronique et
récidivant, moins le soufre réussira, moins il sera
supporté.

On emploiera le soufre en lotions :

Soufre précipité .	10 grammes.	
Alcool à 90°	10	—
Eau distillée	50	—
Eau de rose	50	—

Cette mixture a l'aspect d'une eau claire au-dessus
d'une lie blanche, boueuse. En agitant, on transforme
le mélange en une sorte d'eau laiteuse, qu'on applique
au pinceau, goutte à goutte, sur la région malade :
l'eau sèche et le soufre reste appliqué sur la peau en
couche pulvérulente.

Dans les bons cas, l'éruption sèche et s'arrête, les
croûtes tombent et tout se termine. Mais il faut
quand même prévoir des récidives.

Le moins possible de savon, d'eau et de manipulations diverses m'a toujours paru le meilleur.

Dans les cas plus intolérants, on remplacera le
soufre libre par le soufre en combinaison organique,
sous forme d'ichthyol, par exemple :

Ichthyol. . . . . 10 grammes.
Résorcine. 1   —
Eau distillée. 100   —

On peut retirer de bons effets du soufre colloïdal, produit récent qui semble vraiment moins irritant que les divers soufres : précipité, sublimé, amorphe, de l'ancienne pharmacopée. On l'emploie, en simple suspension, dans l'eau, ichthyolée ou non :

Soufre colloïdal de Heyden . . . . . . 2 grammes.
Ichthyol 3   —
Eau distillée 50   —

Enfin, il y a des cas où la peau malade est si intolérante qu'on en est réduit à l'expectation déguisée ; dans ces cas, on prescrit une vaseline à l'oxyde de zinc au 1/10ᵉ, ichthyolée au 1/100ᵉ ou non, et qu'on nettoie deux ou trois fois par semaine, à l'huile pure et fraîche, sans eau ni savon, en barbouillant la région, et la débarbouillant à sec avec de l'ouate hydrophile. Enfin j'ai eu dans ces cas quelques bons effets du goudron de houille lavé neutre employé en pommade de 1/10ᵉ à 1/3 et du *mazout* résidu de distillation des pétroles dont l'usage dermatologique est encore peu connu et qui sera certainement dans l'avenir un médicament dermatologique à classer parmi les plus utiles.

Dans les cas chroniques de ce genre, on peut sans faute recourir aux rayons X, qui sont appliqués suivant la méthode que nous avons fournie, Noiré et moi, pour le traitement des teignes, c'est-à-dire en faisant absorber en une séance, par la peau, la quantité de rayons X correspondant à quatre et demie unités H de Holtznecht, ou à la teinte B de notre radiomètre X. Les lésions s'apaisent et disparaissent avec la chute du cheveu, et la guérison peut se maintenir même lorsque le cheveu a repoussé. Mais on sait que ce procédé est délicat et ne doit être manié qu'avec des techniques impeccables, sous peine de faire risquer au patient l'alopécie définitive.

Je viens de parler ici de la pustulation orificielle folliculaire typique, dégagée des complications qu'on voit survenir durant son cours et dont les principales sont la furonculose et l'abcès péri-furonculeux profond.

Ce sont là des accidents qui surviennent presque constamment sur quelques points, au décours d'une poussée comme celle que nous avons décrite. Et comme ils font aussi bien partie du tableau du sycosis de la barbe et de la nuque, nous les étudierons maintenant.

III

L'abcès furonculeux et le furoncle.

Dans les articles précédents j'ai étudié la folliculite orificielle ou l'impétigo de Bockhardt et ses dérivés cliniques : la dermite pustuleuse du cuir chevelu de l'enfant; je voudrais parler aujourd'hui des suites les plus fréquentes de l'impétigo de Bockhardt de l'abcès folliculaire profond et du furoncle.

Rappelons d'abord en deux mots la structure de l'impétigo de Bockhardt : car c'est de sa pustule initiale que procèdent toutes les lésions staphylococciques profondes de la peau.

Dans un ostium folliculaire, des staphylocoques

sont portés, venant d'une lésion antérieure du même
sujet ou d'un autre; ils y arrivent naturellement, car
l'acte d'essuyer une peau souillée, en nettoyant sa
surface, infecte les orifices pilaires de tous les
liquides microbiens qu'on a essuyés.

Dans ces orifices, on trouve très souvent des
germes microbiens et ce sont presque toujours des
staphylocoques. Lorsqu'ils pullulent, en se multi-
pliant ils passent sous l'épiderme corné. Autour
d'eux un afflux séreux et leucocytaire fera la pustule
qui se développera autour du poil comme un anneau.
Ainsi le poil aura l'air de sortir du centre de la pustule. Tel est l'élément de l'impétigo de Bockhardt.
Dans ces conditions, on comprend que l'infection
péri-folliculaire et péri-pilaire se développe dans la
cheminée folliculaire elle-même, qu'elle y descende
et qu'elle aille constituer plus bas un deuxième abcès
réuni à l'abcès superficiel par le follicule infecté.

I. **Abcès furonculeux.** — C'est l'abcès double en
bouton de chemise. En voici la figuration exacte, à
peine schématisée (fig. 35) :

La pustule d'impétigo de Bockhardt constitue
l'abcès supérieur (*a.s.* au sein de l'épiderme *é*.
Les amas microbiens qui l'ont causé sont visibles en
m. L'infection s'est propagée par la cheminée folliculaire *c.f.* L'abcès inférieur qu'elle a créé s'est développé en *a.i.* en plein derme *d*. Il a dilacéré le follicule pilaire *f* en son milieu, et il se développe
excentriquement. Les fentes lymphatiques du voisinage *lll* sont gorgées de polynucléaires qui viennent
augmenter le foyer microbien et se confondre avec
lui.

Si l'on cherche dans ce second abcès inférieur où

sont les staphylocoques qui l'ont causé, on en trouvera de longues trainées dans le follicule, même

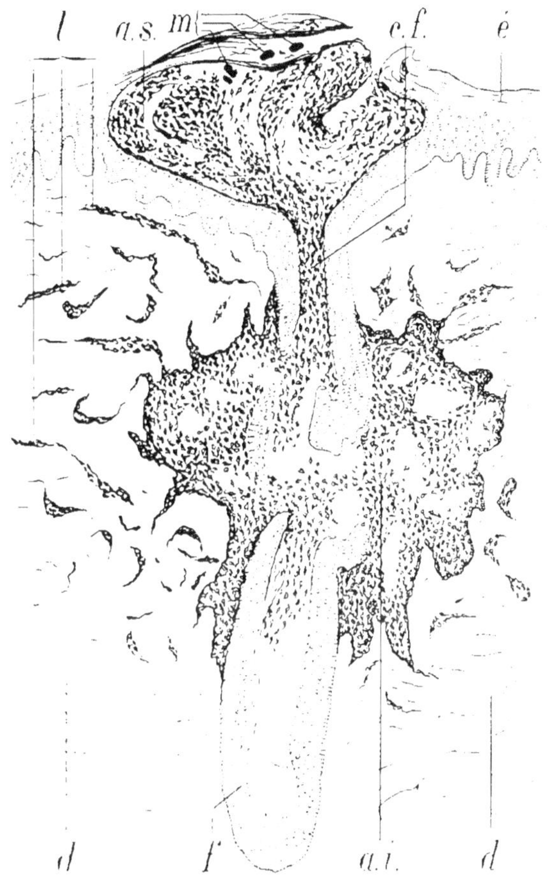

Fig. 35. — Abcès folliculaire en bouton de chemise.

as, abcès supérieur et primitif, causé par les staphylocoques en agglomérats m. — é, épiderme. — cf, cheminée folliculaire encombrée de leucocytes. — ai, abcès inférieur et secondaire autour du follicule f disloqué. — l, fentes lymphatiques encombrées de leucocytes. — d, derme.

dans la partie du follicule intermédiaire aux deux
abcès.

On en trouvera aussi, disséminés par petits

groupes, dans chacune des anfractuosités périphériques de l'abcès inférieur, ce sont des petits groupes de cinq à dix unités, quelquefois trois seulement, libres ou englobés dans un leucocyte, quoique ce dernier fait soit le plus rare.

Cliniquement, comment un tel abcès se présentera-t-il ? Ç'a été d'abord la pustule épidermique banale, mais au moment où elle aurait dû sécher et disparaître, elle s'est entourée de nouveau d'une auréole rouge et son pourtour a fait peu à peu une légère saillie sur la peau du voisinage. En trois ou quatre jours, la lésion a pris ainsi l'aspect d'un furoncle, souvent la pustule superficielle est ouverte et sèche, et c'est en son fond d'un rouge sombre qu'apparaît le point jaune de l'abcès profond qui vient faire saillie.

Quand il sera mûr, suivant l'expression populaire, une pression lente fera sourdre par secousse un pus crémeux d'un jaune verdâtre, qui est épais, mais liquide cependant, et diffère nettement du bourbillon verdâtre semi-solide du furoncle lequel s'expulse d'un seul coup.

Ces abcès périfolliculaires sont fréquents en tous points, au cours des furonculoses. Car ce sont des modalités du furoncle. On les observe à merveille au cuir chevelu de l'enfant, après les poussées de dermite pustuleuse superficielle si fréquente chez lui.

Comme chacun de ces abcès porte en lui le germe qui peut en faire d'autres, il faut éviter, en essuyant le pus, de contaminer la peau du voisinage. Pour cela, on essuie en pinçant entre deux flocons d'ouate hydrophile la matière effusée.

Le meilleur traitement de ces staphylococcies à

répétition consiste en l'application du soufre sur chacune des lésions dès qu'elle est née, sous forme de
lotion soufrée :

> Soufre précipité . . . .   10 grammes.
> Alcool à 90°.   10   —
> Eau distillée. . . . . ⎱ *àà* 50   —
> Eau de rose. . . . . ⎰

ou de pommade soufrée (au 1/30ᵉ).

Lorsque les lésions sont particulièrement récidivantes, je me suis trouvé bien de supprimer tous les
lavages locaux et de les remplacer par des lavages à
l'huile :

> Huile d'olive pure fraîche . . . . . .   200 grammes.
> Œillet synthétique.   1   —

II. **Le furoncle**. — Le furoncle n'a pas la structure
de l'abcès furonculeux que je viens de décrire. Et la
différence qui les sépare semble procéder de ce fait
que, dans l'abcès furonculeux, la réaction au microbe
est suppurative, tandis que, dans le furoncle vrai,
elle est sphacélique.

En regard de la figure de l'abcès furonculeux,
voici celle du bourbillon d'un furoncle : la différence
entre les deux apparaîtra évidente.

Objectivement, la lésion semble la même, car dans
presque tous les cas qu'on peut observer, on voit le
furoncle, comme l'abcès furonculeux, suivre une
pustule folliculaire superficielle éphémère qui l'a
causé par infection folliculaire descendante. Mais
lorsque le furoncle aura évolué, la pression autour
de lui ne fera pas sortir du pus : elle fera sortir un
bourbillon, sorte de masse verdâtre, qui est com-

pacte, qui résiste à l'écrasement et, quand on l'écrase, montre une sorte de charpente. Des coupes microscopiques pratiquées verticalement dans le bourbillon le montrent ainsi fait :

A son sommet en S, une petite masse de sérum

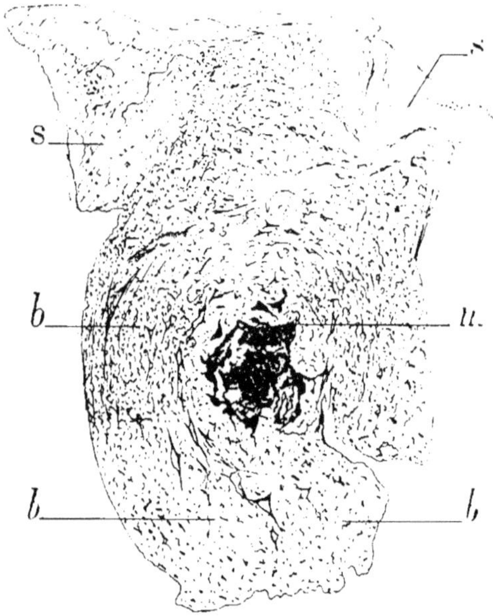

Fig. 36. — Bourbillon d'un petit furoncle.

s, croûte de sérum coagulé. — b, bourbillon composé d'un lacis de fibrine dans lequel des cadavres de leucocytes. En m, noyau microbien staphylococcique.

coagulé qui remplissait l'orifice élargi du follicule.

La masse du bourbillon B est composé d'un squelette de fibrine coagulée et de fibres conjonctives mortes, emprisonnant des quantités de leucocytes aplatis et déformés, tués sur place, et dont beaucoup n'ont gardé que leur noyau.

Chose très étrange, le centre du bourbillon est une énorme masse microbienne logée dans le bourbillon comme le noyau d'un abricot.

Ici la pullulation des staphylocoques s'est faite
toute en un point. Et c'est la diffusion à distance de
leurs produits qui a fait tout le mal. Là où leur action
périphérique a cessé s'est fait un sillon d'élimination

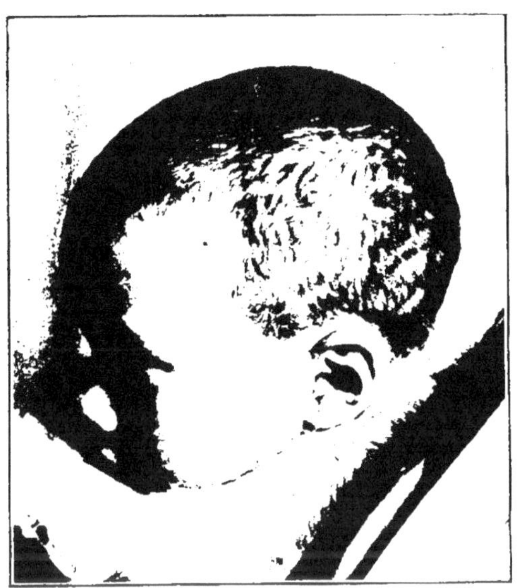

Fig. 37. — Sur la tempe, cercle d'alopécie post-furonculeuse autour
du point foncé qui est la cicatrice du furoncle disparu.

qui a séparé le mort du vif. Et le bourbillon séquestré
est éliminé d'une seule pièce avec la colonie microbienne causale en son milieu. D'où ce précepte simple
de ne jamais écraser un bourbillon sur la peau, mais
de l'enlever avec une pince ou une aiguille, et d'une
seule pièce. Car, lui enlevé, la lésion est aseptique
et ne risquera pas d'en faire d'autre.

Quelques pansements locaux avec une solution de
pierre divine :

Pierre divine . . . . 1 gramme.
Eau distillée 200   —

assureront l'immunité des régions voisines, soit par lavage, soit en pansements humides.

Les deux modalités de l'infection staphylococcique dermique profonde que nous venons de décrire font à elles seules, sous diverses formes et à degrés divers, la presque totalité des suppurations de la peau. On voit comme le schéma en est simple et combien ces notions d'anatomie pathologique rejoignent des faits cliniques connus de tous et les éclairent.

IV

Prophylaxie de la furonculose à répétition.

Il y a cent traitements de la furonculose, et comme toujours cela veut dire qu'il n'y en a pas un de sûr, dont les bons effets soient constants. Je reviendrai quelque jour sur ceux dont l'effet est le moins aléatoire. Aujourd'hui je voudrais donner au praticien le moyen de mettre un terme aux furonculoses à répétition. Car si un furoncle isolé est déjà pénible, que dire des cas où, au cours d'une année, le patient aura subi l'un après l'autre, 60 furoncles ou davantage.

A ce propos, il est des conditions de ce problème thérapeutique qu'il faut rappeler, d'autant mieux qu'elles sont d'ordinaire très mal posées. Contrairement à ce que pensent beaucoup de médecins, notre peau sur les régions couvertes est peu microbienne. La figure et les mains le sont beaucoup, mais, celles-ci surtout, parce qu'elles se salissent, la peau du corps l'est très peu quand elle est saine.

Cependant cette asepsie est relative et elle disparaît très vite autour de la moindre lésion microbienne. Rien n'est plus microbien qu'un cuir chevelu pelliculeux ou un pli de peau intertrigineux. C'est qu'une première lésion microbienne sature de germes toutes les surfaces du voisinage.

Chacun a vu un peuplier semer ses graines au vent, il en couvrira les terres voisines sur plus d'un kilomètre carré. Proportions gardées toutes les lésions tégumentaires microbiennes font de même. Les furoncles pareillement. C'est là le secret des furonculoses. On peut penser tout ce qu'on voudra des prédispositions que montrent pour elles certains téguments ; *il n'en demeure pas moins que chaque furoncle est né d'une inoculation extérieure.* Que beaucoup d'états généraux les favorisent, il le semble, mais il est plus facile d'atteindre et de prévenir un fait concret tel que la dissémination des graines en surface, que de modifier un état général à peine nommé quelquefois, et toujours mal défini. C'est ce que je vais prouver.

La peau ne doit pas être considérée comme une surface plane. Partout elle est capitonnée ; et les capitons sont les orifices pilaires. Ces orifices sont le défaut de la cuirasse humaine. Les 9/10 des infections cutanées se font par là. Chaque orifice est un entonnoir où vont s'accumuler les déchets de la peau et les microbes malencontreusement promenés ou essuyés à sa surface. Ils y demeurent paisibles jusqu'à ce qu'une occasion leur permette d'y pulluler. L'interstice entre le poil et le follicule les abrite. Alors leur colonie s'y insinue. Et lorsqu'elle fera effraction au travers de l'épiderme du follicule ce sera très au-dessous du niveau de l'épiderme avoisinant, *en plein derme*. Ainsi les défenses naturelles de la peau auront été tournées par l'ennemi sans avoir pu être mises en œuvre contre lui.

Et alors le furoncle est déjà une infection sous-tégumentaire, obligeant l'organisme à une défense générale en règle, avec œdème séreux et leuco-cytaire, mobilisation de globules blancs, réaction ganglionnaire et réaction thermique. Tout cela parce que la peau de l'homme garde des follicules pilaires, et que ces follicules béants ont recueilli et conservé les graines staphylococciques du cratère d'un furoncle ou d'un bourbillon écrasé.

A ceux qui douteront, il est facile de donner des preuves. Vous qui doutez, traitez un furoncle ouvert par un large pansement humide de 15 centimètres de côté, bien couvert d'un taffetas gommé, et revenez voir le lendemain. Le lendemain il y aura vingt pustules orificielles folliculaires disséminées sous le pansement et, parmi elles, dans trois jours, quatre ou cinq nouveaux furoncles, la graine était partout, mais faute d'humidité elle ne germait pas. Vous lui avez fourni ce qui lui manquait, elle révèle aussitôt sa présence par sa germination.

Mais alors, dira-t-on, est-ce que des savonnages répétés ne nettoieraient pas ces orifices pilaires ? Oui, peut-être, mais le savon est un *kératolytique*, il nettoie l'épiderme corné, mais il l'ébrèche. Avec lui, comme avec beaucoup d'antiseptiques externes, ce qui devrait tuer le microbe ne l'atteint pas, ce qui devrait éteindre la furonculose la provoque. Il faudrait un antiseptique actif et non destructeur. Il y en a peu.

J'ai eu maintes fois l'occasion de dire tout le bien que je pense de l'*eau d'Alibour* et des sulfates de zinc, de cuivre et de fer, et les services qu'ils peuvent rendre dans l'antisepsie cutanée. C'est ici le lieu de recommencer et j'y reviendrai encore d'autres fois.

Prescrivez à votre patient de prendre de grands bains dans chacun desquels vous faites ajouter de 15 à 30 grammes de *sulfate de zinc*. Rien d'ailleurs n'est plus simple. Le patient apporte avec lui son paquet médicamenteux et le fait dissoudre dans l'eau du bain déjà préparé. Cela ne laisse aucune trace, ne donne à l'eau aucune couleur, cela n'abime ni le linge, ni la baignoire. Ainsi chacun peut prendre ce bain chez soi ou hors de chez soi aussi aisément qu'un bain simple.

Un grand bain est de 300 litres : 30 grammes de sulfate de zinc feront une solution au 1/10.000 que la peau supporte à merveille.

Pourtant, certaines peaux sèches et déjà rugueuses donnent, au sortir d'un tel bain, une sensation désagréable. La peau est bridée et comme rétrécie. Le patient s'en aperçoit à chaque mouvement.

Il m'a semblé que 15 grammes de sulfate de zinc pour un bain de 300 litres suffisaient dans beaucoup de cas à faire de bonne antisepsie cutanée antifuronculeuse. C'est une solution sulfatée à 1/20.000. De toutes façons, prescrivez des paquets de 15 grammes ; après deux ou trois bains, le patient doublera la dose, en faisant fondre deux paquets dans chaque bain, si l'éruption furonculeuse persiste, et si sa peau le supporte sans gène.

Le médecin peut conseiller de prendre trois bains

semblables par semaine. Il conseillera de les prendre longs — d'une demi-heure au moins et davantage — avec friction du corps à l'éponge de caoutchouc ; on peut savonner, mais le savon se dissout mal dans l'eau sulfatée.

En général, après deux ou trois semaines de ce traitement prophylactique, l'éruption furonculeuse s'éteint peu à peu, les derniers furoncles avortent et il cesse de s'en produire de nouveaux.

Dans la pratique, toutefois, il m'a semblé utile de faire continuer ces bains de préservation quelques semaines après la disparition des derniers furoncles, faute de quoi j'ai vu plusieurs fois recommencer une éruption qu'on avait pu croire éteinte complètement.

Ce traitement prophylactique souvent heureux m'a été suggéré par les résultats excellents des applications externes *d'eau d'Alibour*[1] contre les pyodermites. Il ne présente aucun danger. Toute peau le supporte. C'est assez pour qu'il mérite d'être conseillé au besoin.

V

Traitement de la furonculose blépharo-ciliaire par la « Pierre divine ».

Ce que je viens de dire de la prophylaxie des furonculoses à répétition par les bains de sulfate de zinc au 1/100 m'a remis en mémoire un médicament d'autrefois, bien à tort oublié de tous aujourd'hui : la *Pierre divine*. Et j'en dois dire aussi quelques

1. Voir plus loin, p. 394.

mots. Nous devons peut-être ce topique à quelque
vieil alchimiste du moyen âge. Il est vieux mais il
est bon et ce serait dommage qu'il disparût.

La pierre divine est un corps solide, obtenu par
fusion, d'aspect cristallin, de couleur bleuâtre. On
s'en est servi de mille façons au temps de sa célé-
brité. En crayons pour les cautérisations directes des
aphtes, des vésicules d'herpès, des plaies chancreuses,
des ulcères de jambe, en solutions pour les plaies,
en collyres dans le traitement des conjonctivites, etc.

A bien considérer la formule de la pierre divine,
c'est sous une forme à peine différente, l'*Eau d'Alibour*, autre merveille des vieux thérapeutes, dont
j'ai ressuscité l'usage en dermatologie il y a quinze
ans.

Mais elle comprend un seul sulfate au lieu de deux
que contient l'eau d'Alibour, et aussi la liqueur de
Villate des vétérinaires.

La pierre divine est un mélange à parties égales
de sulfate de cuivre, d'alun qui est un astringent et
de nitrate de potasse dont le rôle paraît être de miti-
ger l'action du sulfate de cuivre quand on se sert de
la pierre divine en crayons. Le tout est additionné
d'un peu de camphre. Au total voici sa formule :

<pre>
Nitrate de potasse . . . .
Sulfate de cuivre . . . . } àà 100 grammes.
Alun . . . .
Camphre . . . .   5 grammes.
</pre>

La pierre divine est soluble dans l'eau ; faites-en
une solution au 1/200°, par exemple :

<pre>
Pierre divine . . . .   1 gramme.
Eau de rose 200   —
</pre>

vous aurez un liquide excellent pour enrayer les orgelets à répétition qui constituent l'une des éruptions furonculeuses les plus agaçantes, les plus douloureuses et les plus tenaces qui soient.

Vous connaissez bien cela. Un jour survient en un point du bord ciliaire un petit point rouge, saillant, qui est, comme on dit, *exquisément* douloureux. Trois jours après, tumeur, rougeur, douleur, chaleur, tout a augmenté, un point blanc se montre ; le petit furoncle s'ouvre et éliminera un séquestre conjonctif bourbilleux.

Une semaine plus tard, et quand tous les phénomènes du premier orgelet se sont amendés, voici un second qui paraît et puis d'autres indéfiniment.

Quelquefois c'est deux et trois abcès furonculeux semblables qui évoluent à la fois, tout un chapelet d'abcès miliaires ourlant la paupière.

Ceux qui sont passés par cette affection se rappelleront sa durée, ses apparentes guérisons, ses incessantes récidives, et les innombrables traitements inutilement essayés : et l'oxyde de zinc, et le bioxyde rouge ou jaune, et la liqueur de Van Swieten, et l'ichthyol, etc.

Voici le traitement qui me semble de beaucoup préférable. Prenez une pince bruxelles, ou, si vous possédez une pince à épiler, servez-vous-en, et épilez sans faute, un par un, et brusquement, parce que c'est moins douloureux, chacun des cils qui montre un orgelet ou même un simple point rouge à son pied.

Dites ensuite à votre patient de se laver dix, vingt, trente fois par jour les paupières avec la liqueur précédente. En quelques jours vous verrez l'éruption s'éteindre ; si quelque orgelet nouveau survient, on épilera derechef le cil qui le centre, et on continuera les lavages avec une ténacité égale à celle de la maladie.

Ordinairement, tout sera fini en deux ou trois semaines, et si vous revoyez un mois plus tard votre patient, vous lui montrerez que ses cils repoussent comme vous aurez bien soin de lui affirmer d'avance en dépit de son incrédulité ordinaire.

Avant de terminer ce bref article, je voudrais profiter de cet exemple pour montrer combien la thérapeutique dermatologique est simple et facile quand on veut bien ne pas la compliquer à plaisir.

Un médicament bien manié a vingt emplois similaires et différents : liqueur de Villate, pierre divine, eau d'Alibour, bains sulfatés, ce sont quatre faces différentes d'une même thérapeutique. Ce sont les mêmes agents actifs dont le mode d'emploi seul est diversifié, mais dont l'action de fond reste pareille.

Avec dix ou quinze médicaments au plus, on pourrait pratiquer la dermatologie et toute la médecine et l'on ferait néanmoins de très utile et efficace thérapeutique. Ici encore, *tout est dans la manière*. En se servant de peu d'agents, on les connaît mieux. Avec eux dès lors, il est plus facile d'arriver dans ses formules à la *nuance* et au *doigté* que l'usage donne au praticien attentif.

VI

La querelle du terrain et du microbe en dermatologie à propos de l'étiologie du sycosis de la lèvre supérieure.

I

Toutes les fois qu'un médecin rencontre des cas d'infection cutanée chronique, il accuse volontiers le tempérament du sujet ou ses diathèses d'être la cause de leur chronicité ; qu'un enfant présente de l'impétigo narinaire chronique, on le dira strumeux ; qu'un homme devienne chauve, on le dira arthritique, etc.

Une telle façon de faire est simple mais extrêmement irrationnelle. Une définition n'a de raison d'être que si elle précise la nature de ce dont on parle. Or, définir une chose qu'on connaît un peu (la maladie) par une autre qu'on connaît moins (le tempérament, la diathèse) n'éclaire aucunement le sujet. Et, il faut bien l'avouer, les tempéraments et les diathèses ont quant à présent cette caractéristique commune de ne pouvoir être définis simplement et avec clarté.

On comprend cependant très bien d'où vient la tendance médicale que je critique. Si trois hommes sont atteints ensemble d'un même mal, ils réagiront différemment. Que l'un en guérisse de suite, que le second en meure, et que le troisième en reste malade, c'est ce que nous voyons tous les jours. Et trois autres hommes exposés ensemble aux mêmes influences de froid ou de chaleur contracteront trois maladies différentes.

En sommant les affinités morbides de certains types de patients et leurs réactions observées ou présumées, la médecine a cru pouvoir catégoriser des tempéraments : strumeux, bilieux, nerveux, arthritiques, mais cette classification est si vague que les médecins ne sont pas d'accord sur les types de tempérament à distinguer, et encore moins sont-ils capables de s'entendre sur leur définition. Tant que ces définitions restent vagues, elles peuvent, à la rigueur être admises par tous, grâce à leur imprécision. mais, veut-on les formuler plus nettement, personne n'en admet plus la formule.

Ainsi, la variété des réactions des hommes à de mêmes causes morbides a fait admettre idéalement, chez eux, des tempéraments divers. L'analogie des réactions de certains hommes à certaines causes morbides a fait appeler d'un même nom leur tempérament. Pour en parler, il fallait bien les nommer ; mais, avoir un nom les a fait supposer à tort définis. Ce nom leur fait une personnalité nosologique, comme, par fiction juridique, des sociétés anonymes sont constituées en personnes civiles. Mais, lorsqu'on étudie de près ce que ces mots veulent signifier, on conclut que, si ces tempéraments existent en réalité, ce qu'il faut du moins garder présent à l'esprit quand on en parle, c'est l'incertitude de leur définition, l'inconnaissance où nous sommes de leur rôle étiologique, de leur nature, de leurs pourquoi et de leurs conséquences. Est-il, dans ces conditions, très utile d'en parler beaucoup, et de leur faire jouer un si grand rôle en nosographie ? C'est ce que je ne discuterai pas.

Il est entendu que, dans une maladie microbienne chronique, la part du microbe et la part du terrain peuvent être égales ; l'importance du terrain pourrait

même être primordiale, et l'importance du microbe
secondaire. Néanmoins, la part du microbe est pour
le moment plus facile à démontrer que la part du
terrain. Alors on voit ceux qui aiment les faits précis
et qui voudraient éviter les affirmations sans preuves
se cantonner dans l'étude microbienne et parler très
peu de la question : *Terrain*.

Le lecteur croira dès lors facilement que, pour cet
auteur, le terrain est sans importance et qu'il lui
dénie toute valeur ; et cette opinion sera fausse. On
peut ne pas nier son importance, et nier qu'on puisse
la définir. Beaucoup d'esprits s'écartent de ces questions comme des questions métaphysiques, parce
qu'ils les croient, pour le moment, insolubles. Que
répondre aux croyants sinon qu'on ne peut pas
croire? Certains parlent des anges comme de personnes bien connues; ils savent leur hiérarchie
céleste, et jusqu'à leur nom personnel. Que leur
répondre sinon que tout cela est fantaisie?

II

Ces réflexions sont très saisissantes si on les
applique à un fait particulier et concret.

Je prendrai pour exemple l'un des sycosis staphylococciques les plus fréquents dont je vais résumer
l'histoire. Je veux parler du sycosis de la moustache
ou sycosis sous-narinaire.

L'évolution de cette maladie se fait en trois actes.

I. — Au premier, qu'on observe à l'âge scolaire
ou dans l'adolescence, le sujet a constamment les
paupières rouges, c'est-à-dire de la blépharite chro-

nique et de la conjonctivite à répétition. C'est un état permanent avec des exacerbations.

Au matin les paupières sont collées par un exsudat; même après les toilettes, on voit à la base des cils des croùtelles restées adhérentes. Si elles sont abondantes, les cils sont agglutinés en pinceau. Souvent la conjonctivite palpébrale s'accompagne de conjonctivite oculaire et même de kératite récidivante et chronique avec photophobie, larmoiement, etc., et plus tard opacité cornéenne. Quand l'individu avance en âge, les choses s'apaisent ou s'accusent. Si elles s'apaisent, les autres actes de la maladie n'auront pas lieu. Si elles s'accusent, la blépharite chronique compliquée d'orgelets à répétition évoluera vers l'atrophie cicatricielle du bord palpébral. Beaucoup de cils ne repousseront pas, beaucoup d'autres seront divisés par des cicatrices et venant buter contre la paupière inverse constitueront du trichiasis. Et cet état lentement progressif aboutira — vers la cinquantaine — à l'atrésie palpébrale ou au chémosis.

II. — Bien avant ce temps, ces lésions premières auront créé des complications qui auront donné à la maladie un tout autre aspect; suivons leur naissance.

Quelque origine qu'on suppose à la blépharite chronique dont nous venons de parler, personne ne nie plus qu'elle soit microbienne, comme les orgelets à répétition dont elle s'accompagne. L'infection de la conjonctive existe en même temps que celle des paupières. Les larmes seront donc perpétuellement microbiennes. Vers douze à quinze ans, le patient qui a ses paupières malades depuis cinq à huit ans est atteint de rhinite à répétition avec rhinorrhée et pustulations folliculaires plus ou moins furonculeuses à l'orifice des narines. Là est le second acte de la maladie, mais il passe à peu près inaperçu du malade et de son entourage ; on dit qu'il a souvent des rhumes de cerveau. Rien de plus. Et il en sera ainsi tant que l'individu ne sera pas adulte et qu'il n'aura pas une forte moustache, condition nécessaire du stade suivant ; c'est dire que le sycosis sous-narinaire est une maladie masculine.

III. — Le malade peut donc avoir dix-huit, vingt ans, vingt-cinq ans ; très souvent il a de la moustache abondamment, et depuis déjà des années, quand, subitement, à l'occasion d'un rhume plus fort que les autres, il présentera du jour au lendemain une pustulation des orifices folliculaires des poils de la moustache, à l'aplomb des narines, sur une surface exactement limitée à la région sous-narinaire et plus souvent sous une seule narine tout d'abord. Ces pustules sont du type bien connu de l'impétigo staphylococcique. Ce sont des petites coupoles jaune verdâtre, siégeant à l'orifice pilaire et que le poil traverse en leur centre. Elles contiennent une goutte de pus bien lié. Quand on déterge la pustule, son fond apparaît infundibulaire, rouge, saignant.

Dès les premiers jours, les pustules sont nombreuses, irrégulièrement semées de-ci de-là, petites ou plus grosses ; elles ne naissent pas toutes le même jour, mais, au contraire, chaque jour en amène de nouvelles. Puis après un temps, cette éruption fort gênante s'apaise peu à peu et le malade se croit délivré. Il l'est, en effet, pour quelques semaines ou quelques mois, après lesquels une nouvelle poussée de rhinite ramène une nouvelle poussée de pustulation.

Bientôt les poussées pustuleuses deviendront subintrantes et le sycosis narinaire sera constitué. C'est une folliculite limitée aux poils de la moustache, dans l'espace sous-narinaire, et récidivant d'une façon presque toujours synchrone aux poussées de rhinite catarrhale qui ont été d'abord sa cause. Tous les sycosis sont sérieux, celui-ci particulièrement : la ténacité de cette affection est désolante. Les médications locales bien conduites soulagent le malade. Elles font souvent disparaître la poussée, elles n'empêchent pas ses récidives. Et chez beaucoup de malades on voit l'affection durer autant que leur vie. Peu à peu, au sein de l'œdème lymphangitique chronique de la lèvre, se forme du tissu fibreux, la lèvre est dure et épaisse. Beaucoup de folliculites ont évolué vers la cicatrice ; la peau est ponctuée ainsi d'étoiles blanches. En cette région la moustache est devenue rare et ses poils dissimulent mal les pustules nouvelles, la rougeur qu'ont laissée les pustules récentes et les traces cicatricielles des pustules anciennes. À la longue, toute la région de la moustache et celle de la « mouche » arrivent à être envahies. Tel est le sycosis sous-narinaire.

III

Examinons maintenant les théories étiologiques auxquelles cette affection a donné lieu. Elles sont intéressantes d'autant plus qu'elles ont souvent dicté la thérapeutique.

La première, celle qui parmi les médecins garde encore le plus de crédit est celle qui considère le tempérament du malade ou son état diathésique comme le facteur principal de l'état morbide.

Ce malade, dit-on, est un lymphatique, ou, comme on disait jadis, un strumeux à tissus mous, à grosses glandes, ayant aisément des catarrhes des muqueuses. C'est cet état préalable qui facilite les infections staphylococciques et les rend durables. La conclusion est qu'il faut traiter le tempérament du malade, alors on fait prendre à l'enfant de l'iode et du sel, de l'huile de foie de morue, on envoie l'adulte à la mer ou aux eaux sulfureuses fortes.

Mais les résultats thérapeutiques ne justifient point la théorie. Rien de tout cela ne réussit d'une façon nette, excepté les eaux sulfureuses, mais si celles-ci ont une action, c'est quand on les applique localement.

Examinons cette question sous un autre angle et étudions ce qu'on peut connaître de l'infection microbienne locale, laquelle apparaît après tout comme un indispensable facteur de ce complexus morbide. L'infection est d'abord palpébrale, puis conjonctivale, puis narinaire avant de parvenir à la lèvre. Il est frappant de voir qu'elle suit le cours des larmes et que l'infection descend peu à peu, et avec une très grande lenteur puisque rarement l'infection est complète avant des années.

On voit souvent l'infection palpébrale ou conjonctivale et même narinaire rester chronique sans déterminer le sycosis, mais on ne voit pas le sycosis sous-narinaire sans rhinorrhée préalable. Tout ceci évolue donc comme beaucoup d'infections connues qui se limitent dès l'abord, ou qui, au contraire, s'étendent, et, par exemple, comme la laryngite qui donnera lieu ou non à une trachéite, à une bronchite. Et on verra beaucoup de laryngites s'éteindre pour une bronchite qui évoluera, et il y aura de même des laryngites qui resteront chroniques sans s'accompagner de bronchites, etc.

Cette infection des paupières et des conjonctives qui ne réagit, à ma connaissance, à aucune médication générale, réagit à diverses médications locales.

Les lavages des paupières à l'eau bicarbonatée chaude, à chaque toilette (eau de Vichy Grande-Grille ou eau bouillie dans laquelle on jette, pour une cuillerée à soupe, une pincée de bicarbonate de soude), ces lavages, dis-je, dissolvent les squames et les croûtes, et dans les cas légers, la défense locale fait le reste.

Dans des cas ordinaires, mais moins simples, une pommade au bioxyde jaune, à doses minimes :

Bioxyde jaune Hg.	0^{gr},05
Lanoline.	10 grammes.
Eau de roses.	10 —

agit bien, surtout quand la rougeur est diffuse et sans localisation principale aux follicules, sans orgelet.

Plus tard, les lavages au sulfate de cuivre, par exemple avec le collyre :

Eau distillée bouillie	200 grammes.
Pierre divine	0^{gr},20

répétés deux fois par jour après le lavage à l'eau alcaline suffiront encore, et on pourra utilement laisser tomber dans l'œil quelques gouttes de ce collyre à chaque lavage.

Remarquez en passant que si, au cours de ce complexus morbide une *taie* survient, comme on disait jadis, c'est-à-dire une kératite phlycténulaire qui n'est que l'infection de la conjonctive préoculaire, tous les médecins se réuniront pour vous conseiller les traitements locaux, même ceux qui croient que le tempérament du malade est le grand facteur de l'infection. Entre la blépharite ou la conjonctivite banale et la kératite qui vient la compléter, il n'y a de différent pourtant que l'organe qui est attaqué. Pourquoi dès lors ne pas traiter la moindre blépharite comme une chose sérieuse, surtout quand on la voit récidiver : *Principiis obsta*.

A l'ordinaire ce conseil n'est pas suivi, l'infection a donc tout le temps de s'étendre. Elle semble le faire par poussées, dont chacune augmente le territoire acquis à l'infection chronique. Mais cette extension est lente, toujours, et il s'écoule souvent, je l'ai dit, plus de dix ans entre la blépharo-conjonctivite primitive et l'apparition du sycosis sous-narinaire. Voici le sycosis survenu ; dès l'origine, il est microbien, mêmement microbien que les orgelets, car qui dit infection banale des follicules dit toujours infection staphylococcique. Les orifices pilaires bâillent à la surface de la peau, le mucus nasal y viendra stagner chaque fois que le sujet se sera mouché et mal essuyé. Et l'expérience de bien des cas montre que chaque poussée sycosique que la rhinorrhée provoque s'éteindrait si une poussée nouvelle de rhinite catarrhale ne la ranimait pas.

Au-dessous de ces phénomènes, que l'observation

constate, on peut donc supposer tous les états diathé-
siques que l'on voudra, comme on supposait les
dieux jadis, faisant la pluie, la foudre et les trem-
blements de terre : mais ce qu'il y a de certain, c'est
que si, dans ces phénomènes que nous étudions, on
laisse de côté leur cause générale supposée, les
causes immédiates que nous leur connaissons leur
donnent une explication rationnelle.

Ici encore, d'ailleurs, le traitement général qui
s'adresse à la diathèse ou au tempérament est d'effet
sensiblement nul, et les traitements topiques sensiblement efficaces.

Les lavages de la lèvre à l'eau sulfatée, dite d'Alibour :

Eau distillée.	300 grammes.
Sulfate de zinc	2 —
Pierre divine	1 —
Alcool camphré	10 —
Safran	$0^{gr},30$

font sécher les pustulations et arrètent leur extension.

La lotion soufrée de Vidal :

Soufre précipité.	
Alcool à 90°.	} $\overline{aa}$ 10 grammes.
Eau distillée	
Eau de roses	} $\overline{aa}$ 50 —

agiter.

fait avorter souvent les poussées pustuleuses à leur
début.

Les pansements humides décongestionnent la lèvre
et diminuent son œdème chronique et son épaississement visible, etc.

Le traitement général, quel qu'il soit, n'a jamais donné rien de semblable...

Il y a des arguments chers à ceux qui voient la diathèse comme les anciens voyaient le dieu ou la déesse derrière chaque phénomène naturel. Ils disent : « C'est le microbe qui fait la poussée aiguë, c'est le tempérament qui la fait passer à l'état chronique. »

Ce raisonnement peut contenir une part hypothétique de vérité, pourtant ce que nous savons de la vérité ne l'appuie pas. Nous savons qu'il existe une différence absolue entre une peau ou une muqueuse vierges d'infection et une peau ou une muqueuse infectées. Un organe sain peut risquer vingt fois l'infection sans la contracter. Un organe infecté ne recouvre guère sa virginité perdue. Voyez l'histoire de la blennorrhagie, ce sont toujours les mêmes sujets qui la contractent. Et voyez la persistance de la goutte de pus matinale chez les anciens blennorrhagiques.

Que d'enseignements dans ce simple fait ! Une muqueuse est tapissée d'infundibula, de cryptes, de diverticules. Dans certaines rares circonstances, elle arrive à se désinfecter elle-même, mais de là à croire qu'on peut la désinfecter quand on le veut, il y a loin.

Autrefois on mettait aussi la chronicité de la blennorrhagie sur le compte du tempérament du sujet. Et, comme toujours, le résultat de cette théorie était de dissuader l'essai des traitements locaux. On a vu le soi-disant tempérament qui faisait les blennorrhagies chroniques céder aux cautérisations locales des uréthrites postérieures et à la dilatation des rétrécissements.

Mais comment expliquer, dira-t-on, la persistance

des sycosis de la moustache et des paupières par le seul microbe? Nous connaissons l'infection staphylococcique du follicule pilaire, c'est le furoncle, il ne récidive pas *in situ*. Ce qui, dans certains cas, fait récidiver l'infection staphylococcique doit donc être le tempérament du sujet.

Observez d'abord une chose, c'est que le furoncle guérit par cicatrice, et cela tout seul éclaire le sujet.

Il y a des infections qui sont *autophages*. Un furoncle, anatomiquement, est un séquestre conjonctif périfolliculaire (le bourbillon) entouré d'un peu de pus. Le séquestre s'élimine. Il n'y a plus de follicule pilaire, comment voudrait-on qu'il se réinfectât?

Lorsque vous examinez de vieilles paupières atteintes de blépharite ciliaire depuis trente ans, ou une moustache atteinte d'un sycosis de même date, elles aussi auront perdu beaucoup de poils par cicatrice, et, à leur place, aucune pustule ne survient plus, mais bien à la base des poils qui restent.

Examinez toute la pathologie du follicule pilaire et du poil, un fait la domine, c'est la chronicité de leurs infections. Elles sont incurables parce que les parasiticides employés contre elles ne peuvent pas atteindre le siège du mal.

Voyez les teignes trichophytiques : avant l'intervention des rayons X dans leur guérison, les sujets qui en étaient atteints les auraient indéfiniment gardées si la crise de la puberté, par un mécanisme d'ailleurs bien obscur, ne les avait pas guéries, et la teigne faveuse, quand on la traite simplement par des applications antiseptiques, dure autant que la vie du malade et, si elle guérit sur certains points, c'est quand elle y a provoqué des cicatrices expulsant le poil.

Donc les poils ne s'infectent pas souvent, ni le fond du follicule pilaire, mais quand ils sont infectés, si l'infection ne les détruit pas eux-mêmes, ils restent malades.

L'exemple de la teigne faveuse montre que la blépharite ciliaire chronique et le sycosis ne sont pas du tout des faits isolés, mais, au contraire, des exemples répétés d'une même règle. Et n'oublions pas surtout que la persistance du favus a été attribuée au tempérament du malade jusqu'à ce que Bazin l'ait guéri par l'épilation, comme la gale jusqu'à la pommade d'Helmerich.

Eh bien, voyons donc ce que fait l'épilation dans le sycosis ?

L'épilation d'un sycosis de la moustache ne semble pas le lendemain avoir apporté un grand changement à la marche de la maladie ; la lèvre est rouge, tuméfiée, et le nombre des pustules nouvelles peut être plus considérable que la veille, mais, de jour en jour, tous les symptômes inflammatoires diminuent jusqu'à disparaître. Si, en un point, ces symptômes demeurent, c'est qu'il reste un poil non épilé. Et la disparition des symptômes durera tant que durera celle du poil. Et quand celui-ci reparaîtra la pustulation reviendra et la maladie reprendra. Il en est de même dans le favus.

C'est après plusieurs épilations successives dont chacune enlève, avec le poil, la plus grosse partie du parasite que la guérison du favus est obtenue. De même on obtient par le même mécanisme la disparition d'un sycosis de la lèvre, mais seulement jusqu'à la rhinite prochaine. Ainsi le traitement local semble prouver que le tempérament du malade n'est pas la cause principale de la longue durée du sycosis.

L'infection d'un follicule, quand elle ne le détruit pas, devient chronique, et le microbe, dans la profondeur du follicule, est inattaquable aux topiques externes, non seulement dans le sycosis, mais dans toutes les infections non destructives du follicule, comme l'exemple en est flagrant dans les teignes.

Partout où une infection se produit, que nos antiseptiques ne peuvent joindre, le médecin d'autrefois pensait à la diathèse. Ainsi en était-il pour l'uréthrite postérieure blennorrhagique, pour le sycosis, ainsi en est-il encore pour la pyorrhée alvéolo-dentaire que l'avulsion guérit comme l'épilation guérit le follicule pilaire, mais qui ne guérit pas sans l'avulsion, parce que la désinfection de l'alvéole est aussi impossible que celle du follicule.

Une raison encore me porte à combattre cette opinion : que le tempérament du sujet ou sa diathèse sont causes du sycosis, c'est que toutes les fois qu'on croit connaître la cause d'un état morbide, on ne la cherche plus et que, s'il est admis par un médecin que la cause première du sycosis est diathésique, jamais plus ce médecin n'étudiera les causes locales qui peuvent aider son apparition.

J'en prendrai pour exemple la rhinorrée qui détermine le sycosis. Souvent j'ai envoyé mes malades à des confrères auristes pour qu'ils examinent leur muqueuse nasale. Très souvent on m'a répondu : le nez est sain ; d'autres fois on m'a dit : rhinorrée sans lésions ; d'autres fois rhinite catarrhale, etc., et presque toujours on a prescrit de l'huile mentholée comme seul traitement, en proscrivant d'ordinaire tous lavages des fosses nasales.

Or, dans un grand nombre de cas, j'avais remarqué que l'orifice nasal des deux côtés ou du côté le plus atteint de sycosis était anormal, le plus souvent aplati et en forme de boutonnière.

Eh bien, dans plusieurs cas j'ai pu obtenir la cessation de la rhinorrée en faisant porter dans la narine un anneau prothétique dilatant l'orifice nasal. Je suis convaincu que cet appareil rendrait des services dans d'autres cas que dans le sycosis sous-narinaire ; au moins en rend-il dans beaucoup de cas de sycosis.

Inutile d'ajouter que, si j'avais supposé au sycosis une origine générale ou diathésique, je n'aurais eu aucune idée d'examiner des détails tels que celui qui m'a conduit pourtant à un procédé thérapeutique valable.

Est-il nécessaire, avant de terminer cette note, de résumer ce qu'on en peut conclure? Essayons-le :

1° La persistance et la chronicité du sycosis sous-narinaire sont dus à ce fait que le follicule, une fois infecté, s'il peut guérir spontanément, ne peut être désinfecté souvent que par des épilations successives et prolongées. Ceci conduit à une conclusion thérapeutique. Dans ces cas, l'épilation à la pince sera pratiquée lorsqu'on ne pourra se servir des rayons X. Ceux-ci appliqués à la dose dépilante (teinte B. du radiomètre ; rayons n° 8 ou 9 du radiochronomètre Benoît) sont plus actifs, parce que la dépilation qu'ils causent dure trois mois sans intervalle et sans réinoculation folliculaire possible.

2° L'infection du follicule par la surface est constante toutes les fois que l'écoulement nasal se reproduit. Conclusion : Il faut protéger la région contre les réensemencements microbiens. Les lavages répétés de la lèvre à l'eau d'Alibour dont j'ai donné plus haut une formule, et les applications de lotion soufrée quand la peau tolérera le soufre, ce qui est le cas le plus fréquent, correspondront à cette indication.

3° Mais, comme tout écoulement nasal reproduira le sycosis, il faut empêcher autant que possible la rhinite de se renouveler. De là deux indications : Maintenir l'orifice nasal dilaté, par un cerceau prothétique intérieur, toutes les fois qu'il est anormalement aplati, ce qui est fréquent, et aseptiser le plus possible les fosses nasales. Pour ce faire, je n'ai rien trouvé de mieux en pratique que les lavages au sérum artificiel, ou à l'eau bouillie salée à 8 p. 1.000. Je conseille ces lavages sans instruments autres qu'un verre : on les fait en aspirant l'eau salée jusqu'à faire siphon et à la rejeter par la gorge. Je fais renouveler ces lavages deux fois par jour dès qu'il y a menace de rhinite. Je sais bien que ces lavages sont déconseillés maintenant par plusieurs. Je dois dire que, dans le cas de sycosis sous-narinaire, rien ne les vaut, et surtout je repousse absolument, dans ces cas, l'usage de l'huile mentholée qui, à toutes doses, est irritante pour l'épiderme et qu'on ne peut empêcher de souiller la lèvre.

4° Nous savons enfin que la rhinite est entretenue par la blépharite et la conjonctivite à répétition. Il faut donc aussi traiter celles-ci. Les lavages des paupières à l'eau alcaline, suivis de lavages et d'instillations avec le collyre à la pierre divine (0.20 p. 100) dont je donnais plus haut la formule, répondent à cette indication le plus souvent, mais, lorsque la maladie dure depuis longtemps, les dégâts qu'elle a faits : atrésie des points lacrymaux, etc., peuvent ne plus être du ressort du dermatologiste, et je ne m'étendrai pas plus sur le sujet. Tel est le sycosis sous-narinaire. Telles sont les circonstances étiologiques au milieu desquelles on le voit naître, les mœurs qu'il affecte et la thérapeutique la plus propre à le conduire à la guérison. Sans doute cette affection n'est que l'un des types des sycosis que les régions de la barbe peuvent présenter. Il y en a d'autres, comme le sycosis pustuleux des joues, d'autres qui ont une cause mycosique : sycosis trichophytiques dus à l'inoculation des teignes animales. J'ai limité ce chapitre à un type morbide que la clinique même limite étroitement et dont elle fait une entité morbide circonscrite, bien différenciée. C'est assez si je suis parvenu à en exposer clairement les origines connues, la nature et le traitement.

Et parce que je me suis limité à l'étude de ses causes prochaines, démontrables, et de sa thérapeutique locale, cela ne veut pas dire que je crois tout savoir de ses causes, et que les vices héréditaires ou acquis *de toute la substance* du patient ne sont pour rien dans la naissance et la durée de la maladie. Mais, ceci me paraissant pour le moment l'inconnaissable, je me suis seulement cantonné, strictement, dans l'étude des faits que l'expérimentation et la pratique peuvent éclairer, et je n'ai voulu parler que de ceux-là.

VII

De la streptococcie cutanée.

A diverses reprises, j'ai étudié ici les divers types cliniques des pyodermites que déterminent les staphylocoques blancs et dorés : impétigo de Bockhart, furoncles, sycosis, etc., dont le principal et plus constant symptôme est d'avoir pour lieu anatomique l'orifice folliculaire et le follicule pileux.

Mais je n'ai pas encore parlé des lésions épidermiques déterminées par le streptocoque, et c'est ce que je voudrais faire maintenant. L'histoire des streptococcies cutanées est complexe, car les épidermites streptococciques varient de forme suivant leur siège et les diverses conditions au milieu desquelles elles ont pris naissance. Pourtant, si leur physionomie extérieure diffère d'abord extrêmement, on peut presque toujours retrouver, en chacune, les caractéristiques objectives spéciales à l'infection qui les détermine.

Les streptococcies épidermiques ont toutes ce caractère spécial de ressembler à une brûlure, de déterminer une exsudation toujours plutôt séreuse que purulente, et quand cette exsudation diminue, elle laisse, sur sa surface exulcérée, un mince exsudat fibrineux, blanc et rose, qui semble de couleur lilas clair, si mince qu'on le dirait passé au pinceau.

Si l'on veut très vite se familiariser avec l'aspect des streptococcies épidermiques et que l'on ait à sa disposition une consultation ou un service d'enfants, il faut examiner, chez tous, les plis rétro-auriculaires ; on n'en aura pas examiné cent avant d'avoir rencontré une ou deux fois la lésion que l'on recherche. Et, d'ailleurs, tous les médecins la connaissent ; tout médecin l'a vue souvent et l'a même guérie quelquefois, même sans savoir exactement ce qu'il guérissait.

I. Intertrigo rétro-auriculaire. — Derrière l'oreille, on trouve une lésion suintante, croûteuse, jaune. En écartant l'oreille pour mieux voir, on entr'ouvre un pli fissuraire où l'épiderme exulcéré est si mince qu'en tirant l'oreille on paraît la décoller de la tête et que le pli saigne.

Le pli est le siège d'une exulcération en forme de feuillet de livre, dont une moitié sur le dos de la conque de l'oreille et l'autre sur la peau correspondante de la tête, ces deux faces de l'ulcération séparées en deux parties égales par le pli rétro-auriculaire. Les bords de l'ulcération, sur l'une et l'autre face, sont semés de croûtes ou croûtelles impétigineuses, c'est-à-dire d'un jaune d'ambre, ambre clair ou ambre brouillé. On a comparé ces dernières à de la cire blonde d'abeille, les autres ont l'aspect cristallin de la poussière de résine ou de colophane.

Enlevez ces croûtes, ce qui se fait sans douleur, et regardez la surface sous-jacente. Quelquefois, la lésion est presque guérie et la surface épidermique est seulement érythémateuse, mais le plus souvent la croûte cache une surface exulcérée légèrement exsudative et recouverte de la mince couenne fibrineuse lilas clair. Quand on a bien regardé de près cette lésion, on reconnaîtra sans faute toutes les lésions de même nature, quelle que soit leur localisation.

L'exsudation plus ou moins active est aussi un phénomène constant. Tantôt, c'est une simple moiteur, tantôt un suintement vrai, et toujours le sérum clair exsudé donne lieu à la croûte blonde, impétigineuse.

Voilà la lésion épidermique du streptocoque en sa plus fréquente localisation. Tout médecin la connaît, je le répète et la connaît comme très chronique et récidivante. Pendant des mois, on peut la retrouver chez le même enfant. Elle tend à la chronicité, comme toutes les lésions des plis, parce que le fond du pli, où persiste une moiteur, reste un lieu d'élection pour la conservation et la germination des graines microbiennes.

II. **Intertrigos**. — L'élection du streptocoque pour les plis cutanés est un fait indéniable, et l'un des plus caractéristiques de cette infection. Sans risque d'erreur, on peut dire que tous les intertrigos sont streptococciques d'origine, ou secondairement infectés de streptocoques.

Examinez l'intertrigo des vieux obèses, dans les plis sus-pubiens et inguinaux. Presque toujours, il vous semblera d'abord que cet intertrigo est de nature eczématique. Quand on le voit naître ou renaître, c'est par des vésicules eczématiques fines qui laissent, après leur rupture, un point rouge, le pore eczématique suintant. Néanmoins, quand vous rencontrez cette lésion eczématique, c'est toujours sur les bords de la lésion intertrigineuse, laquelle suit le fond du pli. Et quand vous examinez le fond du pli vous y retrouvez la fissuration, la couenne fibrineuse lilas clair et le suintement. Et toutes ces lésions donneront en douze heures la culture du streptocoque, quand cette culture aura été pratiquée suivant ses règles spéciales.

Chez les jeunes sujets, l'intertrigo peut être purement streptococcique sans aucun mélange apparent d'eczéma. Quelquefois, il est d'abord de type streptococcique pur, et il devient le point de départ d'une eczématisation de voisinage, comme toute cause irritante peut être l'origine d'une eczématisation secondaire.

Ainsi donc, un premier point reste acquis, de tout cela, c'est que l'intertrigo vrai, simple, est streptococcique et que l'infection streptococcique a une préférence pour les endroits du corps perpétuellement moites que sont les plis naturels. Cherchez les intertrigos de toute région, aux plis inguinaux et interfessiers surtout, au pli de l'aisselle, vous ne tarderez pas à rencontrer les mêmes phénomènes dus à la même cause. Et, d'ailleurs, ils disparaissent sous l'influence des mêmes traitements.

III. **La perlèche**. — Un autre exemple montrera la préférence du streptocoque pour les plis naturels, c'est *la perlèche*. Qu'est-ce que la perlèche? Ce nom, évidemment populaire, désigne une affection contagieuse et même épidémique du coin des lèvres. Si on examine une perlèche constituée, ce qui la signale d'abord est une cocarde rose ayant exactement la commissure labiale pour centre. C'est ordinairement une affection symétrique, quoique plus marquée d'un côté que de l'autre. Cette bouche, dont les coins sont cernés d'une rougeur ronde, ne peut manquer d'avoir un aspect très particulier.

Si l'on fait entr'ouvrir la bouche, on remarquera que, du coin de la commissure, partent des incisures en patte d'oie partageant la lésion en secteurs plus marqués au centre qu'à la périphérie. Le fond de ces incisures ou de ces plis est exulcéré, suintant, et recouvert de la même mince couenne fibrineuse lilas clair que nous connaissons déjà. La culture fournira de nouveau le streptocoque en quelques heures. Lemaitre, de Limoges, qui en a fait le premier la culture, avait attribué la perlèche à un streptocoque spécial : *S. plicatilis* ; mais rien ne permet de distinguer ce streptocoque de ceux qu'on obtient des plis intertrigineux, ni sa culture des cultures du streptocoque banal. La perlèche est une streptococcie épidermique, intertrigineuse, qui doit à sa localisation insolite son aspect particulier.

Elle est contagieuse dans les écoles, parce que les élèves se passent de bouche en bouche des porteplumes mâchonnés, agents de transmission. Et on sait à quel point le streptocoque se spécialise dans la fabrication des lésions du même type que celle dont il provient. La perlèche est un intertrigo comme tous les intertrigos, et comme l'intertrigo inguinal, interfessier, rétro-auriculaire, elle est due à la même infection superficielle, intra-épidermique du streptocoque.

IV. **Rhinite antérieure impétigineuse**. — Mais, poursuivons. Les plis ne sont pas les seuls endroits du corps, humides et difficiles à entretenir en état de propreté : les narines, qui sont dans le même cas,

sont des foyers de pullulation et de résistance du
streptocoque surtout chez les enfants, à l'âge scolaire.

Quand vous rencontrez un enfant atteint d'impétigo, écoutez sa respiration, elle est laborieuse,
l'enfant renifle, son nez coule, il est à demi obstrué
de croûtes jaunes, mielleuses, demi-molles. On les
voit à l'orifice narinaire, leur ablation érode l'épiderme et renouvelle le suintement séreux, quelquefois strié de sang. Le tour du nez est rose,
desquamant, les orifices narinaires ressemblent à
l'orifice buccal dans la perlèche. C'est l'impétigo
narinaire. Les mêmes conditions de mauvais nettoyage et d'humidité chaude qui favorisent partout la
multiplication du streptocoque se retrouvent ici
comme dans tous les intertrigos. Et ces lésions croûteuses sont streptococciques. En tout ceci, rien
ne diffère que le siège de la lésion ; c'est à ses localisations différentes qu'elle doit ses symptômes
apparemment différentiels.

V. **Impétigo vrai.** — Mais le streptocoque ne peut-
il s'attaquer qu'aux plis, aux orifices ? pas le moins
du monde ; il s'attaque fort bien à la surface cutanée
elle-même, mais, alors, au lieu d'y constituer des
lésions à tendance chronique, il n'y fera plus, ordinairement du moins, que des lésions passagères.
Le type de cette lésion est l'impétigo contagieux des
écoles.

Ce sont encore de ces lésions que tout médecin a
guéries bien des fois : néanmoins, si ces lésions sont
banales, l'infection qui les détermine n'en est pas
pour cela nettement comprise par la plupart des

médecins, aussi est-il nécessaire de les bien décrire.

L'enfant atteint d'impétigo est d'un type objectif bien spécial. Vous avez tous vu ce marmot sale et mal entretenu, qu'on vous amène couvert de croûtes jaunes, disséminées, semblables à de la cire d'abeille. Le visage en est plein, les paupières sont bordées de croûtes, les yeux pleurent, le nez coule, car il y a de l'impétigo narinaire, et à travers les cheveux ébouriffés on aperçoit des médaillons croûteux comme de larges gouttes de colle concrétées.

Examinez ces lésions une par une, enlevez ces croûtes jaunes, rocheuses, et vous découvrirez la surface rose, suintante qui ressemble à une brûlure et que recouvre le mince réseau fibrineux caractéristique de l'infection streptococcique en toutes localisations.

Un fait frappera tout d'abord l'observateur, c'est que toutes les lésions sont au stade d'état. On peut avoir vu vingt cas d'impétigo sans savoir encore comment ces lésions commencent ; c'est que leur stade de début est fugace.

Elles commencent par une petite vésicule perlée claire, qui se développe rapidement et devient une petite vessie molle, translucide, que le grattage détruit aussitôt, tant sa paroi cornée est fragile. Et quand la phlyctène est rompue, elle donne lieu à une effusion séreuse d'une abondance surprenante. Très vite ce sérum se coagule en masse, et voilà pourquoi la croûte est si grosse pour la lésion qu'elle recouvre.

Même croûteuse, la lésion s'accroît et toujours sous la même forme d'une brûlure. Autour de la croûte première, l'épiderme corné est soulevé par

une phlyctène circonférentielle qui se développe par
sa périphérie. A sa surface, l'épiderme décollé est
ridé et flétri ; en le poussant du doigt, on l'enlève,
et l'exulcération ainsi faite est recouverte en quelques
heures d'une croûte nouvelle plus large que la première et qui l'aura englobée en doublant son diamètre.
Ainsi procède chaque lésion, et c'est ainsi que se
constituent ces larges médaillons croûteux caractéristiques de l'impétigo.

VI. Les folliculites orificielles dans l'impétigo. —
Mais, ce n'est pas tout ; presque toujours, entre les
médaillons d'impétigo vrai, tels que je viens de les
décrire, on aperçoit, disséminées, de petites pustules
miliaires d'un jaune verdâtre, le plus souvent centrées par un poil de duvet. Et ces pustulettes ne
sont pas du tout la lésion-mère, la lésion-princeps
de l'impétigo comme beaucoup l'ont dit et l'ont cru.

Je le répète, *la lésion princeps de l'impétigo est
une vésicule ou phlyctène plate contenant du sérum
clair.* Si on la préserve de toute rupture, son contenu
devient louche, mais reste liquide comme de l'eau, ce
n'est jamais du pus vrai, du pus lié. Elle s'élargit
excentriquement et donne lieu, lors de sa rupture, à
une effusion séreuse d'une abondance invraisemblable, eu égard à la petitesse de l'exulcération épidermique qui y donne lieu.

Au contraire de tout cela, la pustulette épidermique
qu'on voit entre les placards impétigineux est une
pustule d'emblée, d'un jaune vert ; ce qu'elle contient
c'est du pus vrai. Elle est difficile à rupturer et ne
donne jamais lieu à une effusion séreuse. Si on la
respecte, elle séchera sur place dans sa forme et

sera éliminée comme une croûtelle. A ces caractères, on reconnaît la pustule staphylococcique (*impétigo de Bockhart*) logée à l'orifice folliculaire, qui peut se développer en profondeur (furoncle et abcès folliculaire), mais ne se développera pas en surface et qui est la lésion élémentaire des folliculites, des furoncles, des abcès périfuronculeux, des sycosis, etc... Ses caractères sont trop spéciaux pour qu'on puisse la méconnaître.

Mais comment la trouve-t-on ici, au milieu des lésions de surface créées par le streptocoque? Ce petit problème a longtemps arrêté les dermatologistes et causé maintes erreurs d'interprétation. C'est ce que je dois expliquer et ceci m'oblige d'ouvrir une parenthèse.

Dans les lésions causées par le staphylocoque, on ne rencontre jamais que lui. Dans les lésions qu'il détermine, il existe toujours à l'état de pureté absolue, ainsi dans le furoncle, dans l'abcès furonculeux, etc. Et même quand le staphylocoque survient dans une lésion qu'il n'a pas faite et qu'il y pullule, le plus souvent il y supplante très promptement le parasite causal et le remplace, en défigurant la lésion primaire qu'il transforme peu à peu en sa lésion propre. Si nous examinons en coupes sériées une croûte d'impétigo vrai, streptococcique, nous trouverons *toujours* sa partie supérieure encombrée de staphylocoques innombrables, tandis que les chaînettes de streptocoques ne s'y rencontreront qu'à la partie profonde et toujours en beaucoup moindre abondance. C'est que le streptocoque, inversement, ne demeure jamais pur dans la lésion épidermique qu'il a causée. Presque immédiatement, la lésion qu'il a créée est envahie par d'autres micro-organismes. La phlyctène streptococcique est claire quand elle naît, mais dès que son contenu devient louche, elle est envahie de staphylocoques qui vont pulluler jusqu'à masquer l'infection primitive. Et il arrivera un fait facile à comprendre, c'est que ces croûtes, qui abritent désormais le staphylocoque par myriades, fourniront aux ongles la matière d'inoculations nouvelles, qui seront staphylococciques. Ces inoculations donneront la pustule folliculaire de l'impétigo de Bockhart ou folliculite orificielle. Et voilà comment vous trouverez presque toujours, entre les croûtes d'impétigo *à streptocoques*, des pustules *staphylococciques*. C'est par le même mécanisme que l'impétigo vrai — streptococcique — du cuir chevelu, souvent pédiculaire, d'ailleurs, est presque toujours mélangé de folliculites : impétigo mixte. C'est par le même mécanisme aussi que l'impétigo du corps sera très souvent suivi de furonculose. Je ne puis m'étendre sur ces faits qui sont accessoires ici, néanmoins il est nécessaire qu'on en garde le souvenir précis en se rappelant que *le staphylocoque fait toujours des lésions pures, défendues par lui contre toute infection secondaire, tandis que le streptocoque fait des lésions immédiatement envahies d'infections secondaires qui peuvent devenir prépondérantes.*

VII. **Kératite phlycténulaire**. — Très souvent, un enfant qui vous est amené au cours d'un impétigo tient la tête penchée, et, du même côté, présente un œil clignotant. Un médecin novice regardera seulement ses paupières, y trouvera quelque orgelet : folliculite staphylococcique de même origine secondaire que celles que nous venons de mentionner, et il prescrira seulement quelque inoffensive lotion. Rappelez-vous qu'une blépharite sans conjonctivite ne donne pas de photophobie et que la position seule de la tête témoigne qu'il en existe. Écartez les paupières de force, vous verrez que l'enfant se défendra, et vous trouverez sur la conjonctive cornéenne une mince érosion en coup d'ongle, dépolie. C'est la *kératite phlycténulaire*, érosion impétigineuse de la cornée ; c'est là une complication très fréquente de l'impétigo du visage et très probablement, car je n'ai pu en faire la preuve, une lésion streptococcique. En soi, elle est bénigne ; je ne l'ai jamais vue se compliquer de suppuration de l'œil et de perforation de la cornée, mais elle peut devenir grave parce qu'elle guérit toujours par un leucome, une tache opalescente qui peut se trouver au-devant de la pupille et diminuer beaucoup l'acuité visuelle de ce côté.

VIII. **Les récidives de l'impétigo**. — Très souvent, l'impétigo récidive et on voit un même enfant en présenter trois ou quatre poussées successives en deux ou trois ans, chacune séparée de la suivante par un large intervalle de guérison apparente complète. Autrefois, comme toujours, on en accusait la diathèse, le lymphatisme de l'enfant « qui abonde, disait Alibert, en humeurs superflues ». Cherchez tout simplement dans de tels cas, aux régions où l'impétigo demeure chronique, derrière les oreilles, les narines, et vous trouverez, entre les poussées d'impétigo, la persistance de foyers d'infection d'où naîtront de nouvelles poussées. Tout s'éclaire alors, et vous voyez la conduite à suivre. Il s'agira de nettoyer complètement les derniers réduits de l'infection. Quand ils auront disparu, les récidives ne reviendront plus.

IX. Impétigo des mains. — L'impétigo peut s'inoculer partout. On en peut trouver des éléments disséminés sur tout le corps, et le fait ne manque guère au cours des poussées très aiguës de l'impétigo du visage. Mais le corps est protégé par les habits ; aussi, les inoculations se feront-elles plus fréquemment aux mains et aux doigts, régions découvertes.

Au dos des mains, aux poignets, elles seront typiques. Ce sont de véritables brûlures rondes, centrées par une croûte auréolée d'une phlyctène plate, ridée, où l'épiderme corné est décollé des couches épidermiques plus profondes. Sous l'épiderme corné, un peu de sérosité louche. Mais ici la croûte, toujours abrasée par grattage, reste plate, et son relief n'atteint jamais à celui qu'on lui voit prendre au visage.

X. La tourniole. — Dans la main, les doigts sont les parties les plus exposées. L'enfant, qui très souvent inocule ses narines avec ses doigts, inocule aussi souvent ses doigts par l'impétigo de ses narines, il s'inocule autour de l'ongle et c'est la tourniole.

Le streptocoque aime les plis, il s'implantera dans la sertissure de l'ongle. Là, comme partout, c'est sous l'épiderme corné qu'il pullulera, en le décollant des couches profondes ; le décollement suivra le pourtour de l'ongle (tourniole). La phlyctène ainsi faite se remplira d'un liquide clair d'abord, promptement louche par infection secondaire, mais dont le pus restera toujours beaucoup plus liquide que le pus lié du staphylocoque.

Si la tourniole fait le tour complet de l'ongle, elle atteindra la rainure sous-unguéale et passera sous l'épiderme corné épais de la pulpe du doigt, alors nous verrons apparaître un type nouveau de l'infection :

XI. **La bulle streptococcique des épidermes cornés épais**. — Les phénomènes sont semblables comme cause et mécanisme, c'est la structure anatomique des parties qui leur impose un facies différent. L'épiderme corné épais résistera davantage à la rupture et opposera plus d'obstacle aux infections secondaires. Au-dessous de l'épiderme corné décollé, un afflux de sérosité claire se produira. La bulle ainsi formée se distendra sans se rompre, et l'on peut voir sa dimension atteindre à celle de la phalange sur laquelle elle s'est produite, sans qu'elle se soit rupturée. Et son liquide restera plus longtemps clair, l'infection staphylococcique se produisant difficilement au travers d'une lame cornée épaisse dépourvue d'orifices pilo-sébacés.

Cette lésion se trouve ainsi la lésion de choix pour prouver par un examen microscopique extemporané la vraie nature streptococcique de l'impétigo. Une goutte de sérosité examinée montrera d'immenses chaînes streptococciques à l'état de pureté presque parfaite (fig. 38).

Des bulles semblables, de même nature et de même origine, peuvent se rencontrer ailleurs qu'auprès de l'ongle, sur la face palmaire de la main, sur l'éminence thénar par exemple, où j'ai vu se former une bulle streptococcique d'une capacité de 4 ou 5 centimètres cubes. Mais le fait est plus rare et

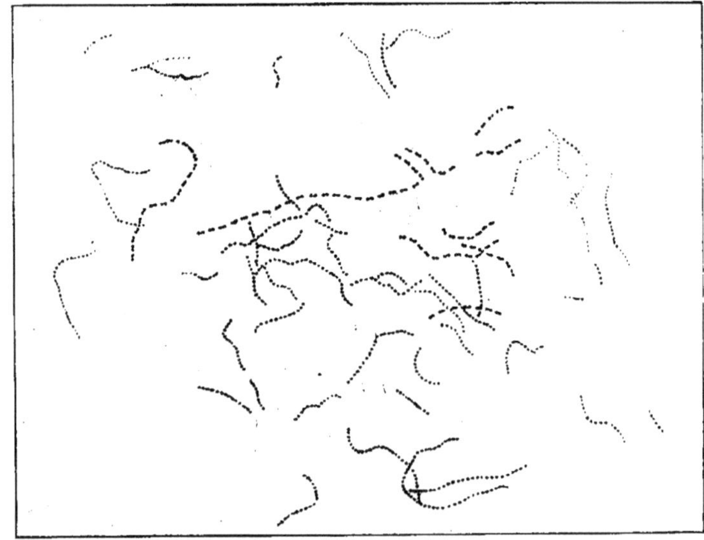

Fig. 58. — Examen extemporané du liquide des bulles streptococciques des épidermes cornés épais. Le streptocoque y existe sous sa forme jeune en sablier et sous sa forme adulte ronde mais toujours en chaînettes × 275.

l'inoculation produite alors par une piqûre accidentelle.

XII. Impétigo des jambes. Ecthyma-Rupia de Bateman. — Aux jambes aussi, qui chez l'enfant et l'homme du peuple sont souvent nues, l'impétigo peut s'inoculer surtout autour des chevilles où frotte la chaussure. Tantôt ce sont des lésions d'impétigo vrai, tantôt ces lésions deviennent ulcéreuses et c'est le *Rupia de Bateman*, à tort nommé Ecthyma, car l'ecthyma furonculeux de Bateman, « l'ecthyma des cavaliers », est tout autre chose.

Le Rupia de Bateman commence comme une lésion d'impétigo. C'est de l'impétigo. Mais, surtout chez l'adulte et sous l'influence de causes dépressives, surmenage, affamement, misère physiologique, pédiculose du corps, etc., l'impétigo creuse, l'exulcération épidermique devient une ulcération dermique qui ne guérira que par cicatrice. C'est une ulcération conique, ronde, plus ou moins creuse en son centre, recouverte d'une croûte plate, ostréacée. Cette croûte est friable, elle se morcelle et se décolle aisément, découvrant non pas du pus lié, mais un liquide sanieux, roussâtre par striations sanguines. Ainsi constituée, cette ulcération a peu de tendances à la guérison, elle s'inocule de proche en proche, peut se compliquer de lymphangites et causer une impotence plus ou moins complète du membre.

XIII. **Impétigos secondaires à la phtiriase, à la gale.** — Jusqu'ici, nous n'avons envisagé que les impétigos streptococciques purs et primitifs. A la vérité, nous les avons vu se compliquer souvent de folliculites et de furonculoses secondaires et nous avons étudié le mécanisme de leurs infections secondaires, mais nous n'avons pas envisagé les cas, assez nombreux pourtant, où l'impétigo lui-même survient à titre secondaire sur un autre parasitisme préalable. Le fait est possible et même assez fréquent. Le plus souvent l'impétigo vient ainsi compliquer la phtiriase et la gale.

Supposez qu'un enfant, qui garde dans son nez ou derrière ses oreilles du streptocoque à l'état chronique, contracte de la pédiculose. Le doigt qui calmera la démangeaison causée par les poux pourra inoculer de l'impétigo. Le fait est clair. Et le plus souvent cet impétigo sera mixte, streptococcique et staphylococcique, et l'on trouvera mélangée sur le cuir chevelu les larges médaillons croûteux du streptocoque et les folliculites et furoncles du staphylocoque.

L'impétiginisation de la gale est aussi fréquente. C'est d'abord un sillon de gale qui est infecté. Bientôt presque tous le sont, les lésions streptococciques peuvent même recouvrir et cacher les lésions acariennes que le dermatologiste devinera sous-jacentes, surtout en raison de leurs localisations propres, aux poignets, au pénis, sous les fesses, etc. D'ailleurs, entre les croûtes d'impétigo et d'ecthyma galeux, on trouve toujours quelques sillons reconnaissables. Et puis, l'impétigo donne une sensation de brûlure et de cuisson pénible, mais jamais ces crises prurigineuses du soir et de la nuit dont la gale s'accompagne toujours.

Toutefois, le mélange de la gale et de l'impétigo peut être très intime et passer dans une famille pauvre d'un enfant à l'autre, et même aux adultes. Sous l'impétigo contagieux *du corps*, il faut toujours soupçonner la gale d'avoir été le premier agent d'une double contagion.

XIV. **Infections streptococciques généralisées de l'épiderme**. — Est-ce tout et après les intertrigos de tous plis, l'impétigo narinaire, l'impétigo de la face, de la cornée, du cuir chevelu, des mains, des doigts, du tour de l'ongle, des épidermes cornés épais, après l'ecthyma, après l'impétigo pédiculaire et l'impétigo scabieux nous reste-t-il encore à étudier quelques lésions épidermiques dues au streptocoque?

Il y en a d'autres certainement. J'ai vu chez un malheureux confrère qui devait mourir de diabète deux ans plus tard, une infection streptococcique, généralisée à tout le revêtement cutané, partir d'un intertrigo inguinal et ne respecter que la paume des mains, la plante des pieds et le cuir chevelu, et durer trois mois avant de s'éteindre. Après six mois, la culture des fines squames qui persistaient sur le visage donnait encore du streptocoque avec régularité.

Mais il semble qu'une telle généralisation ne puisse s'observer qu'à la faveur d'une baisse considérable dans la résistance organique aux infections.

XV. Intertrigos chroniques des eczémateux. — Du même ordre sans doute sont les fréquentes localisations chroniques du streptocoque dans les plis naturels chez les obèses, les eczémateux, les prurigineux. L'intertrigo est symptomatique et l'infection streptococcique sans doute secondaire. Aussi n'y insisterai-je pas davantage.

XVI. Cultures. — A diverses reprises j'ai parlé de la culture des lésions streptococciques cutanées sans indiquer le moyen de l'obtenir. Et comme ce moyen est spécial, je dois l'exposer au moins brièvement.

Sur nos milieux artificiels, la croissance du streptocoque est toujours médiocre et celle du staphylocoque très rapide et abondante. Or, le staphylocoque vient toujours se surajouter au streptocoque dans ses lésions, dès lors les cultures de l'impétigo, des intertrigos, et même des bulles streptococciques,

si on les pratique par les moyens habituels, à la surface d'une gélose peptonisée, se recouvriront de
staphylocoque blanc et doré sans qu'on puisse même
y déceler le streptocoque.

Mais le staphylocoque est un aérobie strict, et le

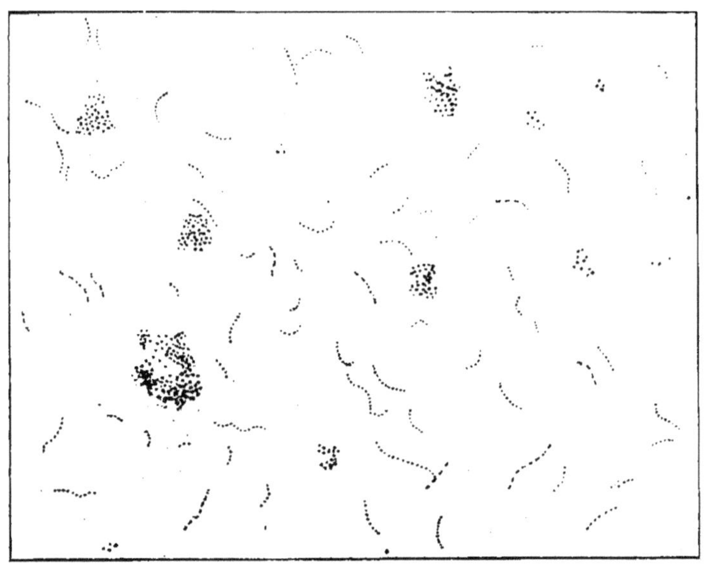

Fig. 39. — Examen, au niveau moyen, d'une culture de sérosité d'impétigo, après 12 heures dans une pipette de bouillon sérum 275.

streptocoque un aéro-anaérobie ; si donc on recueille
une goutte de sérosité impétigineuse dans l'effilure
d'une pipette et qu'on y ajoute par aspiration quelques
centimètres cubes de bouillon-sérum (sérum de
cheval ou sérum d'ascite ; si l'on porte le tout à
l'étuve, le lendemain l'effilure de la pipette où la culture s'est faite sans air montrera le streptocoque à
l'état de pureté tel que le montre la figure 38, tandis que, dans la pipette même, la culture sera
mixte (fig. 39), et que près de la surface du milieu,

le staphylocoque existera seul (Griffon). Je n'insiste pas sur les méthodes moins simples des cultures anaérobies, ni sur les procédés de purification par lesquels on obtient une culture streptococcique pure, ceci serait hors de propos dans une étude aussi générale.

Résumé

Avant d'envisager le traitement des diverses streptococcies cutanées, résumons en quelques mots tout ce que l'étude qui précède nous a montré.

I

Le streptocoque, lorsqu'il infecte l'épiderme, dans la plupart des cas reste cantonné au-dessous de l'épiderme corné et ne fait que des lésions de surface. Partout c'est l'impétigo à croûte ambrée, à exsudation séreuse abondante, très fréquent à la face, au cuir chevelu, aux oreilles, chez l'enfant à l'âge scolaire.

II

Rarement ces lésions ulcèrent la peau plus profondément, créant ce qu'on appelle à tort l'*ecthyma* qui est le *rupia de Batemann*, lésion que l'on n'observe guère que chez l'adulte, chez les vagabonds, les faméliques, les surmenés privés de tous soins d'hygiène.

III

Le streptocoque a une prédilection pour les plis ; c'est lui qui fait les intertrigos. Il y demeure souvent chroniquement. Ces lésions chroniques de tous sièges, rétro-auriculaires, narinaires, commissurales, sont chez l'enfant la source de nouvelles poussées aiguës.

IV

L'impétigo streptococcique s'observe tantôt à l'état sporadique, tantôt à l'état épidémique dans les écoles, et souvent sous une apparence uniforme avec une localisation unique : perlèche ; quelquefois avec des caractères particuliers de gravité : impétigos bulleux. Ce sont ces cas spéciaux qui avaient été décrits sous le nom d'*impétigo contagiosa* par T. Fox, bien que tous les impétigos streptococciques soient contagieux et bulleux. Mais dans ces cas plus sérieux et plus accusés, le caractère contagieux et familial de ces lésions est plus flagrant, de même que leurs caractères objectifs sont plus tranchés.

V

Les lésions de l'impétigo diffèrent donc un peu de caractère suivant la virulence des cas que l'on examine, mais les lésions streptococciques cutanées diffèrent surtout d'aspect suivant leurs localisations : à l'œil, dans les narines, sur la peau du visage, ou sous l'épiderme corné épais de la main, ou autour de l'ongle ; et les modifications subies par la lésion sont dictées par la structure anatomique du lieu où elle siège.

On comprend pour des raisons analogues la chronicité plus grande des lésions intertrigineuses à cause des conditions de chaleur et de moiteur des plis et de la difficulté plus grande de leur désinfection.

VI

Les cas où le streptocoque joue le rôle d'infection seconde sont fréquents aussi : impétigo phtiriasique ou pédiculaire, impétigo scabieux. L'impétigo streptococcique est fréquent chez les eczémateux, mais il est difficile d'y faire la part du streptocoque et celle de la lésion initiale.

VII

Inversement, les lésions streptococciques sont toujours infectées secondairement par le staphylocoque qui vient surajouter ses lésions propres aux lésions streptococciques et y mélanger des folliculites, de la furonculose, etc.

TRAITEMENT

Je ne puis indiquer ici que les règles générales du traitement des streptococcies cutanées et mentionner seulement leurs topiques les plus ordinairement heureux.

Contre toutes les lésions de surface plane, l'eau d'Alibour est le médicament de choix. Il y en a plusieurs formules ; celle qu'il faut utiliser est la suivante :

Eau distillée	5oo grammes.
Alcool camphré	10 -
Sulfate de zinc	5 —
de cuivre	2 --

filtrer .

Avec ce liquide, on nettoie toutes les croûtes et

on fait trois ou quatre badigeons par jour. Entre chacun, on recouvre les lésions d'une pommade simple :

> Oxyde de zinc. . . . . 5 grammes.
> Vaseline 30

La conjonctivite phlycténulaire se traite par des instillations répétées de collyre à la pierre divine :

> Eau distillée . . . . 100 grammes.
> Pierre divine 0gr,20

qui n'est qu'une eau d'Alibour très diluée.

L'impétigo du corps, la tourniole, les bulles des épidermes cornés épais se traitent de même que l'impétigo du visage, par l'eau d'Alibour, mais il est nécessaire de réséquer aux ciseaux les épidermes cornés phlycténisés quand ils sont épais. Ainsi dans la tourniole, et l'enfant gardera le plus longtemps possible son doigt trempé dans un coquetier rempli d'eau d'Alibour.

Les infections streptococciques des plis demandent un traitement un peu différent, car l'expérience montre dans ces cas la supériorité des badigeons rigoureux d'alcool faiblement iodé.

Pour la perlèche, l'intertrigo rétro-auriculaire, l'impétigo des narines, la formule suivante suffira :

> Alcool à 80° . . . . 120 grammes.
> Teinture d'iode . . . . 5 —

On en choisira une plus forte pour l'intertrigo des grands plis :

> Alcool à 80°. . . . . 100 grammes.
> Teinture d'iode. . . . . 10 —

Ces badigeons sont renouvelés deux fois le jour, et l'intertrigo est pansé dans l'intervalle avec la pommade à l'oxyde de zinc au dixième.

Quant au rupia ou ecthyma, les bains généraux quotidiens, une bonne hygiène et du repos sont nécessaires ; les pansements locaux comprennent de fréquents lavages à l'eau d'Alibour et l'application dans leur intervalle de la pommade cicatrisante au sous-carbonate de fer :

> Sous-carbonate de fer. . . . . 1 gramme.
> Vaseline. . . . . 40 —

Par l'emploi de ces moyens, il est exceptionnel de ne pas avoir raison des infections streptococciques de l'épiderme, quels que soient leur ténacité et leur nombre. Dans les cas les plus ordinaires, deux semaines y doivent suffire.

VIII

Traitement de la pédiculose compliquée d'impétigo.

La solution des menus problèmes que la pratique présente journellement au médecin est trop rarement envisagée par les journaux spéciaux toujours remplis par la relation de cas rares et exceptionnels. Voici un fait très banal qu'on rencontre quotidiennement dans les consultations hospitalières et les cliniques.

Un enfant et très souvent une jeune fille est amenée qui présente la tête dans le plus piteux état. Le cuir chevelu et les cheveux sont couverts de croûtes d'impétigo, de poux et de lentes. Comment nettoyer et guérir tout cela dans le plus bref délai ?

Cette association des poux et de l'impétigo est si fréquente qu'on peut presque dire qu'il n'y a pas d'impétigo du cuir chevelu, au moins chez l'enfant, sans pédiculose.

Devant de tels cas, le médecin est souvent incertain de la conduite qu'il doit tenir. Commencera-t-il par traiter l'impétigo par l'eau d'Alibour ou le sous-acétate de plomb et les pommades à l'oxyde de zinc ? Mais alors il relègue au second plan le traitement du parasitisme. Et la prompte disparition de celui-ci peut importer beaucoup, par exemple, dans une famille de plusieurs enfants où rentre un enfant pouilleux revenant de la campagne. Si, au contraire, on traite le parasitisme d'abord, toutes les lotions antiseptiques seront extrêmement douloureuses sur cette peau croûteuse et exulcérée même sans qu'il y ait impétigo vrai, si l'on peut voir sur le cuir chevelu des centaines de petites effractions cutanées signalées chacune par une croûtelle. Si l'on conseille des lotions dissolvantes des lentes comme les alcools acétiques

> Liqueur d'Hoffmann . . . . 150 grammes.
> Acide acétique cristallisé . . . . . . 50 —

la douleur produite sera intense, le lendemain tous les ganglions déjà gros, durs et douloureux la veille, auront doublé de volume. Et un traitement si pénible est difficile à appliquer à l'enfant, à cause même de la douleur qu'il provoque.

J'ai vu raser des chevelures de jeunes filles de quinze et dix-huit ans, et traiter l'impétigo après. Mais c'est faire trop bon marché d'une chevelure de femme. Pendant des mois, ses cheveux courts la rendront ridicule et suspecte à ceux qui voudraient l'employer.

Tous les degrés peuvent exister entre le cuir chevelu pouilleux mais sain et le cuir chevelu couvert d'impétigo pédiculaire. Et, suivant les cas, le traitement sera variable. Prenons le plus difficile, lorsque l'impétigo est intense et que la nuque au moins présente de larges placards croûteux et exulcérés.

De la vaseline suffira. On en appliquera une forte couche, 40 ou 50 grammes en une seule application. Après douze ou vingt-quatre heures on essuiera les cheveux et la peau à l'ouate hydrophile. Lorsqu'on procédera à ce nettoyage, c'est par centaines qu'on trouvera les parasites morts flottant sur la vaseline. C'est que la vaseline comme les essences, les benzines, a pénétré par capillarité dans tout le système trachéen des parasites qu'elle a touchés. En même temps, les croûtes d'impétigo ont pris la consistance d'une pâte molle. Avec un peigne fin, garni d'ouate entre ses dents, on nettoiera vaseline et croûtes en faisant filer celles-ci le long des cheveux.

Une seule application, ou deux au plus, de vaseline pure auront ainsi raison de ce qu'on n'aurait su comment traiter autrement.

Supposons le cas moins difficile : Il y a tout autant de lentes et de parasites, mais il y a beaucoup moins de croûtes. On prescrira une vaseline mélangée de xylol pur (diméthylbenzine à raison de I à III gouttes par gramme

    Vaseline pure . . . . 50 grammes.
    Xylol pur . . . . C gouttes.

L'effet parasiticide sera complet d'un seul coup et

l'impétigo n'aura pas souffert. On nettoiera le lendemain, à l'ouate hydrophile humide de liqueur d'Hoffmann pure, ou additionnée d'un quart ou d'un tiers
d'eau.

S'il reste des points d'impétigo encore actifs, on
les a vite éteints avec une pommade au sous-acétate
de plomb :

> Sous-acétate de plomb . . . . 1 gramme.
> Vaseline. . . . . 3o   —

ou à l'oxyde de zinc

> Oxyde de zinc . . . . 3 grammes
> Vaseline. . . . . 3o   —

nettoyée de même chaque lendemain.

S'il reste des lentes qu'on peut supposer vivantes,
on les dissout et on les décolle des cheveux avec une
ouate hydrophile imprégnée de liqueur d'Hoffmann
acétique dont la formule a été donnée tout à l'heure.
Les lentes décollées, à demi dissoutes, seront enle-
vées au peigne fin. Et celles qui demeureront seront
stérilisées sur place. Avec ces simples méthodes, la
guérison d'un cuir chevelu couvert de croûtes et de
parasites aura demandé, en quelques jours, quelques
heures et, s'il s'agit d'une jeune fille, sans qu'on ait
exigé d'elle le sacrifice pénible et inutile de sa chevelure.

IX

Diagnostic clinique différentiel de l'impétigo
et du favus du cuir chevelu.

Toutes les fois qu'un cas d'impétigo ou un cas de
favus du cuir chevelu se présente à notre examen, je

pose aux médecins qui m'entourent la question du diagnostic, et les opinions se partagent toujours, les uns tiennent pour l'impétigo, les autres pour le favus. C'est donc que ces deux affections, si différentes de nature et de traitement, présentent quelquefois de véritables ressemblances en leurs signes objectifs. Il n'est donc pas inutile de revenir une fois de plus sur leurs symptômes différentiels.

D'abord, quand vous doutez entre ces deux affections, posez toujours aux parents une première question : « Depuis combien de temps cette lésion existe-t-elle ? » Presque toujours la réponse est décisive. « Il y a trois semaines. » C'est un impétigo. « Il y a deux ans. » C'est un favus. L'impétigo est affection passagère, le favus est une affection chronique *in situ*.

En général faites attention à l'évolution d'une dermatose autant et plus qu'à ses symptômes objectifs. Beaucoup ont des ressemblances extérieures alors que leur évolution suffit à les différencier.

Donc l'impétigo est passager, le favus durable, mais que de dissemblances aussi dans la physionomie de leurs lésions quand on sait bien les regarder. D'abord toutes deux, il est vrai, sont ou semblent croûteuses, mais la croûte de l'impétigo est superposée à la peau, elle la dépasse, elle est posée à sa surface comme un sceau de cire sur une lettre. L'espèce de croûte que constituent les godets faviques est enchâssée dans la peau et sertie par elle. Quand on enlève une croûte d'impétigo, au dessous d'elle la peau n'est pas entaillée ni creusée, elle est de plain-pied avec la peau voisine. Tandis que si l'on cherche à enlever un agglomérat favique, on ne l'enlève que par morcellement, et l'on s'aperçoit que la croûte est moulée sur des anfractuosités irrégulières de la peau, qui est dénivelée.

La croûte de l'impétigo est molle et cireuse, celle du favus est comme une argile un peu grasse, desséchée. La croûte de l'impétigo est jaune doré, la croûte du favus, qui n'est pas une vraie croûte, mais un agglomérat cryptogamique, est d'un jaune mat pâle. Lorsque vous laissez tomber une goutte d'alcool sur la croûte de l'impétigo, elle ne change pas de couleur. La même goutte sur de la poussière de godet favique lui donne une couleur jaune d'or.

Au cuir chevelu il faut penser aussi aux caractères différents fournis par le cheveu dans les deux affections. Dans l'impétigo, le cheveu peut être collé à la croûte ou couché sur elle, mais il garde sa teinte ; tandis que les cheveux sortant d'une croûte favique sont d'un gris terreux ou cendreux, très différent de la couleur des cheveux sains de la même tête.

Beaucoup de caractères de la peau elle-même sont à mentionner. La croûte de l'impétigo recouvre une peau lisse à laquelle il ne manque que son épiderme corné. On dirait une brûlure, ou la peau telle qu'on la voit sous la phlyctène d'un vésicatoire ; au contraire, la peau sous l'agglomérat de godets faviques est labourée, inégale, raboteuse, cruentée et comme ulcérée.

Enfin jamais l'impétigo ne s'accompagne de cicatrices, tandis qu'un vieux favus s'en accompagne toujours. Les cicatrices du favus sont d'abord très petites, très nombreuses. Entre elles sortent des cheveux par bouquets. Et ces bouquets de cheveux disparaitront à leur tour pour faire une cicatrice plus grande. Rien de cela dans l'impétigo.

Avec tous ses symptômes un bon clinicien ne peut guère conserver un doute, même dans des conditions exceptionnellement difficiles. Il doit même faire son diagnostic à l'œil nu, sans microscope. Mais il sera sage de le vérifier après coup par le microscope, qui donne non plus une série de présomptions, mais des certitudes.

X

Diagnostic des syphilides impétigineuses de la face chez l'homme adulte.

Un malade, homme, adulte, se présente à notre consultation avec des croûtes dans la barbe et la moustache. Ces croûtes irrégulièrement disséminées, au nombre d'une douzaine, sont régulièrement rondes, plates, et d'une couleur jaune cireuse.

Et la première idée qui vient au dermatologiste, si un cas semblable ne l'a pas averti de l'erreur possible, c'est qu'il se trouve en face d'un impétigo contagieux (streptococcique) chez l'adulte. Les croûtes sont impétigineuses, en effet, d'un beau jaune doré, elles ont une forme exactement ronde, et font un relief sur la peau à la façon d'un sceau de cire. Leur dissémination irrégulière, leur nombre variable mais toujours restreint, l'absence de suppuration folliculaire qui élimine le sycosis et l'impétigo folliculaire de Bockhart, tout, en somme, dirige le médecin vers la conclusion : Impétigo contagieux streptococcique. Et ce diagnostic est une erreur.

Examinons mieux les lésions et, maintenant que nous savons en quoi elles ressemblent à de l'impétigo vrai, cherchons par quoi elles en diffèrent.

Ces croûtes sont plates et comme parcheminées, tandis que les croûtes de l'impétigo sont rocheuses, épaisses. Les croûtes de l'impétigo ont très souvent aussi un bourrelet circulaire marquant l'accroissement périphérique de la lésion. Ici rien de pareil. La surface de la croûte est presque lisse et toujours sans bourrelet circulaire plus épais qu'elle. Enlevez cette croûte, elle n'est pas résineuse et cassante, mais résistante comme un papier épais et elle tient à la peau, tous caractères étrangers aux croûtes de l'impétigo. Elle découvre, il est vrai, une surface exulcérée, comme dans l'impétigo, mais cette surface est très peu humide, pas du tout suintante, comme la lésion de l'impétigo l'est toujours.

Enfin, la lésion de l'impétigo est plane, celle-ci est notablement papuleuse, elle est saillante. Devant ces caractères un peu étranges, le diagnostic du premier coup d'œil devient avec raison plus hésitant.

L'impétigo streptococcique est une maladie de l'enfance, c'est peu une maladie de l'adulte ; chez l'adulte, on ne la rencontre guère que si le patient a dans sa famille même une épidémie d'impétigo. Tous ses enfants en seraient atteints avant lui. Ici rien de tout cela.

Examinons mieux notre malade : ses commissures labiales, sa langue, sa gorge, la surface de son corps, ses ganglions, la verge, et aussitôt tout s'éclaire. Il y a des plaques commissurales ou linguales, on en trouve bordant le voile du palais. Il serait étonnant qu'on ne trouvât pas, sur le corps, des syphilides papuleuses en grand nombre. En tout cas, la pléiade inguinale ne manquera pas, et le commémoratif de l'ulcération primitive, dont l'induration peut être encore perceptible.

Il ne s'agit pas d'impétigo simple, il s'agit de syphilides papuleuses, ayant pris un aspect pseudo-impétigineux, ce sont de véritables plaques muqueuses cutanées croûteuses.

Et cependant, il faut le répéter, la ressemblance de ces syphilides impétigineuses de la face avec les lésions de l'impétigo banal est extrême.

Tous les vieux dermatologistes se rappelleront qu'au début de leur carrière ils ont, une fois au moins, commis cette erreur. C'est une erreur qu'on évite aisément, mais surtout quand on l'a commise une fois. Il devrait être suffisant cependant qu'on la mentionnât pour permettre de l'éviter. Pour cela, il suffit au médecin de garder dans sa mémoire cette simple formule : *Quand vous rencontrez un cas d'impétigo de la face chez l'adulte*, avant d'affirmer votre diagnostic, *pensez toujours à la syphilis*, la plaque muqueuse cutanée pouvant étroitement revêtir l'aspect de la lésion de l'impétigo.

CHAPITRE V

PRURIGO, ECZÉMA

I

Prurigo et lichénisation. Eczéma et eczématisation.

I

Jusqu'à la génération médicale qui a précédé la nôtre on ne distinguait pas nettement une entité morbide comme la teigne faveuse ou la rougeole d'un syndrome comme l'urticaire ou l'eczéma. C'est qu'on ne connaît vraiment une maladie que par sa cause et qu'on ne connaissait alors la cause d'aucun état morbide.

Comme cette ignorance était totale, on ne s'en apercevait pas. On appelait causes, les causes secondes, prédisposantes : le froid, la fatigue, la chaleur, etc., et cela suffisait. Rappelons-nous que dans les anciennes statistiques des hôpitaux d'enfants, le nombre des péritonites *a frigore* équivalait au nombre des appendicites d'aujourd'hui. La grande erreur des esprits qui cherchent est de ne pas savoir assez ce qu'ils ignorent. Si on avait dit : péritonites de cause inconnue, peut-être en aurait-on plus tôt trouvé la cause.

En dermatologie, c'est avec les teignes qu'on a compris ce qu'était une entité morbide, mais leur cause parasitaire reconnue, ce qui a demandé un âge d'homme, il a fallu encore une autre génération pour s'assurer que leurs causes secondes : la malpropreté, la promiscuité, n'étaient pas, comme le voulait Alibert, un *levain teigneux* nécessaire, et que leur seul germe en tous milieux sociaux suffisait à les faire naître. Cette révolution dans les idées s'est produite avec Bazin et l'école des médecins qu'il a formés.

Mais les maladies dermatologiques dont on ignore encore les causes sont légion. L'eczéma, le prurigo, l'urticaire, le lichen plan, la pelade ne sont que quelques exemples entre vingt autres. Et tant que leur mécanisme reste incompris, on peut hésiter à en faire des entités morbides ou des syndromes. C'est ce qu'a montré particulièrement l'histoire récente de la pelade.

Les discussions sur ces sujets amènent les auteurs à changer incessamment la nomenclature dermatologique, parce que, telle qu'elle est, elle correspond à des idées vieillies, auxquelles on en voudrait substituer d'autres dont un nom nouveau devient la représentation.

On disait autrefois *lichen* ce qu'on appelle aujourd'hui *prurigo*. A quoi bon changer! disent certains.

C'est que ces deux noms représentent une conception très différente, presque inverse des mêmes faits pathologiques.

Un homme était atteint de démangeaisons sans cause apparente ; on cherchait et on trouvait la fameuse « lésion élémentaire », à la recherche de laquelle tant de dermatologistes se sont évertués. On découvrait la petite papule acuminée, presque sèche, excoriée par le grattage et l'on concluait : *lichen simplex*, aigu ou chronique suivant sa durée, *lichen agrius* ou *ferox* quand le prurit était très violent.

Mais lorsque Besnier remplaça le mot *lichen* par le mot *prurigo*, c'était au nom d'une conception nouvelle. L'ancienne école ne voyait rien hors la lésion élémentaire caractéristique ; cette lésion dans le lichen, c'était la papule acuminée excoriée par le grattage. Pour Besnier, qui était parti de l'observation des prurigos des ictériques, tous les prurigineux étaient des intoxiqués que l'intoxication de leur peau faisait prurigineux, la papule du lichen, comme celle de l'urticaire, se façonne sous l'influence du grattage ; avant d'être constitué lichen, le prurigo simple ou chronique préexiste.

Poursuivant l'analyse des mêmes faits, Brocq vit très bien que le prurigo pouvait *ou non* se lichénifier. La lichénification était donc un symptôme qui pouvait manquer au cours du prurigo. Ainsi était décomposé l'ancien lichen en deux termes différents : le prurigo, c'est-à-dire la démangeaison, promptement suivie le plus souvent de papules disséminées excoriées par le grattage, et la lichénification (Brocq) ou lichénisation (Besnier), c'est-à-dire l'épaississement massif de l'épiderme avec allongement des papilles du derme, épaississements formant des placards de couleur grise et terreuse, de surface lisse et brillante, placards découpés en carrelage par un quadrillage d'incisures très fines. Les mots nouveaux désignaient donc ici, comme toujours, sinon des faits nouveaux, du moins des vues nouvelles.

Or, certains prurigineux, horriblement prurigineux, qui se grattent au point d'user le poil de leur peau, au point d'user leurs ongles et de les polir comme de l'ivoire, peuvent présenter une peau d'apparence normale ou même sénile et amincie, tandis que d'autres présentent, avec des maxima en certaines régions, la peau épaissie, luisante et parquetée, de couleur cendreuse, caractéristique de la lichénification. Bien plus, on peut voir certains malades présenter, en dehors de tout prurigo généralisé, des régions isolées démangeantes que le grattage lichénifiait. C'était des prurigos lichénifiés régionaux et on créa pour eux le nom de *névrodermites*. Je reviendrai quelque jour sur les difficultés de leur traitement, aujourd'hui je ne veux expliquer que la terminologie actuelle concernant les états prurigineux et aussi les faits qui la justifient.

II

De même qu'on a dû séparer la lichénisation du prurigo, de même il a fallu séparer l'*eczématisation* de l'*eczéma*, et cette séparation, Besnier l'a faite par le même processus d'étude analytique.

Depuis très longtemps on connaissait dans ses grandes lignes l'eczéma avec ses diverses formes : eczéma rouge, eczéma papulo-vésiculeux, suintant, squameux, craquelé, lichénoïde, etc. Or, ce processus peut s'observer avec de grandes analogies d'apparence sous l'influence de causes évidemment différentes.

Ainsi, telle personne aura une crise eczématique, sans cause précise, une ou deux fois par an, ou à des années d'intervalle. Telle autre, une laveuse, par exemple, ne présentera que de l'eczéma localisé aux deux avant-bras et sous l'influence certaine des savons, de la potasse et de l'eau de Javel. De là l'idée première de dissocier, de l'*entité-eczéma*, le phénomène extérieur de l'*eczématisation* que des causes internes ou externes peuvent les unes et les autres provoquer.

La nécessité de cette dissociation apparaît encore plus évidente quand on est témoin de l'eczématisation secondaire de certaines dermatoses, très différentes de l'eczéma par leur aspect, leur évolution et leurs mœurs. Voici, par exemple, un *pityriasis rosé de Gibert*, maladie saisonnière d'une durée totale de cinq à six semaines, caractérisée par des taches orbiculaires, érythémato-squameuses qui, non traitées, disparaissent sans laisser de traces et ne se reproduisent jamais. Eh bien, si cette affection est maladroitement traitée, par exemple par des bains sulfureux ou des pommades soufrées, on peut voir l'éruption changer du tout au tout dans ses caractères, et devenir suintante et croûteuse, ce qui n'arrive jamais spontanément. Une mauvaise thérapeutique a eczématisé artificiellement une affection qui n'était pas de nature eczémateuse.

Quand on est souvent témoin de pareils faits, on comprend l'absolue nécessité de séparer, par des mots distincts. l'*eczématisation*, accessoire. secondaire. provoquée. de lésions non eczématiques, de les distinguer, dis-je, de l'*eczéma* vrai spontané, affection différente, de cause interne inconnue. spontanément récidivante et dans laquelle l'eczématisation. c'est-à-dire la vésiculation et le suintement, peut même manquer (*Ecz. rubrum*), quoiqu'elle forme à elle seule le phénomène objectif le plus fréquent de l'eczéma.

De telles distinctions sont nécessaires pour la précision des idées. elles sont nécessaires aussi pour l'étude, car il importait grandement de savoir si l'eczématisation, apparemment analogue dans des cas si différents, n'était pas histologiquement différente suivant les cas. et si l'histologie permettait de différencier l'eczématisation secondaire, de l'eczéma vrai.

Or, non seulement l'histologie ne le permet pas, mais elle apparente étroitement l'eczématisation à la lichénisation ou, pour parler plus exactement, la vésicule eczématique à la papule acuminée du prurigo. de l'ancien lichen.

L'histologie montre dans l'eczéma sous toutes ses formes, dans l'eczématisation quelle que soit sa cause provocatrice, et même dans le prurigo simplex aigu, un même phénomène constant qui ne diffère que dans ses conditions et son degré de développement ; c'est ce phénomène que j'ai différencié et étudié en 1903 sous le nom d'*exosérose*.

L'exosérose est l'irruption dans l'épiderme d'un flux séreux provenant des vaisseaux papillaires. Ce flux, suivant la rapidité de sa production, ou bien s'épanche entre les cellules épidermiques qu'il dis-

socie une à une (œdème épidermique ou spongiose
(fig. 40),ou bien il dissocie violemment les cellules
épidermiques en un point et les refoule en constituant
entre elles une cavité remplie de sérum qui est la vési-

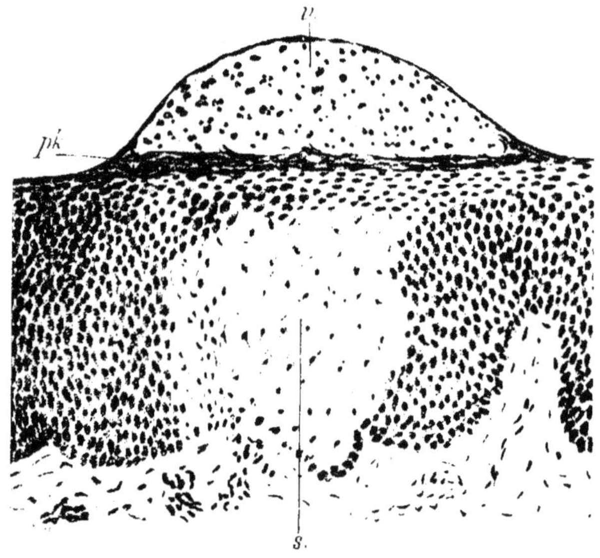

Fig. 40. — Inondation séreuse S. de l'épiderme. En V., vésicule ancienne
expulsée sous forme de croûte séreuse. Pk., son plancher d'épiderme
corné parakératosique.

cule eczématique. La vésicule peut être simple ou
faite de plusieurs vésicules conglomérées (fig. 41).

Si le flux s'arrête aussitôt la vésicule faite, le sérum
se concrétera et la vésicule se transformera *in situ*
en croûtelle séreuse qui sera éliminée par exfoliation (fig. 40). Si le flux continue, la vésicule est rupturée par grattage et laisse, à sa place, un pore eczématique par lequel se fera en surface une exsudation
continue (fig. 42). C'est là le mécanisme de l'eczéma
suintant. L'exsudation peut se produire sur de grandes
surfaces, la plupart des vaisseaux papillaires de la

même région donnant lieu au même phénomène, d'où
le placard eczématique ponctué en surface de milliers
de pores suintants visibles à la loupe. On voit comme
le mécanisme de l'eczématisation est simple si sa
cause demeure obscure. Et ce mécanisme reste appa-

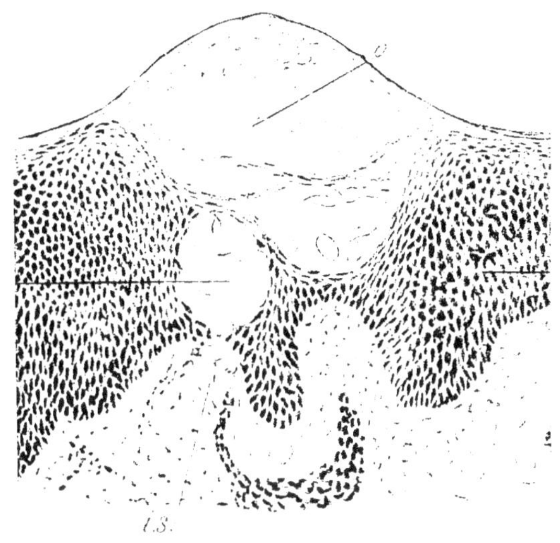

Fig. 41. — Formation et expulsion des vésicules eczématiques. *v.* vésicule
en voie d'expulsion. *v'* vésicule en formation. *i.s.* infiltrat séreux qui
va, par exosérose, développer la vésicule *v.*

remment semblable dans tous les eczémas spontanés
et dans toute affection dermatologique secondairement eczématisée.

Et jusque dans le prurigo, le phénomène, s'il
diffère de forme, ne diffère pas de nature, car au
milieu de la papule du prurigo, constituée par de
l'œdème intercellulaire épidermique (spongiose) avec
multiplication cellulaire (hyperacanthose), on trouve
une toute petite vésicule constituée par le même
processus d'exosérose qui, plus abondant, fait la vésicule eczématique.

L'exosérose réduite au minimum est donc un des
caractères essentiels du prurigo, comme elle est au
maximum le caractère fondamental de l'eczématisation.

Quant aux raisons physiques ou physiologiques de

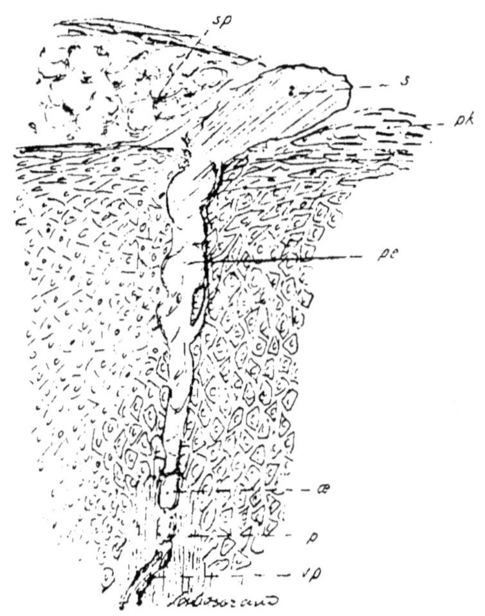

Fig. 72. — (Demi-schéma). Un puits *pe*, traversant l'épiderme au niveau
d'une papille *p*, exsude de la sérosité *s* à côté d'une croûtelle *sp* ; on suit
le courant séreux depuis le vaisseau papillaire *cp* jusqu'à la surface.

cette exosérose, au pourquoi de cette exsudation,
aux causes qui conduisent hors de la peau, à travers
sa surface, cette quantité de sérum qui, dans certains cas, peut être énorme, nous n'en savons strictement rien.

L'équilibre des humeurs est basé sur leur isotonie
réciproque. Partout où cette isotonie n'existe pas, un
courant humoral se produit. Supposez, dans un point
de l'organisme, une injection d'eau trop salée, du

sérum de salure moindre affluera pour rétablir l'équilibre. Et ce sera l'œdème des brightiques au moins
d'après l'opinion actuelle. Des compresses d'eau
salée hypertonique sur une plaie amènent de l'exsudation, sur une peau saine elles amènent de l'œ-

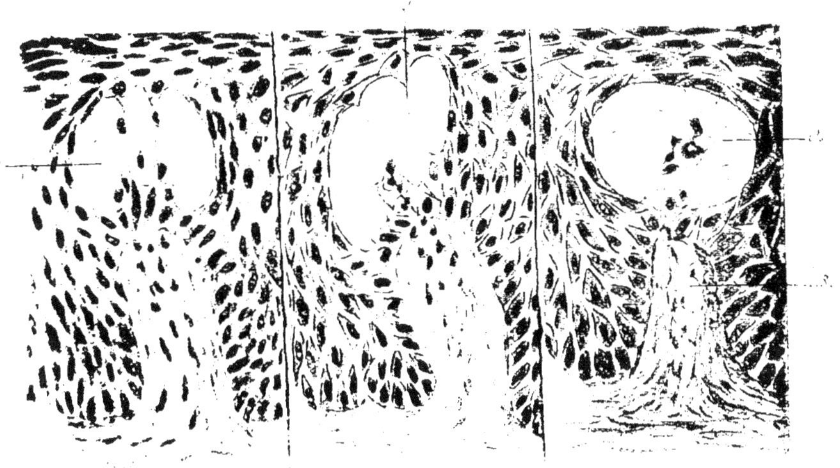

Fig. 43. — Trois coupes consécutives d'une même vésicule eczématique
V. En i.s. le flux séreux montant des vaisseaux papillaires à la vésicule en formation.

dème rouge de la peau. C'est ainsi qu'on fane à
l'instant des fleurs fraiches en les pulvérisant d'eau
salée. Mais faut-il voir dans l'exosérose eczématique
un processus de même ordre, cela est fort douteux.
Jusqu'ici ces exemples ne sont que des comparaisons. On en attend l'explication. Et cette explication
donnerait de grandes lumières sur la pathogénie de
l'eczéma.

Beaucoup de médecins envisagent l'eczéma uniquement avec les yeux du clinicien et masquent
notre ignorance à son sujet avec des mots : diathèses,
suppléances, métastases, exutoires. Ces mots sont

des images poétiques ou des concepts philosophiques n'ayant pas de sens concret. Cette façon de penser et de parler n'a jamais conduit à rien.

C'est en réfléchissant au mécanisme de l'exosérose et à ses causes possibles qu'on fera entrer l'eczéma dans la voie expérimentale.

II

Le Prurigo-Asthme.

Dans la dermatologie, rien n'est moins bien connu que le groupe des maladies prurigineuses, et c'est à peine si chaque année nous lisons un travail sérieux sur ce sujet. Particulièrement depuis dix ans, presque aucune recherche suivie n'a été faite, qui les concerne. Pourtant, combien est encore embryonnaire ce groupement qui réunit côte à côte : strophulus, prurigo simple aigu, prurigos chroniques, et parmi ceux-ci, le prurigo de Hebra, le prurigo diathésique de Besnier, les prurigos d'intoxication comme celui des ictériques et aussi les prurits séniles.

Il me semble que vouloir étudier d'ensemble et dans toute sa complexité un sujet si vaste, c'est suivre une mauvaise voie pour arriver à le mieux connaître, et qu'il y aurait lieu, au contraire, de prendre un à un et d'étudier, à part de tous les autres, les cas que l'on voit présenter entre eux d'autres symptômes communs que le prurit, pour leur concéder, au moins provisoirement une autonomie relative.

C'est pourquoi je voudrais attirer particulièrement l'attention sur un type de maladie prurigineuse qui me paraît se différencier hautement parmi les autres. Et l'une des raisons qui m'y poussent, c'est que ce type morbide semble avoir donné lieu par des généralisations trop hâtives à ce que je considère comme une hérésie clinique, la théorie des répercussions et des alternances.

Très souvent, même aujourd'hui, vous entendez des malades vous parler du danger qu'il pourrait y avoir à guérir trop vite, chez leurs enfants, une teigne, une gale ou un eczéma. Cette opinion vieille comme le monde n'a pas cessé de perdre du terrain à mesure que la médecine est devenue plus scientifique. Lorry, au XVIIIe siècle, Alibert, au XIXe, croyaient au danger de guérir trop vite une teigne faveuse ; nous les guérissons en quelques semaines sans observer jamais rien qui ressemble à la répercussion qu'ils redoutaient. Nous ne voyons jamais ces malades contracter une bronchite, ou une affection gastro-intestinale ou rénale ou hépatique, parce que nous avons guéri leur teigne.

Nous retrouverions parmi les médecins du siècle dernier les mêmes craintes pour la gale, les ulcères de jambe, etc., etc. Et toutes les fois qu'on trouve le moyen de guérir plus vite l'une ou l'autre de ces affections, personne ne parle plus de répercussions à leur sujet.

Mais on en parle encore pour d'autres, pour le prurigo, le psoriasis, l'eczéma. Avez-vous remarqué, quand les malades vous parlent de ces répercussions, comme ils semblent toujours fiers de répéter si clairement une chose qu'ils ont ouï dire et retenue, comme ils veulent apporter leur contribution à la science et comme ils supportent mal la contradiction sur ce chapitre. Pourtant, sans heurter leur opinion si on les fait parler et raconter les faits de concomitance ou de suppléance dont ils ont été témoins, rien n'est plus pauvre que les preuves dont ils étayent leur argument et rien n'est disparate comme la collection des concomitances ou des répercussions qu'ils vous exposent.

Je ne veux pas dire que tout soit faux dans cette vieille doctrine, mais elle a été tant de fois prise en faute par l'expérience, que dorénavant c'est avec le plus grand doute scientifique qu'il faut en accueillir les affirmations.

Il existe pourtant des faits cliniques qui paraissent d'abord appuyer cette doctrine ; et ces faits sont précisément relatifs à la catégorie des affections diverses confondues sous le nom de prurigos.

On vous dira : J'affirme avoir vu des poussées de démangeaisons avec production de papules acuminées, avec placards de lichénisation et d'eczématisation, bref, du prurigo polymorphe, alterner chez le même sujet ou coïncider avec de l'asthme et des bronchites à répétition.

Ces faits sont on ne peut plus certains, ils sont indubitables, et un dermatologiste ne peut avoir dix ans de carrière sans en avoir rencontré au moins une dizaine de cas.

Mais l'interprétation qu'on donne à ces faits me paraît fausse en soi, et bien plus, si on l'étend hors du prurigo, par exemple à l'eczéma vrai et au psoriasis. Voici ce que je considère comme la vérité :

Sous le nom de prurigo nous confondons encore des états morbides extrêmement différents les uns des autres, par leurs causes, leurs mœurs, leur évolution. Hier encore, on confondait dans les prurigos la première phase prurigineuse d'une maladie à tumeurs : le *mycosis fongoïde*.

Or, parmi les prurigos, il existe un type morbide particulier, différent des autres en ce qu'il s'accompagne, peu ou beaucoup suivant les cas, de crises d'asthme parfaitement caractérisées. Ce type spécial mérite d'être étudié à part dans le groupe des prurigos, et, comme tout être ou fait spécial doit être différencié par un nom spécial, le plus simple est le meilleur. Appelons-le le *prurigo-asthme*.

Je n'ignore pas que dans la constitution de ce qu'il avait appelé le prurigo diathésique, Besnier y a fait entrer plusieurs cas du type que je vais décrire, mais le prurigo diathésique de Besnier, bien plus ample que le petit groupe clinique dont je veux parler, s'était peu à peu agrandi indéfiniment, faute de critérium clinique ou expérimental caractérisé. On a bien apparenté tous les prurigos par le seul fait du prurit, on peut bien apparenter ensemble tous les prurigos coïncidant avec de l'asthme à l'exclusion de tous autres. Quand on l'aura fait, on reconnaîtra vite aux cas ainsi réunis, non seulement une identité de symptômes, mais de mœurs et d'évolution affirmant l'homogénéité du type morbide ainsi constitué et l'autonomie qu'il mérite. Et je ne doute pas que cette autonomie ne lui soit vite concédée, car deux groupes de médecins observent ces affections, les pédiatres et les dermatologistes. Et il me semble que par leur observation conjuguée, ce chapitre de nosographie devra être assez promptement mieux documenté. C'est surtout dans l'espérance d'intéresser les médecins d'enfants à l'observation de ces faits que je les expose, désireux de voir d'autres observateurs y joindre les faits analogues qu'ils ont déjà observés ou qu'ils observeront à l'avenir.

I

Description clinique du prurigo-asthme chez l'enfant. — Cette affection est de beaucoup plus fréquente chez l'enfant que chez l'adulte. A cet âge, sa fréquence est égale dans les deux sexes...

On vous présente un enfant de trois à six ans, *parce qu'il se gratte.* Lorsqu'il est déshabillé il présente à votre examen trois types de lésions assez dissemblables.

I. — Le premier est un état de prurigo généralisé à tout le corps. Partout, mais principalement sur le dos et sur le ventre, on voit des traces de grattage, des taches brunes signalant des lésions anciennes et guéries et des papules disséminées plus fraîches, décapitées par le grattage ; quelques-unes ont un peu saigné et le grattage a fait, en partant d'elles, une petite traînée de sang sec.

II. — En outre, l'enfant présente, ordinairement aux plis de flexion des quatre membres : plis des coudes et plis des jarrets des placards à peu près losangiques qui sont eczématisés, c'est-à-dire un peu surélevés, roses, humides ou suintants, quelquefois même recouverts de croûtelles jaunes.

III. — Sur les mêmes points peuvent exister non plus des placards d'eczématisation, mais des placards semblables de lichénisation, c'est-à-dire de peau épaissie, d'un rose un peu gris, de surface raboteuse, un peu brillante, sèche ou excoriée par grattage. Ces placards très prurigineux peuvent exister aux plis du coude et du jarret, mais plus souvent au front, aux joues, au cou et aux avant-bras.

Interrogés, les parents vous raconteront l'histoire suivante qu'après quatre ou cinq ans vous pourrez leur raconter vous-même. Cet enfant a de l'asthme, des crises d'asthme plus ou moins violentes, et *très habituellement ces crises coïncident* avec les poussées de prurigo, mais une poussée de prurigo peut être forte avec une crise d'asthme légère ou, inversement, la crise d'asthme peut être forte avec une poussée faible de prurigo.

Enfin quelquefois, mais *très exceptionnellement, car si d'autres l'ont dit, moi je ne l'ai jamais vu*, les crises d'asthme et de prurigo alternaient entre elles, l'une des faces de cet état morbide disparaissant quand parait l'autre et inversement.

La crise d'asthme est surtout nocturne (comme le prurit), elle est classique et laisse après elle quelques jours de toux et de gros ronchus.

Entre les crises on peut souvent surprendre ici ou là des sibilances, et l'enfant, qui est un tousseur, a, disent les parents, la « poitrine grasse ».

Telle est cette affection à double visage ; on comprend qu'elle ait fait naître la théorie des répercussions et des alternances, et que, par analogie, on ait pu craindre, à tort selon moi, en guérissant un eczéma ou un psoriasis, de voir apparaître des phénomènes d'asthme ou de bronchite. Même quand un traitement heureux fait disparaître la poussée prurigineuse, pas une fois je ne l'ai vu remplacée par une poussée d'asthme. Par conséquent, même dans le prurigo-asthme, je suis porté à croire ces craintes chimériques.

Le prurigo-asthme est une maladie à rémissions et à paroxysmes. Les paroxysmes s'observent le plus souvent en hiver, les rémissions sont estivales au moins d'ordinaire. En été, dans les cas moyens, la maladie peut disparaître totalement ou ne laisser à la peau qu'un résidu insignifiant, quelques excoriations aux plis des coudes.

Chose remarquable, cette affection m'a paru s'améliorer toujours au bord de la mer. Et ce conseil étonne beaucoup les parents qui tant de fois ont reçu des conseils inverses. Tout autre traitement général m'a paru sans effet, et les applications locales : crèmes ou pâtes de zinc, ichthyol, goudrons, huiles, qui donnent quelques succès apparents ou momentanés, n'ont point d'efficacité régulière.

Cette maladie, dont l'évolution ordinaire se compte par années, porte les parents des enfants malades à consulter des médecins en série. Tous ces enfants ont été vus par quatre ou cinq confrères qui n'ont pas mieux réussi que vous ne réussirez.

L'âge seul apporte à cet état un mieux sensible. Et habituellement la maladie décroît vers dix ans, les crises s'espacent et s'amoindrissent pour disparaître vers douze, treize, quinze ans ; l'asthme et le prurigo disparaissent à peu près ensemble.

Telle est l'évolution ordinaire du prurigo-asthme ; il a commencé vers deux ou trois ans, rarement plus tôt, souvent par une urticaire persistante et récidivante. Il se termine dix ans plus tard.

On peut en observer des cas bénins où la maladie

ne montre plus que l'ombre d'elle-même et qui sont moins aisément reconnaissables.

II

Le prurigo-asthme chez l'adulte. — La même affection peut exister chez l'adulte. Peut-être peut-elle persister ou s'aggraver, à l'âge où d'ordinaire elle devrait guérir. Mais ordinairement le prurigo-asthme de l'adulte débute à quinze ans chez un sujet qui n'en a jamais présenté. Le cas est beaucoup plus grave, car j'en ai suivi pendant des années et je ne sais pas encore si cette maladie guérit et quand elle guérit.

A l'âge adulte, elle est beaucoup plus fréquente chez la femme que chez l'homme. Elle présente alors plusieurs différences objectives : le prurigo généralisé du corps n'existe ordinairement plus, c'est d'ailleurs le premier symptôme qui disparaît chez l'enfant. Ce qui persiste, c'est, aux plis du coude, à la face externe de l'avant-bras, autour du cou et, au visage, sur le front et autour de la bouche de grands placards où le tégument est épaissi, plus souvent lichénoïde, moins souvent eczématisé.

En ces régions la peau, de couleur cendreuse, présente des sortes de rides prématurées épaisses donnant à la physionomie un aspect étrange. Ces lésions sont d'une persistance lamentable ; elles vont, elles viennent, tantôt plus, tantôt moins visibles, mais sans disparaître complètement. Et cette évolution comprend des années, les plus belles années de la jeune fille, sans qu'on puisse dire quand elles guériront. L'asthme existe encore à cet âge dans cette affection, et encore parfaitement reconnaissable, mais souvent plus fruste que chez l'enfant, avec des crises d'oppression et d'essoufflement nocturnes, auxquelles la malade serait presque habituée souvent, n'étaient les cauchemars auxquels cet état d'oppression nocturne peut donner lieu.

Un cas que j'ai observé pouvait faire penser que tout ce syndrome avait une origine rénale. C'était chez une femme de trente ans, atteinte depuis dix-sept ans de prurigo-asthme à la suite d'une néphrite scarlatineuse. Elle a quarante ans aujourd'hui et je sais qu'elle n'est pas guérie, quoique sa maladie soit devenue plus supportable. Pendant les deux ans que je l'ai observée, elle a présenté constamment un peu d'albumine, quelques centigrammes. Mais le fait s'est montré unique.

Je ne puis rien dire de plus des causes, des symptômes et de l'évolution du prurigo-asthme : mais, tel que je l'ai vu et que je viens de le décrire, il m'apparaît comme un processus morbide nettement différencié de tous autres et méritant des études monographiques particulières.

Sans doute, on pourrait objecter à cet essai de différenciation, que peut-être tous les prurigos pourraient s'accompagner d'asthme, et qu'en retenant, dans ma description, les seuls cas qui en présentent, je fais ainsi, avec des cas triés d'une affection beaucoup plus vaste, un groupe étroit de description artificielle ; mais ce reproche a été fait à tous ceux qui ont distrait, d'un groupe nosographique informe, une entité morbide spéciale qui, jusque-là, y était demeurée confondue.

III

Le prurit anal.

Le prurit anal est une de ces dermatoses localisées qui sont peu importantes, en apparence, et qui font néanmoins le martyre de ceux qu'elles atteignent.

Le prurit anal est plus fréquent chez la femme mais on l'observe chez l'homme aussi. On peut le voir passagèrement à tout âge, mais il existe chronique ou récidivant, c'est d'ordinaire vers la cinquantaine.

J'ai dit : *prurit anal* et non *eczéma*, car ce qui caractérise essentiellement cette affection, c'est la démangeaison intense, réveillée par un contact accidentel ou par le moindre frottement, et qui revient par crises, deux fois, trois fois, dix fois par jour et surtout la nuit. Chaque crise dure de quelques minutes à plus d'une demi-heure ! Dès les premiers contacts évocateurs du prurit, la démangeaison se réveille, s'anime, s'exaspère. Le grattage est à la fois bienfaisant et douloureux et provoque des sensations si aiguës que certains malades les qualifient de voluptueuses.

Lorsque le grattage a été frénétique et prolongé, la région est devenue chaude, cuisante, alors la démangeaison s'apaise, la crise est passée.

Ce prurit, même féroce, peut ne s'accompagner d'aucune lésion perceptible, et le médecin serait porté à mettre en doute l'intensité des démangeaisons. D'autres fois, le prurit s'accompagne de lésions visibles qui sont tantôt des érosions de coups d'ongle, tantôt une épidermite rose diffuse, criblée de ponctuations rouges humides, plutôt creuses que saillantes — pores eczématiques (*eczématisation*) — et fournissant un suintement presque toujours très peu abondant.

D'autres fois on observe un épaississement marqué de la peau de la marge de l'anus. Elle est grise, humide et comme nacrée, sillonnée de petits plis séparés par des bourrelets de peau épaissie (*lichénisation*) ; quelquefois même les plis sont fissuraires (*intertrigo*).

De là trois formes morbides apparemment dissemblables. Ceci explique les divergences de description des auteurs ; chacun d'eux ayant plus ou moins explicitement réuni ou séparé, en leurs ouvrages, l'eczématisation, la lichénisation, l'intertrigo et le prurit. Il suffit pourtant d'observer et de suivre quelques exemplaires de cette affection pour voir que, sauf l'intertrigo qui en est une complication éventuelle, ces formes sont des *facies* différents d'un type morbide fondamentalement identique.

Quelle que soit d'ailleurs la forme que le processus ait adopté dans un cas donné, son évolution chronique et paroxystique est constante. Sa longévité est son premier et principal caractère évolutif, comme l'intensité du prurit est le premier de ses symptômes fonctionnels.

Le prurit est tel qu'il a pu suggérer à certains malades l'idée du suicide.

Un autre fait bien remarquable est la résistance que la peau acquiert en ces régions au traumatisme du grattage. Quelquefois c'est à peine si le grattage le plus effréné laisse la moindre trace.

A-t-on des idées nettes sur la genèse de cet état morbide singulier ? Très peu à la vérité. On a invoqué l'atonie intestinale et la constipation qui sont au plus des causes adjuvantes. Ce qui est plus vrai, c'est qu'on voit le prurit anal naître le plus souvent, et grandir, chez les malades déprimés, chez les nerveux hypersensibles. Les causes des états de dénutrition qui s'en accompagnent peuvent avoir été diverses : surmenage mental, excès de travail, pertes d'argent, deuils, etc. ; je dirais surtout, préoccupations obsédantes et idées fixes quelles qu'elles soient.

Quant au mécanisme du prurit, il est inconnu encore. La question va peut-être entrer dans une phase vraiment expérimentale avec les faits apportés par Ravaut et Thibierge : la ponction rachidienne fait disparaître ou atténue considérablement le prurit dans le lichen plan d'Erasmus Wilson. Sans doute le lichen plan est une entité morbide particulière et sans rapports apparents avec les prurits localisés du genre de celui dont je parle. Néanmoins, il se pourrait que le fait apporté par ces auteurs restât vrai pour d'autres dermatoses prurigineuses que le lichen plan.

Jusqu'à présent, la thérapeutique du prurit anal reste donc empirique, mais cela ne veut pas dire qu'elle soit inefficace. C'est par un de mes malades, marin de son état, que j'ai connu le meilleur topique à employer dans le prurit anal, et cela est bien naturel si l'on songe que ce topique est le goudron de bateau.

« Maintenant, je sais quoi faire, me dit ce malade, quand mon prurit recommence, je prends un pinceau et du galipot (goudron de calfat) et j'en badigeonne la région malade. » Aucun traitement ne vaut, en effet, l'application locale du goudron de pin maritime. Mais, en pratique, quelques distinctions s'imposent.

Le cas le plus simple est celui où le prurit existe seul. Pas d'épaississement de la peau, la peau est intacte, elle n'a pas l'aspect gris nacré de la lichénisation, il n'y a pas de suintement, pas de rougeur. Dans ce cas on peut employer le goudron pur au pinceau, ou, si l'on veut, on conseillera une pommade à moitié :

> Goudron liquide purifié. . . . . $\Big\}$ *ää* P. E.
> Beurre de cacao. . . . .

ou mieux :

> Lanoline . . . . $\Big\}$ *ää* P. E.
> Goudron de pin maritime. . . . .

Mais ce cas clinique n'est pas la règle. Le plus souvent il y a des lésions visibles. Alors la règle thérapeutique à suivre est de *diminuer la proportion du goudron* dans les topiques locaux, *d'autant que les lésions sont plus visibles*. Si on ne le faisait pas, les pommades dont la formule précède causeraient des cuissons insupportables.

On est donc conduit à formuler par exemple :

> Lanoline . . . . $\Big\}$ *ää* 5 grammes.
> Goudron liquide. . . . .
> Vaseline   20   —
> Oxyde de zinc.   7   —

Et on peut même être conduit à abaisser davantage la proportion du goudron en se basant sur la cuisson produite par l'application de la pommade et qui doit toujours être minime pour que l'effet thérapeutique soit excellent.

J'ai vu, dans un certain nombre de cas, les pommades tanniques donner aussi de bons résultats. J'en mentionnerai une formule qui est excellente :

Tannin à l'éther. . . . . ⎫ $\bar{a}\bar{a}$ 0^{gr},30
Calomel à la vapeur . . . . ⎭
Vaseline . . . .   30 grammes.

Toutes ces pommades peuvent d'ailleurs être cocaïnées ou stovaïnées dans les cas aigus.

Dans les meilleurs cas, le résultat est progressif et le prurit anal espace ses crises et s'éteint peu à peu, surtout assurément si les causes générales de surmenage, de dépression, d'obsession mentale ont disparu.

Dans les cas moins bons, le malade reprend l'usage du topique local, toutes les fois que les crises reviennent, et il se trouve encore heureux de connaître un médicament qui le soulage.

Dans les cas féroces, les topiques locaux sont insuffisants, et le médecin doit, sans attendre, conseiller les rayons X.

Il doit en conseiller deux ou même trois séances consécutives, chacune séparée de la suivante par trois semaines, chacune de cinq unités H. de Holtznecht ou d'une teinte B. du *Radiomètre* X, ce qui correspond à la même dose. Le soulagement survient en général quinze jours après la première séance, la troisième n'est le plus souvent pas nécessaire.

Les cas qui bénéficient le plus des rayons X sont ceux dans lesquels l'épaississement cutané (la lichénisation) est le plus manifeste avec ou sans eczématisation et suintement.

Quoi qu'il en soit, après ce qui précède on conclura que le médecin est en somme assez bien armé dans le traitement local de cette pitoyable affection. Ai-je besoin d'ajouter qu'il s'opposera par tous moyens à la stagnation stercorale et à la paresse de l'intestin qui sont fréquentes et qu'il prescrira, toutes les fois qu'il le jugera utile, et à titre adjuvant, la cure d'engraissement s'il y a dénutrition, les cures d'air, les voyages, etc., et parmi les cures thermales, celle de Saint-Gervais toujours des plus sédatives dans le traitement des dermatoses prurigineuses.

IV

Prurits idiopathiques du cuir chevelu.

Beaucoup d'états morbides du cuir chevelu s'accompagnent de démangeaisons : au premier rang le parasitisme (phtiriase) et puis tous les processus croûteux (impétigos, eczémas), ou pelliculaires (pityriasis).

Il n'y a rien d'étonnant que des processus de suppuration, d'exsudation, d'exfoliation épidermiques, au cuir chevelu comme ailleurs, s'accompagnent de démangeaisons. Et quand un patient ou une patiente consultent à ce sujet le médecin, la première idée de celui-ci doit être de rechercher la phtiriase : poux ou lentes, et, à leur défaut, une lésion épidermique visible expliquant naturellement le prurit.

Mais quelquefois le médecin *ne trouve rien*, rien du tout. La peau est saine, normale : il n'y a ni croûtes, ni pellicules, ni poux, ni lentes, et cependant la malade (car le cas est plus fréquent chez la femme, et de trente à soixante ans) accuse une démangeaison intolérable. A chaque instant elle se gratte, même en dormant et les démangeaisons la réveillent.

Dans ce cas, n'hésitez pas à poser la série des questions qui vous permettront d'affirmer que la malade est alcoolique. Elle dormira mal, non seulement parce que les démangeaisons la réveillent, mais parce que des cauchemars la persécutent : rêves d'animaux, d'accidents, chutes dans un trou, etc. Le matin elle a des pituites, « elle crache des glaires... » Examinez ses doigts écartés, ils tremblent ; examinez son regard, il est étrange, inquiet, brillant, et fuyant le vôtre.

N'insistez pas d'ailleurs, et ne demandez jamais à une femme si elle boit trop. Car invariablement elle vous répondra que vous vous trompez, même si le diagnostic d'éthylisme est évident.

Le traitement qui s'ensuit est simple, mais d'exécution, nous le savons, très difficile pour les malades.

Localement, faites faire des applications fréquentes d'un liquide volatil, rafraîchissant la peau par son évaporation. Ex. :

Liqueur d'Hoffmann	3oo grammes.
Menthol	o^{gr},3o

(Inflammable)

Quant au traitement général il comprendra d'abord l'abstention de toute boisson fermentée ; ensuite l'absorption journalière d'un litre et demi d'une tisane quelconque.

Prescrivez l'abstention de toute boisson fermentée comme nécessaire, car si vous prescrivez seulement l'abstention d'*alcool*, la malade, vertueusement indignée, jurera qu'elle n'en boit jamais. Dites que, pour certains tempéraments, toute boisson si peu alcoolisée qu'elle soit est un poison ; ajoutez seulement *et à plus forte raison, les alcools*, sans insister.

De plus, et comme vous ne pouvez pas compter sur l'obéissance de la malade, prescrivez les tisanes en abondance. Elles auront cet effet de diluer les alcools ingérés qui seront ainsi moins nocifs. Prévoyez six mois de ce traitement et dites qu'à partir de la troisième semaine, l'amélioration doit commencer, ce qui se vérifiera si vous avez su vous faire obéir.

V

L'Eczéma du nourrisson.

L'eczéma, chez le nourrisson, mérite une étude spéciale : mais on peut dès l'abord résumer ce que la clinique de tous les jours nous apprend à son sujet en disant qu'il dépend de l'*alimentation lactée exclusive* et *excessive* et qu'il guérit par la *réglementation alimentaire* et le *sevrage*.

Il survient ordinairement vers quatre ou cinq mois, au milieu de l'état de santé le plus florissant, et le plus souvent sans qu'aucun phénomène intestinal ait révélé un état chronique d'indigestion ; car il est remarquable de voir les accidents cutanés qui accompagnent les entérites prendre ordinairement le type des roséoles d'intoxication ou celui des éruptions papuleuses et lichénoïdes dites « strophulus » mais non pas d'ordinaire celui de l'eczéma.

Donc l'eczéma des nourrissons survient très rarement chez l'enfant malingre et affaibli, et très souvent chez le nourrisson superbe, chez le fameux *prix de beauté* dont le médecin a si souvent appris à se défier. Il peut survenir, quel que soit le mode d'alimentation : sein ou biberon.

En général, on le voit apparaître chez l'enfant vorace, alimenté par une bonne nourrice, et voici comment les choses se passent. Toutes les fois que l'enfant crie, sa nourrice lui donne le sein ; le bébé se gave, les tétées se rapprochent, s'accumulent.

Pour n'être pas réveillé la nuit, la nourrice laisse' faire à dix heures du soir une tétée de quarante minutes, en réveillant l'enfant, lors même qu'il s'endort au sein.

D'abord les résultats paraissent superbes, le bébé augmente de poids d'une façon fantastique et cela fait la joie de la maman et de la nourrice car elles ne savent pas, comme le médecin, que vouloir dépasser une moyenne physiologique est absurde et que le bénéfice apparent des premières semaines sera invariablement suivi de déboires compensateurs.

Ces déboires seront de deux sortes : l'entérite ou l'eczéma, ordinairement l'un sans l'autre, rarement les deux ensemble, ce qui peut se voir cependant.

L'eczéma du nourrisson commence par le visage, et au visage par les pommettes, sous la forme d'une plaque rouge diffuse qui vient et s'en va, puis devient fixe, chaque jour plus congestive, très prurigineuse. Bientôt, à sa surface se font des acuminations à peine visibles, que le grattage excoriera et qui deviendront les *pores eczématiques* effusant du liquide séreux en quantité variable.

Si la poussée eczématique est forte, la plaque rouge du début s'étend, sa surface se crible de pores eczématiques innombrables, l'exsudation est abondante, poisseuse, et se concrète en croûtes minces, parcheminées, jaunâtres, craquelées.

Après les pommettes, les régions préauriculaires, sus-sourcilières, le front, les joues entières, le menton par deux taches symétriques, le cou enfin, se prennent et l'enfant est en apparence tout à fait défiguré.

Naturellement les symptômes fonctionnels sont plus marqués, à proportion de la dimension des surfaces eczématisées. Deux ou trois fois par jour surviennent des crises congestives locales. Les surfaces malades sont pourpres, leur température s'élève et cette élévation se reconnaît à la main. En même temps, survient une crise de prurit et d'exsudation.

L'exsudation sous-jacente aux croûtes les détache, le grattage les enlève, les surfaces eczématisées deviennent suintantes ; puis la crise se calme, l'exsudat se concrète et forme de nouvelles croûtes minces, papyracées, semblables aux précédentes, jaunes ou, par places, brunâtres par mélange de sang.

Ces crises peuvent se rapprocher, se faire subintrantes. Pendant leur durée l'enfant s'agite, se débat, cherche par tous les moyens à se gratter. Pour éviter qu'il ne se griffe et se déchire, on lui enveloppe les mains, on les attache. Le sommeil peut être troublé, coupé de crises congestives et prurigineuses.

En général cet eczéma, si spécial en tous ses caractères, se localise au visage et y reste cantonné. Au visage même, il respecte les orifices naturels et leur pourtour. Les paupières, les orifices narinaires et le tour des lèvres ont l'air d'apparaître, sains, par les trous d'un masque de croûtes. C'est l'ancien *porrigo larvalis* (*larva*, masque) d'Alibert. Le sommet de la tête et les tempes peuvent être envahis, le cou également sur ses faces latérales, et la nuque au-dessous des cheveux. Dans des cas plus sérieux, le thorax et la face antérieure des bras sont pris, plus rarement et passagèrement les reins, les fesses, les cuisses. Je n'ai jamais vu cet eczéma prendre la forme de l'eczéma généralisé.

Souvent l'impétigo vrai, la gourme vulgaire vient infecter ces surfaces suintantes, décortiquées de leur épiderme corné. Alors l'impétigo ne reste pas cantonné aux surfaces eczématiques ; il dissémine partout, et au cuir chevelu particulièrement, ses éléments nummulaires croûteux, caractéristiques.

Dès lors, avec ces lésions sensibles à tout contact, avec ces crises congestives et prurigineuses intenses et répétées, l'enfant paraît avoir une vie fort misérable. Et pourtant, fait qui contraste avec les précédents, son état général se maintient excellent. Dans les intervalles des crises, l'enfant joue, il rit. En dépit de son visage horrible, il reste parfaitement bien portant. Il tette comme avant, il n'a pas de température, aucun trouble de la santé générale.

Les choses durent ainsi quelques mois sans grandes modifications, en dépit de tous les traitements externes, et ne s'amélioreront que quand sera modifiée l'hygiène alimentaire du poupon. C'est ce qui arrive, même en l'absence de toute direction médicale, lors de la période du sevrage.

Alors, cet eczéma marche vers la guérison, les crises congestives diminuent de nombre et d'intensité, l'enfant repose mieux. Pendant la durée des crises, le phénomène de l'exsudation est moins prononcé, puis les plaques eczématiques restreignent leurs dimensions, elles s'isolent les unes des autres, et celle des pommettes, qui fut la première en date disparaîtra la dernière. Alors l'enfant retrouve intacte et sans aucune cicatrice (si le grattage n'en a pas fait artificiellement) la peau rose, lisse et vermeille, qu'il avait avant son eczéma. Car, on le sait, une des caractéristiques fondamentales de tout eczéma est de ne laisser aucune trace définitive.

Dans le public, cet eczéma du nourrisson est bien connu sous divers noms. On l'appelle *eczéma de dentition*, *feux de dents*, etc., parce qu'il coïncide avec l'éruption des premières dents de *lait*... De combien de méfaits n'a-t-on pas rendu les dents responsables ?

Certaines nourrices confondent cet eczéma avec l'impétigo, la gourme, qui peut venir s'y surajouter. D'autres enfin le nomment plus exactement *croûtes de lait*. Mais n'attachons pas au mot qu'elles emploient plus de sens pathogénétique qu'elles ne lui en donnent.

En fait, cet eczéma s'observe toujours chez des enfants trop nourris, nourris exclusivement de lait, et surtout de lait trop crémeux, trop riche ou pris en trop grande abondance.

La réglementation des repas, la durée des tétées, leur espacement, la diminution de leur nombre s'il y a lieu, tout cela doit être la première préoccupation du médecin quand il s'agit d'un nourrisson au sein. *Cinq repas à cinq mois* est pratiquement une règle générale bonne, de même que la suppression totale de tout repas, de dix heures du soir à cinq heures du matin.

Si l'enfant, au biberon, n'est pas en âge de quitter l'alimentation lactée exclusive, on lui donnera du lait écrémé, du lait pauvre, du babeurre.

Si l'âge du bébé le permet, il faudra commencer le sevrage. *La première bouillie à la première dent* est un axiome pour certains cliniciens. Cet axiome est pleinement justifié par l'évolution clinique de cet eczéma puisqu'il disparaîtra presque invariablement lorsque l'alimentation ne comprendra plus le lait que pour moitié.

La coïncidence entre la cessation de l'alimentation lactée exclusive et l'amélioration progressive de cet eczéma est frappante.

Les premières bouillies remplaçant chacune une tétée ou un biberon seront faites à l'eau, bien entendu. Elles comprendront deux cuillerées à café, rases, de farine de riz, d'arrow-root, d'orge ou d'avoine, délayées et cuites dans 150 grammes d'eau sucrée.

Les farines d'orge et d'avoine (celle-ci, laxative) demandent trois minutes d'ébullition ; le riz à peine une demi-minute, sous peine de faire une colle. On peut se servir d'une quantité de farines lactées commerciales, qui sont presque toutes plus ou moins sucrées et dont certaines le sont assez pour qu'on doive les employer cuites dans l'eau pure sans sucre. Un dernier détail à ce propos : lorsqu'on se sert de ces farines, il faut en employer de petites boîtes, car tous ces produits, longtemps ouverts, s'éventent et moisissent. Ce sont là de ces conseils où se reconnaît le praticien averti.

Pendant quinze jours au moins, on donnera une seule bouillie remplaçant une seule tétée, ou un seul biberon, puis deux bouillies à la place de deux biberons. Il est évidemment bien difficile de donner en tout cela des règles constantes. Ce qu'il faut dire bien haut, c'est qu'on n'a jamais à se repentir, dans ces cas, d'avoir conseillé très tôt la première bouillie, car tout se passe, chez ces petits malades, comme si les hydrocarbures-graisses n'étaient pas digérés par eux, alors que les hydrocarbures-féculents le sont sans difficulté aucune.

Le traitement local est simple : *Ni eau, ni savon.* Tous les nettoyages doivent être pratiqués à l'huile, ce qui ne veut pas dire, ordinairement du moins, que le visage doit rester huileux entre les pansements. Toutes les nuits, et même de jour dans les cas sérieux, on couvrira les lésions avec la crème suivante :

Oxyde de zinc.	7 grammes.
Vaseline	*āā* 10
Lanoline	
Huile d'amandes douces fraiches . .	10

Les pansements humides à l'eau bouillie, l'enveloppement caoutchouté, peuvent être prescrits dans des cas d'un développement excessif ; ils sont bien peu aisément praticables pour ne pas dire plus.

Les lavages à l'eau d'Alibour, à l'eau oxygénée à douze volumes, pure ou coupée au tiers ne sont utiles que si l'impétigo est venu compliquer l'eczéma primitif. En réalité, tous les traitements locaux sont palliatifs ; le vrai traitement est alimentaire. Il y a tellement d'eczémas auxquels on a supposé, sans preuves cliniques, une cause alimentaire, que l'on doit souligner les cas et les espèces dans lesquels cette cause alimentaire semble indubitable.

Il est également frappant de voir un eczéma guérir par la seule suppression du lait. Ce fait une fois bien vérifié portera à considérer comme douteuse l'idée théorique qui conduit certains médecins à mettre au régime lacté tous leurs eczémateux adultes, universellement.

Quoi qu'il en soit, et pour terminer je concluerai : L'eczéma du nourrisson est dû à la suralimentation et au régime lacté exclusif. On le guérit en substituant partiellement dès qu'il est possible, aux biberons de lait de vache, ou même au sein maternel, des bouillies de féculents plus ou moins légères et proportionnées à l'âge du bébé.

Cette conclusion heurte beaucoup d'idées préconçues et apparemment logiques sur *l'harmonie préalable entre le lait et le nourrisson ;* sans cela, la plus simple observation clinique en aurait fait depuis longtemps un axiome banal et connu de tous.

VI

Les préjugés concernant l'alimentation des malades au cours des grandes dermatoses.

Si l'on examine froidement ce que nous savons concernant les régimes alimentaires à conseiller au cours des grandes dermatoses, on rencontrera beaucoup de préjugés et peu d'idées claires.

Rappelons-nous d'abord qu'en médecine, à côté d'un petit nombre de faits positifs expérimentaux. il y en a beaucoup d'autres qui sont impossibles à reproduire et à contrôler. Le médecin devrait donc toujours séparer nettement ce qu'il *sait* de ce qu'il *croit*. Or, il croit à beaucoup de choses qui ne sont rien moins que prouvées.

En général, ces croyances sont nées, à l'origine, de l'observation de faits certains, mais dont la médecine s'éloigne de plus en plus par une série d'inductions, de généralisations, de rapprochements hasardeux et conjecturaux. Ainsi naît sur un sujet scientifique une opinion quasi religieuse qui devient vite intransigeante parce qu'il est humain de remplacer une preuve manquante par une affirmation dogmatique.

Nous allons suivre ces procédés de mauvaise logique et les prendre sur le vif, en étudiant les légendes qui ont cours aujourd'hui à propos du régime alimentaire des eczémateux.

*
* *

Des faits cliniques en grand nombre démontrent que, dans certaines intoxications alimentaires aiguës, se produisent des éruptions cutanées, qualifiées, suivant leur forme : érythèmes, urticaires, eczémas. Ce sont les éruptions dites *ab ingestis*. Le type en est dans l'urticaire qui accompagne l'ingestion de certains mollusques particulièrement les moules. Mais les exemples en sont nombreux et de causes diverses.

Ce qu'il y a de particulier dans ces éruptions. c'est

d'abord qu'elles suivent, à quelques heures au plus d'intervalle, l'ingestion de l'aliment toxique, et qu'elles disparaissent en quelques heures sans faute.

Il est également remarquable de voir cet aliment nocif pour une personne ne l'être pas pour toutes les autres qui, à la même table, ont mangé du même plat. Cette indigestion dépend donc autant du sujet que de l'aliment. Et très souvent le même aliment sera toujours aussi toxique pour le même sujet, même à des années d'intervalle. Enfin il n'y a pas que les aliments à provoquer de telles réactions cutanées. Certaines personnes ne peuvent absorber du salol, du naphtol, de l'antipyrine, de la quinine, etc., sans encourir une éruption érythémateuse, ortiée, rubéolique, d'aspect variable, mais souvent identique en sa forme pour le même médicament chez le même sujet.

Constatons simplement ces faits et remarquons les caractères principaux de ces éruptions qui sont *individuelles, immédiates, passagères, et récidivantes avec leur cause*.

Dès que la clinique médicale s'est écartée de ces faits précis, les inductions ont commencé à remplacer les observations et par conséquent à faire fausse route.

On a d'abord supposé qu'une urticaire étant de cause alimentaire certaine, toutes les urticaires devaient avoir une cause alimentaire analogue. En conséquence, on trouve difficilement aujourd'hui un malade atteint d'urticaire chronique, auquel on n'ait pas conseillé, et pendant des années, les prescriptions alimentaires les plus apparemment inutiles et les plus compliquées.

On pourrait se demander pourquoi les faire si compliquées, ces prescriptions, car lorsqu'un malade présente une urticaire *ab ingestis*, c'est après l'ingestion d'*un* ou *deux* aliments très définis, toujours les mêmes.

Oui, mais, comme on a vu, chez divers sujets, de l'urticaire toxi-alimentaire suivre l'ingestion d'aliments variés, on a très naturellement réuni sur une même liste de proscription tous les aliments qui, dans un cas donné, avaient été, chacun pour un sujet particulier, cause d'une poussée d'urticaire aiguë. Il s'en est suivi une liste des plus longues qui défend au patient plus de la moitié des aliments usuels et communs.

Mais certains prurigos, certains eczémas commencent par une phase urticarienne, pourquoi eux aussi n'auraient-ils pas une cause alimentaire ? La conclusion n'a pas tardé, et la même loi de proscription alimentaire signifiée aux urticariens fut étendue aux eczémateux.

Comprenez bien d'ailleurs qu'une liste de proscription ainsi commencée a toujours de grandes tendances à s'accroître, car chaque médecin dyspeptique y ajoutera tous les aliments qu'il digère mal : on supprime l'endive parce qu'elle est amère, la tomate parce qu'elle est acide, l'aubergine parce qu'elle est d'une saveur piquante, un premier médecin défend la venaison faisandée, un second défendra toutes les viandes noires, même la pintade. Pendant un temps on a proscrit le bouillon gras, et puis c'est le veau qui est devenu dangereux, et puis l'œuf en hiver. Ainsi la liste commune, à laquelle chacun ajoute quelque chose, s'allonge indéfiniment, et toujours par la méthode inductive si fallacieuse : la moule est le plus incriminé des mollusques, tous les mollusques seront d'abord interdits, et puis avec tous les mollusques, tous les crustacés réunis... etc. : « Docteur, dites-moi plutôt ce que vous ne défendez pas. »

Notons bien tout de suite, pour qu'il n'y ait point de malentendu, que cette extension des proscriptions alimentaires, du régime des urticariens au régime des eczémateux, fut d'autant plus facile, et parut d'autant plus légitime, que certains eczémateux, comme certains urticariens, ont des réactions cutanées qui paraissent liées à l'ingestion de tels ou tels aliments. Nous venons d'étudier, ici même, cet eczéma fluent et impétigineux des nourrissons qui résulte le plus souvent de l'intolérance pour le régime lacté exclusif. Mais, de ce qui était un fait particulier, intéressant, presque rare dans l'eczéma en général comme dans l'urticaire, on a fait une règle et une règle sans exception, erreur grosse !

L'une des choses qui a le plus contribué à augmenter la complexité des proscriptions alimentaires de l'eczémateux, c'est aussi le préjugé du médecin qui pense : « Les malades ne suivent jamais les conseils qu'on leur donne. Il faut leur demander plus pour obtenir moins. » Ainsi s'en est suivi la proscription médicale des trois quarts des choses qui se mangent.

N'oublions pas ce fait, vrai pour le médecin comme pour le chasseur, ou pour le soldat qui a fait campagne, vrai pour tout homme, et sur lequel est basé le phénomène psychique de *la croyance* : A force de répéter la même chose douteuse ou fausse, on finit par la croire certaine, même quand on l'a répétée d'abord par condescendance pour l'opinion d'autrui. Ainsi se fonde en médecine *une dogmatique* qui n'est jamais discutée. Le médecin croit d'autant plus à la valeur de ses prescriptions qu'il les a réitérées plus de fois. Et lorsqu'on a ainsi enraciné en sa croyance une opinion qu'il aurait fallu d'abord prouver, on fonde encore sur cet axiome de nouveaux raisonnements qui le prennent comme postulat. Ainsi, en se basant sur les proscriptions alimentaires devenues traditionnelles dans l'eczéma, on a édifié toute une pathogénie de l'eczéma et voici le raisonnement : « Si tant d'aliments sont nuisibles à l'eczéma, c'est que l'eczéma est une toxidermie d'origine digestive. » Or la pathogénie de l'eczéma étant tout à fait inconnue, on peut dire cela comme on peut dire tout le contraire.

De cette série de raisonnements dont la solidité scientifique ne supporte pas l'examen, on a déduit une infinité d'autres, car les erreurs font des petits.

En voici un exemple :

« Dans l'incertitude où nous sommes du régime alimentaire des eczémateux, et puisqu'il est entendu que tant de choses leur sont nuisibles, ne vaudrait-il pas mieux mettre les malades au régime lacté exclusif, car enfin, le lait, aliment premier, aliment complet, qui filtre au niveau des reins même malades sans leur imposer de fatigue, doit être l'aliment par excellence des eczémateux. »

Voyez encore que d'hypothèses entassées dans ce raisonnement commun à tant de dermatologistes. Il faut admettre que la digestion du lait, parce qu'elle ne fatigue pas le rein, ne fatigue pas le tube digestif. Rien n'est moins prouvé.

Il faut admettre que le lait — aliment complet, c'est entendu, — mais qui est avant tout une émulsion de graisse, est d'une digestion hépatique et pancréatique toujours facile. Rien n'est encore moins certain.

Il faut admettre que devant le lait toutes les annexes digestives réagissent chez tous les hommes semblablement, ce qui est certainement très faux, puisque le lait constipe les uns et donne aux autres de la diarrhée, etc. Et contre une telle conclusion il y a au moins ce fait clinique extrèmement fréquent que la suppression du régime lacté absolu guérit la majorité des eczémas du nourrisson.

Notez que les médecins qui s'appuient sur des raisonnements si fragiles sont légion. Il est vrai que la majorité médicale, sur ce point, est indolente : « Ces idées sont des préjugés, soit dira-t-on, mais pourquoi les attaquez-vous? Ils ne nuisent à personne : vous dites que nos prescriptions sont inutiles dans quelques cas. Mais il y en a d'autres dans lesquels elles servent!... Et comme nous ne savons pas en distinguer les cas, mieux vaut sagement proscrire dans tous, les aliments que nous avons vu nuisibles dans quelques-uns. »

Rien n'est plus fâcheux et moins scientifique qu'un tel raisonnement. Si vous donnez à tous vos eczémateux le même régime, comment saurez-vous jamais à quels eczémateux les suppressions alimentaires sont utiles et quelles suppressions? D'après ma pratique, très attentive sur ce point, il n'y a pas un eczémateux sur dix qui bénéficie du régime strict des suppressions alimentaires, et c'est pour le bénéfice d'un malade que vous en ferez souffrir neuf inutilement.

J'entends d'ici se récrier beaucoup de dermatologistes : « Si vous ne croyez pas à l'utilité du régime, écoutez donc parler vos malades. Ils vous diront eux-mêmes qu'ils ne peuvent pas manger ceci ou cela sans risquer une poussée eczématique nouvelle. »

Et cela est vrai, presque tous les vieux eczémateux ont leur éducation médicale faite, ils savent par cœur les formules que leurs médecins leur ont apprises ; ils sont devenus au moins aussi canoniques que nous. Ils énumèrent complaisamment ce qu'ils ont remarqué leur faire mal, déterminer des poussées, etc... Et avec une naïveté étonnante, on les voit s'obstiner à ne remarquer que les coïncidences qui favorisent leur opinion préalable, comme les croyants ne se rappellent jamais que les prédictions ou les pressentiments qui se sont trouvés d'accord avec les faits.

Qu'y a-t-il d'étonnant à cela ? N'avez-vous pas vingt fois rencontré dans votre carrière médicale des malades qui croient ne plus pouvoir vivre s'ils ne se purgent pas toutes les semaines, ou s'ils ne prennent pas, l'un du sulfate de quinine, l'autre du carbonate de chaux, le troisième de l'acide phosphorique, suivant une obscure religion médicale, qu'ils se sont bâtie pour eux tout seuls, dans leur for intérieur.

Je n'ai jamais entendu un eczémateux chronique attirer mon attention sur l'origine alimentaire possible de son eczéma si cette idée ne lui a pas été soufflée par un autre, spécialement par son médecin. Les malades qui sont les plus affirmatifs, en ce qui concerne la nécessité de leur régime, sont les vieux récidivistes de l'eczéma : « Docteur j'ai vu Bazin... j'ai vu Hardy... » Ce sont ceux-là qui ont tous vérifié l'influence du poisson, de la charcuterie, des épices, des salaisons, des crudités, des crustacés, etc., sur leurs poussées eczématiques.

Et comment se fait-il vraiment qu'après quarante ans de remarques si précises, ils ne soient pas arrivés, ou bien à trouver le régime alimentaire qui les guérisse ou seulement à éviter les aliments qui leur nuisent? Mais, je vous le dis, ce sont des croyants, et où commence la croyance, la logique perd tous ses droits.

Pourtant qu'on se rappelle bien ceci : un homme qui a une idiosyncrasie alimentaire la connaît toujours. Quelle différence entre la netteté de son affirmation quand il l'émet et les formules dubitatives des malades suggestionnés par leur médecin, et répétant après lui que le homard donne de l'eczéma! Combien peu, parmi ces derniers, parlent avec la sincérité et la précision de l'expérience personnelle.

D'ailleurs le malade le plus crédule a des instants de doute et de désespoir, lorsqu'après cinq ou six ans d'une géhenne alimentaire continue, et ce supplice de ne pouvoir jamais et nulle part manger comme tout le monde, il voit ses habituelles récidives survenir en l'absence de tout écart alimentaire et en dépit d'un régime de chartreux. Combien de fois entend-on le malade s'écrier : « Mais pourquoi cette nouvelle poussée à moi qui n'ai pas quitté un seul instant mon régime ni pris même une liberté avec lui? »

En regard de ces *patients*, il y a les incrédules, ceux qui refusent de se soumettre à un régime et vont promener leur eczéma au bord de la mer, en dépit des objurgations... et qui ne s'en portent pas plus mal.

Et puis il y a des pays entiers qui ne croient pas à l'utilité de notre régime alimentaire des eczémateux et qui examinent nos prescriptions sur ce point avec la même curiosité que nous regarderions celles de médecins d'un autre monde.

A mon avis, ce sera plus tard un véritable honneur pour certains maîtres étrangers d'avoir osé soutenir que, *dans la cure de l'eczéma, les traitements externes priment tous les autres.*

.·.

Jusqu'ici ce que j'ai dit montre seulement que le régime alimentaire des eczémateux tel qu'on le prescrit habituellement est inutile. Mais j'ai rencontré en quantité des eczémateux maigres qui pratiquaient, sur avis médical, la religion alimentaire de l'eczéma depuis des années. Pour ceux-là, je considère ces pratiques comme fort nuisibles. A force de restreindre l'alimentation sous tant de formes, on obtient très vite de l'affamement. Beaucoup d'organismes finissent tant bien que mal par s'accommoder de la famine perpétuelle comme d'autres de la suralimentation. Cela ne va pas, pourtant, sans des troubles graves. Ce n'est plus une cure d'eczéma que fera votre malade, c'est une cure d'obésité, même s'il est maigre... Et j'ouvre ici une parenthèse : Je voudrais bien voir exposé, par ceux qui la connaissent, la question des cures d'obésité, et de l'amaigrissement provoqué. A mon avis, cette question est d'un intérêt médical extrême. Et elle aussi est fort obscure.

J'ai vu beaucoup de gens ayant maigri, je puis dire

que j'en ai très peu vu se portant mieux ou même aussi bien qu'avant leur amaigrissement.

Le principal et premier résultat que j'aie vu des cures d'obésité est de faire des nerveux anémiques et asthéniques avec d'anciens obèses, lors même qu'ils ont gardé, en tout ou partie, leur obésité. Parmi les neurasthéniques qui encombrent l'époque actuelle, si l'on compte combien ne sont devenus tels qu'après un amaigrissement voulu ou involontaire, il y en a plus de moitié.

Donc si vous, médecin, vous tenez la main ferme à ce que vos eczémateux maigres suivent le régime alimentaire traditionnel avec toute rigueur, vous verrez très souvent votre malade ne pas guérir de son eczéma, mais devenir neurasthénique.

Chose étrange, quand vous prenez ces malades étiques et que vous les suralimentez rationnellement mais hardiment, vous arrivez très souvent à guérir à la fois leur état nerveux nouveau et leur eczéma ancien.

L'engraissement calme beaucoup de nerveux maigres, et presque tous les eczémateux maigres sont des hypernerveux chez qui la suralimentation diminuera le prurit. Et non seulement le prurit s'atténue, mais souvent les lésions eczématiques rétrocèdent à mesure que s'améliore l'état général du patient.

Je n'ose pas risquer une hypothèse, puisque cet article fait précisément la guerre aux hypothèses les plus consacrées, mais les guérisons, par l'engraissement, de malades eczémateux, amaigris d'abord, m'ont chaque fois rappelé les premières cures essayées au xvie siècle contre la syphilis, la cure par la faim : *cura fame*. On traitait les malades par l'abstinence, par les sudorifiques, les boissons délayantes, les bains de vapeur et les purgations, toujours avec la même idée de leur faire éliminer l'humeur peccante que l'on n'appelait pas encore une toxine, mais l'idée directrice du régime était la même que pour l'eczéma d'aujourd'hui. Et comme on prétend guérir ainsi l'eczéma, on disait aussi guérir la syphilis, en faisant éliminer au malade la moitié de son poids et de sa substance ; après quoi une cure d'engraissement était censée lui faire récupérer une substance neuve. C'est peut-être ainsi que j'ai guéri, par le gavage, des eczémateux amaigris...

*
* *

Le régime des proscriptions alimentaires est déjà mauvais quand on l'applique à tous les cas d'eczéma indistinctement et mécaniquement. Il devient tout à fait néfaste quand on en généralise l'emploi à toutes les dermatoses chroniques, soit que le médecin les prenne pour un eczéma, soit qu'il vise au-dessous de la lésion cutanée, quelle qu'elle soit, comme au-dessous de l'eczéma, une diathèse soupçonnée d'être cause de tout le mal. J'ai vu « le régime » prescrit à des malades atteintes de dermatite polymorphe douloureuse, à des pityriasis rubra-pilaires graves, à des érythrodermies exfoliantes malignes, c'est-à-dire, entre autres, à des malades pour lesquels la suralimentation méthodique et rationnelle est le gage le plus certain de la guérison.

Je pourrais multiplier sur ce point des exemples lamentables. J'ai vu une femme de cinquante-huit ans, atteinte d'eczéma depuis sept ans, eczéma devenu

une dermite rouge exfoliante maligne à marche progressive, malade condamnée au lit depuis un an
passé, et tombée au poids de 45 kilogrammes après
avoir été presque obèse, regagner 1 et 2 kilogrammes
par mois avec régularité, reprendre la santé, la vie
active et parvenir à la guérison on peut dire complète, après moins d'un an de suralimentation et
sans autres applications locales que du liniment oléo-
calcaire. Au contraire des idées communes, presque
toutes les grandes dermatoses, au moins toutes celles
qui s'accompagnent de dénutrition, demandent un
régime actif de suralimentation.

Il va sans dire que l'institution d'un tel régime
demande quelque doigté de la part du médecin et
qu'il ne peut être formulé le même dans tous les cas,
mais j'avoue franchement que dans plusieurs j'aurais
préféré une suralimentation aveugle et quelconque
au régime minutieux des suppressions alimentaires
usuellement conseillé aux eczémateux.

Que conclure de tout cela? Rien en ce qui concerne les doctrines étiologiques ou pathogéniques
de l'eczéma assurément, mais beaucoup de choses
en ce qui concerne la pratique de son traitement :

1° A mon avis, après dix ans d'observation sur ce
point, rien ne justifie en pratique, dans l'immense
majorité des cas, les proscriptions alimentaires dra-
coniennes que l'on impose par routine aux eczémateux.

2° En règle, il faut, dans le doute, permettre peu
à peu des essais alimentaires de toute espèce à
chaque patient, en lui disant de faire sur ce sujet une
enquête expérimentale personnelle.

3° Cette enquête, lorsque le médecin la fait porter

sur un grand nombre de cas, montre qu'il est impossible de reconnaître une catégorie d'aliments comme nuisible en général, dans l'eczéma, et qu'il est même rare de reconnaître tel ou tel aliment comme nuisible à tel ou tel eczémateux en particulier ; ces faits individuels rentrant dans la classe des idiosyncrasies alimentaires ou médicinales.

4° En général, il faut conseiller aux eczémateux obèses le régime que comporte leur obésité, aux maigres un régime intelligent d'alimentation progressive, en favorisant chez eux une assimilation meilleure, mais cela, sans proscrire aucun aliment *par égard pour l'eczéma lui-même*, sauf expérimentation personnelle.

5° Il y a toute une catégorie d'eczémateux graves et de malades atteints de dermatoses généralisées, eczématiformes, à tendance cachectisante, pour lesquels la suralimentation est de rigueur.

6° Enfin un préjugé concernant l'eczéma qu'il faut détruire, parce qu'il conduit le médecin à des pratiques thérapeutiques mauvaises, est celui qui fait considérer l'eczéma comme évacuant au dehors, par ses sécrétions morbides, des principes toxiques accumulés dans l'organisme. Aucun fait scientifique quelconque n'appuie cette vue théorique, et il se peut que la théorie à venir de l'eczéma le comprenne de façon tout autre.

Dans ces conditions, c'est à la pratique de dicter le régime des eczémateux, sans égards pour aucune théorie préconçue. Et c'est en suivant cette règle que j'ai abouti aux conclusions qui précèdent.

VII

De l'eczéma du sein chez la femme.

La vieille clinique dermatologique, celle des vieux maîtres, si précieuse parce qu'elle schématise à grands traits les faits cliniques que vérifie l'observation chaque jour, disait de l'eczéma du sein chez la femme, qu'il avait trois causes ordinaires : La gale, la grossesse et le lymphatisme. Il va de soi que ces trois causes, comme celles que connaissait seules la médecine d'autrefois, ne sont que des causes prédisposantes ; car, en fait, ce qu'on appelle encore l'eczéma du sein n'est le plus souvent qu'une épidermite à streptocoques. Mais cela n'enlève rien à la vérité profonde du vieil adage.

Il est facile de dire encore que si la grossesse et la gale sont deux faits précis et vérifiables, le lymphatisme l'est beaucoup moins, et que si les deux premières causes manquent, on se rejette aisément sur la troisième. Tout cela est vrai, et pourtant plus on vieillit dans la pratique de la dermatologie et plus on trouve vraies ces trois catégorisations de la vieille clinique. Et puis, ces formules sommaires comme des formules mnémotechniques avaient cela de bon qu'on ne les oubliait plus et qu'on les retrouvait subitement dans sa mémoire devant le fait auquel elles se rattachaient.

D'abord, pour les anciens, était réputée d'origine lymphatique toute éruption survenant chez des sujets très jeunes, de belle forme, bien en chair et de santé apparente bonne et même florissante. Or, rien n'est plus vrai en ce qui concerne l'eczéma du sein. Jamais on ne le voit sur le sein des vieilles femmes, pendant, ridé, flétri, mais très souvent sur des jeunes filles, même à peine pubères, sur des seins à peine faits, d'une forme exquise, d'une beauté grecque.

Cet eczéma a toujours le mamelon pour centre et l'aréole pour région préférée, mais il dépasse son contour et s'étend souvent bien au delà. Le plus souvent il existe des deux côtés, quoique d'un côté plus que de l'autre. C'est un eczéma humide ou, comme on disait : impétigineux, c'est-à-dire ressemblant à l'impétigo (streptococcique). C'est une épidermite rose, humide, recouverte de minces croûtes jaunes que l'exsudation sous-jacente détache et qui se renouvellent incessamment. Elle occupe une surface ordinairement grande comme la paume de la main, des contours souvent assez nets, mais en dehors d'eux, de petites efflorescences séparées jalonnent le pourtour de la lésion principale.

Rien n'égale la déplorable ténacité et la fixité de cet eczéma tant qu'on n'emploie pas pour le réduire les moyens appropriés. Par les topiques usuels de l'eczéma, on l'améliore, on croit toujours à la guérison, et brusquement l'éruption se renouvelle et tout est à recommencer.

C'est une affection rare en clientèle, plus fréquente à l'hôpital, toujours désespérante pour la jeune fille, laquelle croit facilement incurables les affections qu'elle présente et voit celle-ci s'éterniser.

Lorsque l'eczéma du sein survient à l'occasion d'une grossesse, le sein est gonflé, trop gros pour le corps. A la pression, le mamelon donne souvent une goutte de sérosité. La question peut être embar-

rassante, car l'eczéma survient aux premiers mois de
la grossesse et ce peut être chez une très jeune femme
non mariée : comment poser la question dans ces
conditions, alors qu'on peut parler à une jeune fille
vierge? On demandera à la jeune personne si elle
est mariée et, dans l'affirmative, on posera la question de la grossesse. Si elle n'est pas mariée, demander
si les dernières règles ont été normales. Si elles
n'ont pas eu lieu, depuis combien de temps, et s'en
tenir là. Il est d'ailleurs possible de trouver les seins
gros, durs et eczémateux avec suppression des règles
sans qu'il y ait grossesse ; ne pas l'oublier.

L'eczéma de la gale est d'un diagnostic facile
parce qu'on découvre les aisselles pour voir les seins
et quand un sein est eczémateux par gale, il s'agit
d'une gale pustuleuse, floride, dont les aisselles
ne peuvent manquer de témoigner. Alors on inspec-
tera les mains, les coudes, etc. ; il est ordinairement impossible de se tromper.

Le traitement de la cause est important. On ne guérira pas un eczéma du sein chez une galeuse sans
guérir sa gale au préalable, ni un eczéma du sein chez
une jeune fille dont les règles ont disparu, avant que les
règles soient revenues. Mais la question se pose de
nouveau de ne pas prescrire les bains de pieds chauds,
l'apiol. etc., ou l'ovarine à une femme enceinte.

Dans l'eczéma du sein, la frotte est à pratiquer
d'abord, et le mot de Tenneson se vérifie souvent
que sur ces lésions suppuratives, la frotte agit
mieux qu'un cataplasme. Ensuite on passera une
pâte à l'oxyde de zinc :

Oxyde de zinc. . . . .
Vaseline . . . . ⟩ $\overline{aa}$ 15 grammes.

et on attendra les événements. Si la gale guérie, l'eczéma ne guérit pas, on le traitera comme l'eczéma sans gale, de cause inconnue, l'eczéma lymphatique des anciens, et voici son traitement.

Ne pas s'attarder aux applications anodines; le cataplasme de fécule de pomme de terre, les pansements humides, les pulvérisations, les crèmes peuvent servir à faire tomber les croûtes, mais ne guériront pas. Le topique par excellence de l'eczéma du sein c'est le nitrate d'argent. Choisir d'abord la solution au quinzième (7,5 p. 100) et pratiquer des badigeons quotidiens rigoureux avec un pinceau d'ouate, durement et sans crainte, sur toute la surface malade en dépassant ses limites, et très attentivement sur le mamelon.

On recouvre d'une mince épaisseur de lint aseptique légèrement enduit de crème de zinc :

Oxyde de zinc.	5 grammes.
Vaseline.	20 —
Lanoline.	5 —
Eau de roses.	10 —

et on fait un pansement un peu serré. En huit jours la peau est noire, mais aux trois quarts guérie d'ordinaire. Il ne reste que des points isolés d'eczéma encore actif, petites plaques rouges semées de pertuis microscopiques exhalant une sérosité. On prendra alors une solution de nitrate d'argent au dixième qui en aura raison d'ordinaire et terminera tout. Cependant, dans certains cas exceptionnellement résistants, l'amélioration ne tiendra pas, et une récidive surviendra. Dans ce cas, ne pas hésiter et recourir deux ou trois fois en une semaine à la double cautérisation de Collardi-Besnier : après avoir fait un copieux badigeon de nitrate d'argent en solution au un dixième, passer partout le crayon de zinc métallique. L'aspect est fort laid et le sein paraît badigeonné de cirage, mais le résultat, le plus souvent, est parfait. Et de jour en jour le pansement devient moins douloureux et la guérison s'achève. Quand toutes les lésions sont sèches, une crème de zinc en permanence termine la guérison. Et au-dessous du pansement s'achève la réfection épidermique.

Un peu différent est le cas dans lequel un eczéma aigu du visage et du cou chez la jeune fille s'accompagne d'un peu d'eczéma de l'aréole et du mamelon. Ce n'est plus là l'eczéma du sein qui n'existe qu'au sein, mais un épiphénomène au cours d'une éruption plus ou moins généralisée. Il est rare que dans ce cas le nitrate d'argent réussisse aussi bien que les goudrons et particulièrement le goudron de houille *lavé neutre*, dont Brocq a si justement mis en lumière la valeur thérapeutique. On essaiera la pommade au dixième :

```
Goudron de houille lavé neutre . . . .    3 grammes.
Lanoline. . . . . . . . . . . . . . . .    5    —
Vaseline. . . . . . . . . . . . . . . .   22    —
```

dans laquelle on haussera promptement la dose du médicament actif jusqu'à 1 p. 3. Cette médication est souvent très heureuse et ne doit pas être oubliée.

En terminant, il me faut dire que l'eczéma et les streptococcies de ce genre sont toujours épidermiques, que jamais elles ne doivent laisser la moindre cicatrice et que le premier réconfort à donner à la jeune patiente est de lui assurer que le sein, après guérison, sera aussi joli et sa peau aussi fine, aussi rose que si elle n'avait jamais été malade. Ainsi pourrez-vous obtenir, sur cette promesse, un peu plus de patience et l'obéissance plus stricte à vos prescriptions.

VIII

Les poudres dentifrices et l'eczéma artificiel du bord des lèvres.

Voici la troisième fois en quinze jours que la même aventure dermatologique vient de m'arriver. Du reste il s'agit de faits connus de beaucoup mais non de tous. Et comme il est impossible qu'ils ne se présentent pas à d'autres encore, je pense utile de les raconter.

Trois fois, d'ailleurs, l'histoire s'est produite identique à quelques variantes de détail près. J'en ferai donc un seul récit.

La malade (dans les trois cas c'était une femme) s'est présentée en me disant : « Voilà des mois que je traîne un eczéma des lèvres dont je ne peux pas parvenir à me débarrasser. J'ai consulté deux médecins, mais inutilement. Deux fois j'ai cru parvenir à la guérison ; une fois surtout où j'avais quitté Paris, *le grand air aidant*, tout avait disparu ; mais à peine de retour ici, tout est revenu. Mon état est pire que jamais ; je suis désolée. »

J'examine et j'observe une épidermite circonscrivant l'orifice buccal, plus accentuée au-dessous de la lèvre inférieure, et aux deux commissures, et suivant exactement le bord rouge des lèvres, en dehors de lui. C'est un liséré large de trois à cinq millimètres, au niveau duquel la peau examinée à la loupe apparaît rouge, craquelée, dépouillée de sa couche cornée, finement fissuraire par places, et parsemée de croûtelles minuscules ressemblant à de la poussière d'ambre ou de résine.

Aux commissures, même aspect, peu accentué. Les plis commissuraux dessinent une patte d'oie dont toute la surface est rouge et presque humide au toucher.

Entre temps, la malade me montre les ordonnances antérieures. Le premier consulté de nos confrères avait cru l'eczéma causé par une hyperacidité salivaire et conseillé des bains de bouche d'eau de Vichy.

Le second avait formulé au grand complet les proscriptions alimentaires qui pour certains sont devenues quasi rituelles dans l'eczéma. Je transcris :

« Pas de crudités, pas de crustacés, pas de poissons de mer, d'acides, de salaisons, de charcuterie, de venaisons, de viandes rouges ou noires, de truffes, d'asperges, d'endives, d'oseille, d'épinards, de tomates, d'aubergines, de choux, de choux-fleurs, de fraises, de noix, de fromages, pas de vin, pas d'alcools, pas de thé, pas de café, etc. »

Il y avait ensuite : « Je conseille un changement d'air et mieux une cure de montagne. »

Les prescriptions locales n'étaient pas moins minutieuses : laver trois fois par jour avec de l'ouate hydrophile et de l'eau *bouillie*, additionnée de ceci ou de cela.

Appliquer de jour une certaine pommade ; une autre pommade était prescrite pour la nuit...

Averti par l'examen de ma première malade, je

dis à la seconde : Veuillez aller de suite chez votre pharmacien et apportez-moi la formule de votre poudre dentifrice. Elle me l'apporta, la voici, je n'y change rien :

Carbonate de chaux.	20 grammes.
Poudre de savon	10 —
Salol	10 —
Pierre ponce.	5 —
Menthol.	0gr,50
Essence de menthe	0gr,75

et en dessous :

« Appliquer avec une brosse dure. »

Alors je dis à la malade :

« Cette poudre est excellente, parfaite, elle vous tient les dents en merveilleux état, mais vous avez une peau beaucoup trop fine et trop susceptible pour pouvoir vous en servir. Veuillez donc en cesser l'usage et votre eczéma guérira tout seul ou avec la moindre crème à l'oxyde de zinc.

— Mais alors, me dit la malade, mon dentiste, qui est pourtant un médecin, a donc eu tort de me la prescrire.

— Non, répondis-je, comment aurait-il pu deviner *que votre peau a une tendance eczématique*. Ce n'est pas votre poudre qui est trop dure, c'est votre peau qui est trop douce, etc.

Enfin tout le monde fut content, la malade qui fut guérie dans les huit jours et moi qui l'avais guérie sans agir aux dépens d'autrui.

Mais puisque ce n'est plus à la malade que je parle, voici ce que je puis ajouter :

Ne prescrivez jamais de salol, en poudre, en lotions,

ni pommades : c'est un pitoyable médicament externe, auteur responsable de centaines d'épidermites traumatiques eczématiformes. Dans la formule précédente, savon, pierre ponce et salol, tout semble combiné pour produire ce qui était arrivé, une eczématisation artificielle du bord des lèvres.

En vérité, il faudrait bien que médecins et den-

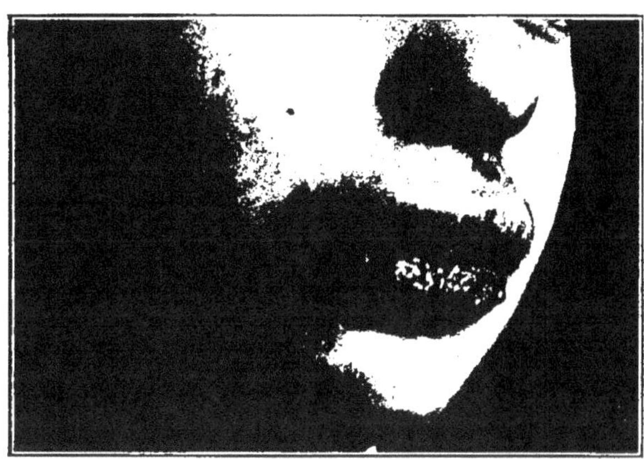

Fig. 44. — Eczéma orbiculaire des lèvres.

tistes en fussent avertis : il n'y a guère moins de poudres dentifrices nuisibles que de mauvaises teintures pour cheveux.

Quand donc vous verrez venir à vous un cas d'eczéma des lèvres, pensez d'abord à cette cause, avant d'en chercher une autre, car c'est la plus fréquente.

Cette histoire pourrait suggérer un autre conseil que j'ai déjà formulé plus haut : En médecine, il ne faut pas être fétichiste. Ne croyez donc pas du tout que vous rendez service à tous vos eczémateux en leur supprimant uniformément la moitié des choses qui se mangent...

Un dernier mot : Ma malade avait raconté à son précédent médecin comme à moi qu'une absence de quinze jours l'avait guérie ; d'où le conseil donné d'une saison de grand air et de montagne. Seulement ce n'était pas le grand air qui avait guéri la malade. En quittant Paris, elle avait oublié sa poudre dentifrice !

IX

A propos de la gale et de la frotte.

Un malade se présente au médecin et lui dit :

« *Docteur, je viens vous demander de me délivrer d'une gale dont je ne peux pas guérir par les moyens ordinaires*. J'ai contracté la gale il y a trois mois. J'ai d'abord ignoré ce que c'était et je me suis soigné moi-même pour de l'eczéma. Ensuite un médecin a reconnu que j'avais la gale, il m'a fait *frotter* en me disant que je serais guéri tout de suite. J'ai subi la frotte, et dès le lendemain j'ai bien vu que je n'étais pas guéri. Les démangeaisons avaient doublé.

« Je suis revenu à l'infirmier qui m'avait frotté pour lui dire de recommencer, ce qu'il a fait. Mais je n'ai pas été guéri davantage, j'ai alors eu recours au pharmacien et je lui ai demandé successivement toutes les préparations qu'il connaissait contre la gale. Je les ai toutes essayées sans plus de succès. Je me gratte toujours autant sinon davantage, et je viens enfin vous demander quel remède héroïque vous pouvez me conseiller pour venir à bout de cette gale indestructible. »

Le médecin *qui sait* examine son malade des pieds

à la tête, et il observe très vite qu'il y a bien eu de
la gale car le malade présente sur le fourreau de
la verge des traces pigmentaires qui sont des lésions
galeuses passées, il présente les mêmes traces au-
devant des aisselles, au bas-ventre, au-dessous des
fesses, etc.

Mais à côté de ces lésions en voie d'effacement
il observe une épidermite rouge squameuse, figurée
ou non, intense ; épidermite de grande surface, n'ayant
aucunement les élections de la gale.

La face interne des cuisses, la face externe des
bras, les avant-bras, le dos des mains, les flancs, le
cou sont couverts de ces lésions de surface, diffuses,
légèrement écailleuses, chaudes et prurigineuses,
quelquefois rondes et figurées : dermite *en rouelles*.

Dès lors le diagnostic est assuré. Le malade a
guéri sa gale par le soufre, mais au prix d'une épidermite traumatique. Il continue de prendre sa lésion
artificielle pour de la gale et de se traiter par les
mêmes agents traumatisants (soufre, carbonate de
potasse, savon noir, baume du Pérou, etc.) qui ont
déterminé l'apparition de la dermite artificielle. Et
c'est un cercle vicieux. Plus le malade croit à la gale,
plus il se frotte avec des pommades soufrées, plus
le soufre l'irrite, plus il se gratte, plus il croit à de
la gale... et plus il tourne ainsi le dos au seul traitement qui le guérirait.

Il faut alors que le médecin use d'autorité. Il dira
au malade : « Ce que vous avez fait est absurde et
votre raisonnement aussi.

» Oui vous avez eu la gale, mais vous ne l'avez plus,
il y a longtemps qu'elle est guérie. D'abord les parasites de la gale sont toujours détruits par la moindre

pommade soufrée, jamais aucun ne survit à la frotte, ce qui survit quelquefois ce sont les œufs, mais un œuf demande quinze jours d'incubation, quand donc une gale récidive, c'est après un entr'acte d'environ trois semaines et *cet entr'acte vous ne l'avez pas observé.*

» Vous ne l'avez pas observé et voici pourquoi : Votre peau est fine et sensible, vous avez appliqué sur elle, à tour de bras, un médicament qui l'abîme. Et alors, le jour même, elle s'est irritée. Elle est devenue rouge et cuisante, non par la faute de la gale, mais par la faute de la frotte.

» Et alors vous n'avez pas compris cela. Vous avez redoublé votre frotte et redoublé l'irritation qu'elle avait causée. Vous pourriez continuer ainsi indéfiniment.

» Laissez de côté votre idée fixe, et vos médicaments contre la gale. Plus de soufre, très peu d'eau, pas de savon, calmez votre peau avec une crème douce telle que celle-ci :

Huile d'amandes douces fraîche. . . .	20 grammes.
Oxyde de zinc.	15 —
Vaseline	
Lanoline	ãã 20 —

appliquée tous les jours. En trois jours vous serez soulagé, et en huit ou dix jours vous serez guéri. »

X

Sur l'éruption artificielle due au contact de certaines espèces de primevères.

Certaines espèces de primevères peuvent déterminer chez ceux qui les approchent ou qui les touchent une éruption très singulière, fort importune sinon sérieuse. Et, comme cette éruption, bien que décrite déjà par plusieurs auteurs, a sa cause le plus souvent méconnue ; comme, d'autre part, la *Primula obconica*, l'espèce la plus nuisible du groupe, devient en ce moment même une plante d'ornement assez appréciée, il est bon, je crois, de mentionner les méfaits dont elle est capable. Je viens d'observer coup sur coup deux fois en une seule semaine, l'éruption à laquelle elle peut donner lieu.

Aux deux fois, c'était chez une femme. La première, qui venait de province, avait été envoyée « pour un eczéma d'origine interne » à l'un de mes confrères qui s'occupe spécialement des voies digestives. Il me l'adressa à son tour avec ce mot laconique : « Je trouve les voies digestives en parfait état, connaissez-vous la cause de cet eczéma et pouvez-vous indiquer un traitement ? »

Ce qui me frappa d'abord en cette éruption, c'est sa localisation au dos des deux mains, aux poignets et aux deux avant-bras avec prédominance à droite. C'est là un ensemble de caractères familiers aux dermites de cause externe.

L'éruption revêtait un aspect très particulier : la peau, rougie, était couverte de minuscules élevures plates, grosses chacune comme un chas d'aiguille et séparée de ses voisines par un étroit sillon, ces petites élevures plates ressemblant extrêmement à la lésion élémentaire de la kératose pilaire de Brocq, qui siège au niveau de la queue du sourcil, au niveau des tempes et du méplat des joues. J'examinai longtemps cette éruption à la loupe, sans me rendre compte de sa cause et m'étonnant de ses caractères très parti-

culiers, lorsque, sur le bord cubital de l'avant-bras
et du poignet, je découvris deux points moins gros
qu'une lentille où l'épiderme corné était soulevé et
phlycténisé. Et cela ressemblait tellement à l'éruption des petits imprimeurs qui nettoient à l'essence
de térébenthine les rouleaux d'encre grasse, que
j'eus d'emblée la certitude qu'il s'agissait bien d'une
éruption de cause externe.

Restait à déterminer sa cause, mais j'y parvins
bientôt. La patiente, jeune femme fort élégante,
aimait sa serre et y cultivait des plantes d'ornement ;
et je lui posai la question de suite : « Avez-vous des
Primula obconica ? » Cette question je la posai par
ouï-dire. Je connaissais cette éruption par la lettre
d'un de mes confrères de Belgique, dont j'avoue à
ma honte avoir oublié le nom et qui me la signalait
en regrettant que je l'eusse omise dans mon manuel
de Dermatologie topographique. Mon omission
d'alors servait ma malade d'aujourd'hui. Celle-ci
repartit enchantée de ma promesse qu'elle serait
débarrassée promptement de l'eczéma dont elle crai-
gnait la généralisation et qui en était à sa troisième
récidive depuis l'an dernier.

Le second cas survint moins de huit jours après le
premier, également chez une femme très élégante et
que cette éruption torturait, car, j'ai oublié de le
dire, elle est extrêmement cuisante et prurigineuse.
Cette éruption couvrait les deux avant-bras et le
cou, et elle était certainement contagieuse, disait la
malade, car sa femme de chambre venait d'en être
atteinte pareillement.

L'éruption était si semblable à la précédente, non
seulement comme type général mais comme lésion

élémentaire, avec ses mille petites papules brillantées, rouges, punctiformes, juxtaposées, que sans aucun interrogatoire j'osai affirmer : « Madame, vous avez touché des *Primula obconica.* »

Ce diagnostic étonna profondément ma cliente, mère d'un médecin de mes amis ; son jardinier lui avait apporté, l'avant-veille, tout un lot de ces primevères qu'elle avait disposées dans des corbeilles, et la femme de chambre avait ramassé dans ses mains les feuilles épluchées.

Voilà un diagnostic peu banal, et que la mode semble devoir rendre fréquent. Que le médecin en soit averti. Il semble que ses caractères soient stables et semblables. Mon traitement a été simple. J'ai traité comme une brûlure par le liniment oléo-calcaire frais, en enveloppements. Mais j'ai fait appliquer le liniment avec un blaireau à barbe, pour enlever si possible par cette friction douce, les poils urticants de la plante. Le résultat a été excellent après trois jours, et la première amélioration visible dès le lendemain.

XI

Les dartres volantes du visage.

Les anciens dermatologistes ne pouvaient avoir l'idée de ce que nous appelons aujourd'hui les entités morbides. Ils ne pouvaient baser de classifications nosographiques que sur des symptômes. Ainsi distinguaient-ils les principales maladies squameuses du visage, sous les deux rubriques : *dartres volantes* et *dartres fixes.* Les dartres fixes comprenaient surtout les lupus et aussi les syphilides. Je voudrais dire quelques mots des dartres volantes.

Il existe quatre types morbides correspondants à ce chapitre de la nosographie dermatologique ancienne, et je les envisagerai successivement.

I. — Chez l'adulte existe du *pityriasis simplex* de la moustache et de la barbe. Ce sont les pellicules vulgaires. Habituellement sèches, déhiscentes, et tombant sur les habits, elles peuvent être plus grasses, moins caduques, et si on les conserve dans un papier-soie, elles le tachent de graisse. Les pellicules grasses existent très fréquemment à la moustache. Sèches ou grasses, elles sont tenaces et récidivantes, aussi déconseillerai-je toujours d'employer contre elles des traitements intensifs : pommades au goudron, pommades soufrées, par exemple. Autant vaut avouer de suite que nos traitements, qui sont très actifs contre le symptôme, sont inactifs contre sa cause, et que dans ces conditions, le meilleur sera le plus simple, puisqu'il devra être longtemps continué.

Les lotions alcooliques imperceptiblement iodées et les lotions goudronneuses constituent les traitements de choix. Il existe en pharmacie plusieurs modèles de goudrons saponifiés, miscibles à l'eau, ou même, de goudrons rendus aptes à s'y dissoudre. Ainsi, on conseillera au patient d'ajouter à l'eau de lavage du visage, par litre, une cuillerée à café de *coaltar saponiné* ou mieux d'*opalol cadique*. Le plus souvent cela suffira pour tenir en parfait état une barbe à tendance pelliculaire. A la moustache, où le processus pityriasique est plus résistant, on pourra donner en outre au patient le conseil de passer tous

les matins sur la région une boulette d'ouate hydrophile humide de :

Eau de Cologne.	100 grammes.
Teinture d'iode	une goutte.

qui est contre ces états morbides d'un usage excellent.

Le même pityriasis à squames grasses (stéatoïde)
sur fond rouge, souvent nommé Eczéma séborrhéique
de Unna, peut exister sur le visage dans les sillons
naso-géniens, ou par taches, en couronne, ou en
liséré frontal, autour du cuir chevelu (*corona sebor-
rhaica*). Ici, il faut employer les pommades, sans
quoi le résultat est insuffisant. En voici une formule :

Soufre précipité.	*āā*	1 gramme.
Résorcine.		
Vaseline	*āā* 15	—
Lanoline		
Huile de cade.	*āā* 1	—
Goudron liquide.		
Huile de bouleau	1	—

L'usage de cette pommade très active est le plus
souvent suivi de résultats parfaits. On l'applique le
soir par massage : on la nettoie le matin à l'éponge
savonneuse.

II. — Le type de la dartre volante, chez l'enfant,
est tout autre, c'est une lésion furfuracée, fugace.
Elle est limitée par un bord d'exfoliation épidermique,
irrégulier, géographique, quelquefois interrompu
par places. Cette lésion, souvent peu visible, se dé-
place ou se multiplie : une lésion vient, l'autre s'en
va.

C'est le *pityriasis alba faciei* des vieux auteurs,

qui n'a pourtant rien de commun avec le vrai pityriasis décrit plus haut. C'est une lésion abortive,
éphémère, desquamante, correspondant à un rudiment
d'infection épidermique par le streptocoque, dont la
lésion vraie est l'*impetigo contagiosa*, à croûte sigil-
laire, jaune ambré. Le plus souvent l'origine de cette
dartre volante est méconnue.

Cette affection est sporadique ou épidémique. Sporadique, et le sujet en prend le germe sur lui-même,
dans des croûtes impétigineuses du nez, souvent per-
manentes chez l'enfant, ou dans un impétigo rétro-
auriculaire intertrigineux. Épidémique, on l'observe
dans une école sur dix, trente, cent enfants, principalement sous forme de perlèche, autre impetigo
intertrigineux, commissural, streptococcique, que
les enfants se transmettent avec leurs porte-plumes
mâchonnés. Enfin on peut observer cette dartre
volante streptococcique comme élément intercalaire
entre des éléments d'impétigo vrai suintant ou
croûteux dont elle représente une dégénérescence ou
une séquelle.

Le traitement de cette dartre volante est simple,
car c'est une lésion plus récidivante que tenace ; on
la fait aisément disparaître avec une pommade au
tannin et calomel au 1/100 :

Tannin à l'éther. . . . . } āā 0ᵍʳ.3o
Calomel à la vapeur . . . . }
Vaseline . . . . 3o grammes.

Ces applications constituent le traitement par
excellence de la dartre volante épidémique. Dans
les cas sporadiques, les récidives sont ordinairement
plus fréquentes, c'est que le sujet garde sur lui un

impetigo chronique qu'il faut dépister : impetigo du
cuir chevelu (pédiculaire), impetigo rétro-auriculaire, narinaire, commissural que l'on doit traiter de
même.

On se trouve souvent bien, dans ce cas, d'ajouter
à l'eau de lavage du visage, par litre, une cuillerée à
soupe d'une liqueur sulfatée, telle que :

Sulfate de zinc.	7 grammes.
Sulfate de cuivre.	3 —
Eau distillée camphrée.	300 —

Cet usage suffit souvent à empêcher ces inoculations superficielles.

III. — Une dartre volante plus spéciale que la précédente est l'ancien herpès circiné, la trichophytie
cutanée : ou bien elle se présente sous la forme de multiples petites efflorescences squameuses rougeâtres,
inoculations accessoires d'une teigne tondante du
cuir chevelu, ou bien sous la forme d'un beau cercle
rouge, semblable à la brûlure qu'aurait produite une
pièce de monnaie chaude ; c'est une lésion à bord
légèrement saillant et très finement vésiculeux, le
centre est squameux, furfurant. Qui l'a vue une fois
ne la méconnaîtra plus. Le traitement en est aussi
très facile. Faire chaque jour, jusqu'à sa disparition,
un badigeonnage un peu rude avec un pinceau dur
imprégné d'une solution iodée faible telle que :

Teinture d'iode.	10 grammes.
Alcool à 80°	90 —

IV. — Je ne parlerai pas ici des eczémas secs du
visage, car l'eczéma, ayant pour coutume de ne pas
connaître de région fixe et de frontière, se présente

rarement sous la forme d'une *dartre* isolée du visage, mais plutôt sous la forme de grands placards ayant débuté autour du cuir chevelu ou de l'oreille et progressivement envahissants.

Les anciens, eux-mêmes, qui ont appelé l'eczéma de bien des noms, ne le confondaient point avec les dartres volantes. Mais, pour en finir avec celles-ci, il nous reste un mot à dire de la plus fréquente de toutes, de la moins connue et de la moins souvent diagnostiquée qui soit. Qu'on me permette de raconter comment s'est présenté à moi le dernier exemple que j'en ai observé. Une maman de sept enfants m'en amène trois avec leur nurse anglaise en me disant : « Voici une jeune fille qui présente sans doute une affection contagieuse du visage, car son visage pèle, et, depuis qu'elle soigne les trois enfants que je vous amène, tous trois présentent la même affection. Et ce qui montre bien que cette affection est contagieuse et que ces enfants la tiennent de leur bonne, c'est que mes quatre autres enfants qu'elle ne soigne pas, qu'elle ne touche pas, n'ont rien de semblable. » Or, j'examine la nourrice sèche et j'observe un visage rouge, à *peau vernissée*, finement fendillée et très légèrement écailleuse ; j'examine les trois enfants : lésions identiques. Je conclus tout simplement : « Ce sont des visages trop souvent et trop fortement savonnés. »

La maman croit à peine à ce diagnostic, et, en riant, s'écrie : « *Miss, miss, you are too clean !* Vous êtes trop propre. » Mais la maman me crut bientôt lorsque la *nurse* interrogée avoua qu'elle savonnait son visage et celui des enfants confiés à sa garde quatre fois par jour régulièrement.

Aucun des quatre visages soumis à ce nettoyage intensif n'y pouvait résister ; d'où les rougeurs, les furfurations, la peau vernie et l'apparence épidémique de l'affection.

Confrères, n'oubliez pas, dans vos diagnostics, la dernière des dartres volantes du visage, cette épidermite traumatique à peau rose, fendillée, vernie, pelucheuse.

Nombre de fois, surtout chez les jeunes filles, plus souvent dans votre clientèle qu'à l'hôpital, mais même à l'hôpital, vous l'observerez et vous pourrez vous écrier, comme la maman stupéfaite : *Miss, miss, you are too clean !*

Inutile d'ajouter, en terminant, que la moindre crème à l'oxyde de zinc :

Vaseline . . . . }
Lanoline . . . . } *ää* 10 grammes.
Eau de roses . . . . }
Oxyde de zinc. . . . . 4 —

et la cessation des savonnages font disparaître ce symptôme en quelques jours.

CHAPITRE VI

THÉRAPEUTIQUE DERMATOLOGIQUE

I. Le sous-carbonate de fer comme topique des ulcères atones. — II. L'eau d'Alibour, agent d'antisepsie externe. — III. Quelques emplois du liniment oléo-calcaire en thérapeutique dermatologique. — IV. Comment on doit faire avec de l'huile fraîche la toilette de la peau eczématique. — V. Les teintures d'iode dermatologiques. — VI. A propos des emplois du Baume du commandeur en dermatologie. — VII. L'acide chromique en dermatologie. — VIII. Le cataplasme de fécule en dermatologie. — IX. Traitement de la phtiriase par le xylol. — X. Le sulfure de carbone saturé de soufre dans le traitement de la séborrhée fluente. — XI. L'huile de cèdre comme succédané de l'huile de cade. — XII. Emploi de l'acétate de thallium dans l'hypertrichose. — XIII. Traitement du psoriasis par les piqûres d'Enésol. — XIV. Traitement de l'éphidrose plantaire par l'acide chromique et de l'éphidrose palmaire par les rayons X. — XV. Méthode de traitement des affections cutanées rebelles par plusieurs médications concurrentes. — XVI. Les préjugés concernant les fards, les dépilatoires et les teintures.

Le praticien doit faire et peut faire de très utile thérapeutique dermatologique dans les cas banals qu'il rencontre tous les jours. Pour cela il ne lui est pas nécessaire de pouvoir faire des discussions subtiles de diagnostic ou d'apprendre par cœur des milliers de formules. Il lui faut, en plus d'une éducation diagnostique élémentaire, connaître très précisément les qualités d'un petit nombre de médicaments éprouvés. Ce sont des médicaments que je voudrais lui présenter l'un après l'autre avec leurs modes d'utilisation, leurs indications, leurs incompatibilités. Et je commencerai en parlant du *sous-carbonate de fer, topique des ulcères atones*.

I

Le sous-carbonate de fer comme topique des ulcères atones.

C'est une poudre d'une couleur d'ocre rouge très fine, et qui peut s'employer en nature ou incorporée à des pommades. C'est un admirable *cicatrisant* des plaies, c'est le topique par excellence des ulcères de jambe de vieille date, des cratères d'ecthyma ou des chancrelles de guérison lente, des brûlures dont la cicatrisation cesse d'avancer, des vésicatoires permanents, des cautères, etc...

On peut l'employer pur. Dans ce cas on remplit de poudre le creux tout entier de l'ulcération, on recouvre d'une couche d'ouate et d'une bande Velpeau. On nettoie tous les jours à sec *avec un pinceau d'aquarelle*, et s'il se produit des grumeaux qu'on ne peut déplacer et sous lesquels on soupçonne que la suppuration continue, on les détache, au pinceau toujours, mais avec de l'huile d'amandes douces fraîche. L'ulcère nettoyé est rempli d'une nouvelle couche de poudre : ainsi de suite.

Il est bien entendu que ce mode de pansement ne guérira ni une gomme syphilitique prise à tort pour un ulcère de jambe, ni une scrofulo-dermite ulcéreuse, ni un *ulcus rodens* du visage ; mais il fera merveille dans les ulcérations simples, atones. Si le malade est très douillet et redoute les pansements, il faut laisser de côté l'usage de la poudre en nature et préférer les pommades.

Une pommade au 1/40 est très bonne :

<pre>
Vaseline. . . . .   40 grammes.
Sous-carbonate de fer.   1   —
</pre>

On panse en remplissant avec cette pommade le creux de l'ulcération ; on nettoiera avec de l'ouate hydrophile imbibée d'huile d'amandes douces.

En très peu de jours, on voit s'accuser les progrès de guérison de la plaie qu'on panse ainsi. Sa surface se recouvre d'un fin bourgeonnement très égal, pendant que les bords de l'ulcération se cicatrisent et se rétractent.

Cet effet est si évident et si rapide qu'on peut abandonner ce mode de pansement après dix jours, s'il n'a produit aucun effet visible en ce laps de temps.

Il va de soi que ce traitement dans l'ulcère de jambe ne dispense pas du repos au lit, la jambe élevée, de la balnéation du membre, etc., et de tous autres traitements adjuvants que l'on voudra.

Je tiens cette médication du regretté Émile Vidal, qui fut un maître en thérapeutique dermatologique.

II

L'eau d'Alibour, agent d'antisepsie externe.

Je viens d'étudier avec le sous-carbonate de fer, un cicatrisant de premier ordre. Je présenterai maintenant l'*eau d'Alibour*.

Comme beaucoup de vieilles préparations, l'eau d'Alibour a plusieurs formules ; voici celle à laquelle il faut donner la préférence :

Sulfate de zinc.	7 grammes.
Sulfate de cuivre	2 —
Camphre en poudre.	*āā* 0,^{gr}50
Safran.	
Eau distillée	300 grammes.

(Ce liquide peut être préparé extemporanément, mais il vaut mieux laisser macérer le camphre et le safran pendant vingt-quatre heures dans l'eau tiède. De quelque façon qu'on le prépare, ce liquide doit être filtré.)

La solution dont la formule précède est une *solution-mère* qu'on ne pourrait employer pure que pour modifier par attouchements des ulcérations atones, de mauvais bourgeons charnus. On l'emploie couramment, étendue de trois ou quatre fois son volume d'eau bouillie ; elle perd alors tout pouvoir caustique et reste l'un des meilleurs antiseptiques cutanés connus.

C'est vraiment le médicament par excellence de l'*impétigo contagieux*, de l'*ecthyma*, des épidermites suppuratives, des intertrigos suintants et j'ajouterai : c'est un admirable topique des blessures accidentelles, plaies, coupures banales, etc., etc.

L'emploi en est aisé. On mélange dans un godet une cuillerée de la solution-mère avec trois cuillerées d'eau propre bouillie, et avec le mélange on fera, suivant le cas, des applications répétées ou des pansements humides.

S'il s'agit de l'impétigo commun, de *la gourme*, imbibez largement les croûtes avec ce liquide et des boulettes d'ouate hydrophile. Promptement les croûtes se détacheront, et l'on continuera les lotions répétées trois à dix fois le jour, sur la surface des exulcérations impétigineuses.

S'il s'agit de lésions vésiculeuses, non ouvertes, rompre par friction les vésicules et récliner leurs bords avec la boulette d'ouate hydrophile pour imprégner du liquide antiseptique la lésion décortiquée.

Si vous faites un pansement humide permanent, ne le recouvrez pas d'un imperméable, faites seulement le pansement assez épais pour qu'il sèche lentement ; avant qu'il soit sec, on l'imbibera de nouveau en versant, entre lui et la peau, une cuillerée d'eau d'Alibour mitigée au quart.

Ainsi agirez-vous pour les blessures, plaies, coupures simples, etc. Pour l'ecthyma, remplissez avec le liquide l'ulcération et détergez-la en promenant sur toute sa surface un bourdonnet d'ouate hydrophile.

En tous les cas la technique d'emploi reste la même. Il faut le contact de la lésion et du liquide en permanence. Et sous ce rapport le pansement humide, immobile, est inférieur à la simple lotion répétée souvent.

L'eau d'Alibour est donc avant tout un médicament détersif ; c'est un agent de nettoyage et d'antisepsie, un des rares topiques de ce genre que la peau tolère sans irritation. A ce titre, il est tout à fait précieux.

L'histoire de ce médicament est intéressante. Il porte le nom d'Alibour qui fut médecin d'Henri IV, et toutes les vieilles pharmacopées en font mention parmi les *vulnéraires*.

Il est remarquable de voir cet antiseptique inventé à une époque qui ne se piquait pas de faire de l'antisepsie et de remarquer inversement que la médecine des cinquante dernières années en a totalement ignoré la valeur pourtant très grande.

J'ai connu le nom de l'eau d'Alibour, sa formule et son mode d'emploi, par tradition familiale, et c'est en 1897, après une expérience personnelle très heureuse, que j'ai insisté sur son action excellente dans le traitement des pyodermites. Depuis lors, ce médicament est redevenu d'un emploi fréquent et beaucoup de dermatologistes, de médecins et même de chirurgiens en font usage.

Il est bon de se rappeler en outre que les sulfates de fer, de cuivre et de zinc (couperose verte, bleue et blanche existent communément chez le paysan, pour les soins antiseptiques des vignes, des pommiers, des pommes de terre, la conservation des grains de semence, etc., et qu'en cas de guerre, ou d'opération d'urgence, l'eau d'Alibour serait un des médicaments les plus faciles à faire sur place au moins quant à ses parties essentielles : Il suffirait de dissoudre 10 grammes de sulfate de zinc, de sulfate de fer ou même, à la rigueur, de cuivre dans un litre d'eau bouillie environ.

III

Quelques emplois du liniment oléo-calcaire en thérapeutique dermatologique.

Le liniment oléo-calcaire est encore une de ces vieilles préparations pharmaceutiques qui n'ont plus guère cours aujourd'hui, et qui pourtant peuvent rendre de grands services.

Entre l'eau d'Alibour, la pierre divine, et tant d'autres médicaments réhabilités, le liniment oléo-calcaire mérite une place honorable. Comme plusieurs, il s'emploiera là où aucun autre ne réussit, et il fournira, dans certains cas, des résultats excellents qu'aucun autre n'eût pu donner.

Je ne parlerai pas des brûlures, dans le traitement desquelles on le considérait jadis comme souverain, et contre lesquelles certains le prescrivent encore ; les brûlures sont à peine du domaine dermatologique ; mais il y a deux cas proprement dermatologiques dans lesquels le liniment oléo-calcaire rendra aux praticiens des services que je veux leur dire. C'est dans la dermite aiguë traumatique ou spontanée, et dans les érythrodermies exfoliantes généralisées qu'on pourra surtout l'utiliser ; or ce sont là des cas fort embarrassants dans la pratique.

La dermite aiguë siège le plus souvent aux deux avant-bras ; c'est ce que l'on appelle l'eczéma traumatique. Le sujet a manié la veille quelque drogue malfaisante : acides ou bases, eau de Javel, essence de térébenthine, formol, etc. ; quelques heures après, l'éruption débutait sur le dos des mains et autour des poignets ; en vingt-quatre heures les avant-bras sont envahis, en quelques jours la dermite monte presque jusqu'aux épaules. Les symptômes inflammatoires sont au comble : chaleur, rougeur, gonflement, cuisson locale, forment un ensemble insupportable. Aucun repos, pas de sommeil, et tous les médicaments externes sont intolérés.

Le bain local soulage, mais lorsque les bras sont

mis hors de l'eau, la poussée n'est que plus intense ; les pansement humides donnent un soulagement qui dure à peine une demi-heure, et quand le pansement s'échauffe, il devient intolérable.

Dans ce cas, les préparations calmantes les plus usuellement employées ne donnent aucun soulagement et irritent plutôt. Souvent le médecin recourt alors aux applications cocaïnées ou stovaïnées, mais elles sont très incertaines, car ou bien l'épiderme corné existe encore et rien n'est absorbé, ou bien l'épiderme corné est détruit, et on risque de graves phénomènes d'intoxication, car on agit sur d'énormes surfaces d'absorption.

C'est dans ces cas, où rien ne vaut, que le liniment oléo-calcaire sera utilement employé. On en badigeonnera d'abord les régions malades, et on les recouvrira de tarlatane qu'on en imprégnera pareillement. L'effet n'est pas immédiat mais progressif. En huit ou dix heures l'état le plus aigu est passé, le malade peut dormir, et en quelques jours la phase insupportable sera traversée et la peau décongestionnée pourra supporter des médicaments qui l'auraient irritée la veille.

Dans les érythrodermies exfoliantes généralisées, le tableau est autre ; le malade est un eczémateux ou un psoriasique ancien ; ou bien l'état présent a débuté par une dermite localisée aux plis, aux extrémités, et progressivement envahissante. Quel qu'ait été le début, actuellement le malade est rouge des pieds à la tête, et son épiderme en état d'exfoliation intense, à ce point que chaque matin on ramasse dans son lit des écailles épidermiques par poignées. Ces écailles sont des lames épidermiques d'un à trois centimètres carrés, blanchâtres par leur face externe, jaunes par leur face profonde. L'épiderme au-dessous d'elles est chaud et moite. Les symptômes fonctionnels, souvent moins marqués que dans le cas précédent, sont surtout pénibles par leur durée qui se compte par mois. Et pendant ce temps, un état général défectueux s'accuse peu à peu, avec ou sans fièvre hectique et diarrhée. Sans doute plusieurs de ces types peuvent-ils aboutir à cette *herpétide maligne de Bazin*, à ce *pityriasis rubra de Hebra* qui se termine par la mort dans le marasme en certains cas, et dans d'autres par le rétablissement progressif du sujet, après des mois de maladie. Peu importe, car ce n'est pas la classification des dermites rouges qui m'occupe ici ; c'est d'ailleurs un sujet peu clair pour tous, encore aujourd'hui. Prenons donc en bloc l'état symptomatique plus haut décrit et ne parlons que des topiques locaux à lui appliquer. La plupart irritent. Ici encore on pourra reconnaître les mérites du liniment oléo-calcaire. On peut le voir tolérer, là où aucun autre médicament ne le serait.

Il n'y a pas de topiques actifs dans de tels états. Soustraire l'épiderme au contact de l'air et par des moyens qui empêchent autant que possible l'évaporation considérable dont le tégument est le siège et la déperdition d'eau et de calorique qui en résulte, voilà, à mon avis, ce que nous pouvons faire de mieux. Pendant ce temps on soutiendra les forces du malade, et on régularisera le plus possible toutes ses fonctions qui se font mal.

Gagner du temps est souvent une chose nécessaire. Il y a nombre de cas dermatologiques où le médecin doit chercher à y parvenir. Une dermite intolérante sera maniable après quelques jours, dès que l'excès du processus inflammatoire sera tombé. Dans d'autres cas, toute thérapeutique locale est impuissante, c'est le sujet lui-même qui améliorera son tégument quand son état général sera meilleur. Ici encore il faut attendre. Dans ces cas qui peuvent être très différents dans leur cause, mais où l'objectif du médecin doit rester le même, le liniment oléo-calcaire rendra de très réels services. Il y a des médicaments de peu d'emploi, mais d'emplois nettement limités. Le liniment oléo-calcaire est de ceux-là. Cela vaut encore qu'on ne l'oublie pas.

IV

Comment on doit faire, avec de l'huile fraîche, la toilette de la peau eczématique.

Dans la pratique dermatologique, la connaissance des petits moyens thérapeutiques est aussi utile au médecin que l'art de formuler. A chaque instant, nous voyons que des topiques excellents dans un cas donné, ne l'améliorent pas, ou même l'empirent, uniquement parce que les patients ou leur entourage n'ont pas su en faire l'application correctement.

J'en prendrai un exemple dans la pratique de tous les jours :

Sur un de ces eczémas du visage que l'on observe si souvent chez les jeunes filles, aux joues, aux tempes, au cou, dans les sillons rétro-auriculaires, en un cas où les lésions sont demi-sèches, demi-suintantes, le médecin a prescrit simplement :

Appliquez la crème suivante deux fois le jour :

Ichthyol . . . .   1 gramme.
Oxyde de zinc   5
Vaseline . . . .
Lanoline . . . .   ăă 10
Eau de roses . . . .

Cinq jours après il va revoir sa malade ; le cas étant bénin, il s'attend à trouver son état très amélioré. Et c'est précisément tout au contraire. Les lésions ont doublé de surface, les régions malades sont tuméfiées, rouges, suintantes et sont le siège d'une cuisson insupportable.

Renseignements pris, la pommade a été fort bien appliquée deux fois le jour, mais on a voulu enlever chaque fois celle qu'on avait mis douze heures avant et, pour cela, *on s'est servi d'eau et même de savon*, d'où l'exaspération des symptômes.

Comme dans tous les cas analogues, le médecin ne doit s'en prendre qu'à lui des bévues de ses malades ou de leurs proches. Car c'était à lui de les prévoir et de les prévenir.

Sa prescription pour être complète aurait dû porter au-dessous de la formule :

« Appliquer cette pommade deux fois le jour, avec le bout du doigt par un massage léger et en très petite quantité.

» Pour nettoyer la peau chaque fois, appliquer d'abord au pinceau une couche d'huile fraiche d'amandes douces..... (ou d'huile d'olive)....., et l'essuyer aussitôt après avec une boulette d'ouate hydrophile sèche avant d'appliquer de nouvelle pommade. »

Si le médecin avait agi ainsi, il aurait obtenu un bon

résultat au lieu d'un mauvais, sans modifier sa formule en quoi que ce soit.

Et puisque je rappelle ce moyen — *le moins traumatisant qui soit* — de nettoyer la peau d'une pommade qui la recouvre, j'ajoute qu'il est à prescrire toutes les fois que le savon, *ou même l'eau*, sont contre-indiqués, *dans tous les cas d'eczéma aigu*.

Le nombre de cas où le médecin doit user de ce petit moyen si simple, suffit à me justifier de lui avoir consacré ces quelques lignes, en dépit de son apparente naïveté.

V

Les teintures d'iode dermatologiques.

Un préjugé fréquent dans le public, et auquel certains médecins eux-mêmes n'échappent pas, consiste à croire que les médicaments à dose forte agissent plus qu'à doses faibles. D'instinct *on charge les doses pour obtenir plus d'effet*. Cette façon d'agir est en général détestable, car la tolérance organique est en médecine un facteur primordial et qui ne se laisse pas négliger.

C'est ainsi que plusieurs médicaments usuels sont trop fortement dosés, on les rend beaucoup plus maniables et plus fréquemment serviables en abaissant dans leur formule le taux du principe actif. Ceci est surtout vrai à dire — en dermatologie — de la teinture d'iode commune.

Je ne connais aucune dermatose dans le traitement de laquelle l'emploi de la teinture d'iode pure soit préférable à celui des teintures d'iode diluées. On peut presque dire que dans la dermatologie, la teinture d'iode est sans emploi, alors que les teintures d'iode diluées sont d'un usage courant et journalier. Et je voudrais passer en revue les principales occasions dermatologiques que le praticien peut rencontrer de s'en servir.

D'abord, les teintures d'iode diluées resteront le médicament de choix dans le traitement médical de toutes les lésions parasitaires cryptogamiques, de toutes les teignes. (Je dis traitement médical, topique, puisque la radiothérapie supplante désormais tout autre mode de traitement des teignes tondantes et de beaucoup de favus.)

Même si l'on se sert de la radiothérapie, le rôle des médicaments dans le traitement des teignes tondantes reste d'assurer la prophylaxie locale. On limite les dégâts d'une teigne tondante à ce qu'ils sont lorsqu'on prend en mains la direction du traitement, si l'on veut bien faire, tous les jours, une friction rigoureuse du cuir chevelu entier, parties saines et parties malades, avec une teinture d'iode mitigée au dixième, soit :

Teinture d'iode fraîche . . . . 10 grammes.
Alcool à 80° . . . . 100 —

Cette lotion a, dans ce cas, le très gros avantage d'être supportée *quotidiennement*. La teinture d'iode pure, employée de même, n'est pas plus active contre le trichophyton, elle est très cuisante et ne peut être appliquée trois jours de suite sans devenir intolérable. Or il y a une grande importance pratique à réaliser tous les jours l'antisepsie de surface sur un cuir chevelu infecté, dans une affection dont les germes sont répandus à foison, par les cheveux malades, sur les parties restées saines.

Partout où les lésions trichophytiques sont limitées à la surface (herpès circiné des régions glabres), les mêmes frictions de teinture d'iode diluée au cinquième, ou même au dixième, suffisent à la guérison parfaite en quelques jours. Le cercle d'herpès circiné disparaît et s'efface sans que la teinture d'iode ait exfolié visiblement et douloureusement la peau malade. On peut penser que cela n'a pas grande importance lorsqu'il s'agit d'un seul cercle trichophytique de taille minime, mais lorsqu'on observe sur l'homme, principalement à la campagne, certaines trichophyties animales qui font par douzaines sur le corps du patient des cercles d'herpès circiné de 4 et 5 centimètres de large, cela est intéressant pour le patient d'être guéri sans souffrance.

Ajoutez que l'iode appliqué sur la peau passe dans les urines, donc au travers de tout l'organisme; lorsqu'on se trouve conduit à en faire des applications répétées sur de très grandes surfaces cutanées, mieux vaut employer, à résultat égal, des liquides faiblement médicamenteux. Or le résultat thérapeutique n'est pas seulement égal, il est certainement meilleur avec les teintures d'iode diluées.

Où cette affirmation est facile à démontrer, c'est dans le traitement du *kérion*, folliculite aiguë suppurative, agminée en macaron, d'aspect fongueux, que causent des trichophytons pyogènes. Sur cette lésion, la teinture d'iode pure, normale, est douloureuse, irritante, caustique, elle congestionne la lésion et retarde la guérison. Employez à sa place une teinture d'iode diluée au dixième, et, si vous y adjoignez l'action décongestive et antithermique d'un pansement humide simple, vous hâterez la guérison de plus de moitié.

Même action de la teinture d'iode diluée au tiers, au quart, au cinquième dans le favus du cuir chevelu et du corps. On sait que les croûtes ou *godets* faviques sont des agglomérats de champignons; leur imprégnation et leur destruction par l'alcool iodé est facile et nécessaire. Sur chaque godet, tous les jours, on laisse tomber, du bout d'un pinceau, quelques gouttes du liquide. Le godet l'absorbe comme un papier buvard. En quelques jours, la masse parasitaire, séchée, se décollera de la peau au moindre contact, et quand elle tombera l'épiderme sera déjà refait au-dessous d'elle. Ce traitement guérit les surfaces faviques à merveille. (On sait que pour guérir le favus du cheveu et du follicule, l'épilation est nécessaire.)

Autres cas : dans une famille dont deux enfants sur cinq sont atteints de la teigne, comment préserver ceux qui sont indemnes. Ici encore, la teinture d'iode diluée au dixième est d'une efficacité parfaite. Tous les soirs on en fait une application rigoureuse sur le cuir chevelu entier des enfants sains, tant que durera la maladie de leurs frères, ou leur cohabitation commune, qu'on tâchera d'ailleurs d'abréger ou de restreindre le plus possible. La douleur des applications est nulle, la couleur de l'iode a disparu le matin; l'efficacité du procédé bien appliqué est réelle.

Beaucoup d'autres affections dermatologiques bénéficient de la teinture d'iode. *L'érythrasma*, mycose assez analogue à la trichophytie cutanée, comme nous le savons, et qui localise ses grands cercles rouges furfureux au-dessous du pli de l'aine et aux bourses. Sur ces régions une application de teinture d'iode pure est douloureuse. Deux de suite sont intolérables et inefficaces. Dix applications de teinture d'iode au dixième amèneront la guérison. J'en dirai autant à propos du *pityriasis versicolor* que les bains alcalins et les sulfureux font disparaître mais ne guérissent point. Des frictions quotidiennes de toutes les régions atteintes, avec une brosse mouillée de teinture d'iode diluée au dixième d'alcool à 80°, guérissent le pityriasis versicolor, si on veut bien les continuer quelque temps, environ un mois.

Enfin il est encore un cas dans lequel la teinture d'iode très mitigée (au dixième, au vingtième) fait merveille, c'est dans l'*intertrigo* chronique, pour le nettoyage quotidien des surfaces fissurées et macérées. Rien que je sache ne calme aussi bien la démangeaison si pénible des intertrigos chroniques chez les vieilles gens. Dans ces cas l'application iodée une fois faite, on peut passer tel topique gras que l'on voudra, de la crème de zinc par exemple.

Oxyde de zinc . . . .
Vaseline . . . .
Lanoline . . . . } ää 10 grammes.
Huile fraîche d'amandes douces . .

Le lecteur pourra trouver long un tel article sur un médicament aussi banal que la teinture d'iode. Qu'il mette ses indications en pratique, il changera bientôt d'avis. Et je n'ai pourtant vu consignées nulle part, même dans les ouvrages dermatologiques récents, les qualités thérapeutiques des teintures d'iode

mitigées que la teinture d'iode pure ne possède pas.
Et j'ai dit cela dix ans avant que la teinture d'iode fut
remise en honneur par les chirurgiens.

VI

A propos des emplois du Baume du Commandeur
en dermatologie.

Si vous cherchez dans un formulaire ce qu'est le
Baume du Commandeur (*Tinctura balsamica*, voici
ce que le formulaire vous dira :

Racine d'angélique.	10 grammes.
Sommités fleuries d'Hypericum.	20 —
Alcool à 80°.	720 —

« Laisser en contact pendant huit jours, passer
avec expression, et ajouter d'abord à la liqueur :

Myrrhe et oliban.	*ää* 10 grammes.

« Faites macérer comme précédemment, ajoutez :

Baume de Tolu	)
Benjoin	} *ää* 60 grammes.
Aloès du Cap.	10 —

« Faites macérer pendant dix jours, filtrez.

« Employé autrefois à l'intérieur. Sert au pansement des plaies, bonne préparation (Delpech) ».

C'est ne très bonne préparation, en effet; je l'ai
connue par mon maître Émile Vidal, qui s'en servait
à merveille. Il l'utilisait dans le traitement des ulcères atones et surtout des rhagades et des fissures.

Dans le traitement des ulcères atones, il combinait

son emploi avec celui du sous-carbonate de fer. Le fond des ulcères était tamponné et badigeonné au pinceau avec le Baume du Commandeur ; on remplissait ensuite le creux de l'ulcération avec la poudre de sous-carbonate de fer.

Quelquefois, quand la sécrétion était abondante, Vidal n'employait le Baume du Commandeur qu'autour de la lésion, sous forme d'un liséré annulaire au niveau du bourgeonnement de réparation.

Mais où l'emploi du Baume du Commandeur donne vraiment des résultats sans pareils, c'est dans le traitement des lésions fissuraires : fissures traumatiques et gerçures des mains et des lèvres causées par le froid, ou par l'immersion continue des mains dans l'eau, fissures eczématiques dans les plis palmaires au cours des eczémas hyperkératosiques des extrémités, ou encore dans les kératodermies artificielles ou congénitales.

Dans tous ces cas, le mode d'emploi reste le même. À chaque pansement, au besoin deux fois par jour, après nettoyage des parties malades, on passe au pinceau dans chaque fissure une couche de Baume. La sensation est cuisante et désagréable, mais la douleur a presque aussitôt disparu. Lorsque le Baume a séché, comme il est rétractile à la façon d'un collodion ou d'un stérésol, la fissure paraît plus petite qu'auparavant. Elle est, en tous cas, moins douloureuse. Les mouvements des doigts et des mains fissuraires sont devenus plus faciles. En quelques jours, le fond des fissures sera épidermisé et guéri.

Il est à remarquer que la fissure n'est pour ainsi dire jamais qu'un épiphénomène au cours d'une lésion de surface. L'épiderme au voisinage est altéré, et le plus souvent épaissi et moins mobile qu'il ne l'est normalement. Dans les mouvements, l'effort porte donc sur le pli qui se trouve, de par sa position, le point le moins hyperkératosique, le plus mobile et le plus faible.

Ce que je dis montre donc que le traitement de la fissure ne guérit pas sa cause, et que le traitement de sa cause sera différent. Ainsi, sur une main ou des lèvres couvertes de fissures *a frigore*, lorsqu'on aura passé chaque fissure au Baume du Commandeur, on couvrira la main entière ou les lèvres d'un glycéré d'amidon résorciné, par exemple :

> Résorcine. 0gr,30
> Glycéré d'amidon neutre . . . . 30 grammes.

S'il s'agit d'un eczéma palmaire professionnel, on attaquera la kératodermie par les kératolytiques avec des pommades du type suivant :

> Acide salicylique 1gr,50
> Oxyde de zinc . . . . 4 grammes.
> Vaseline. 30   —

Dans un intertrigo inguinal ou interfessier, le Baume sera appliqué sur la seule fissure, et le reste recevra, par exemple, une pommade à l'ichthyol :

> Ichthyol. . . . . 1 gramme.
> Oxyde de zinc 3
> Vaseline. 30   —

etc., etc.

Car le Baume du Commandeur ne guérira bien, dans ces complexus morbides, que les fissures. Mais ceux qui savent l'extrême douleur dont celles-ci s'accompagnent seront fort heureux de connaître un médicament qui se présente presque comme un spécifique.

Encore une fois, n'est-il pas fâcheux de voir ces vieux topiques de l'ancienne pharmacopée délaissés par tous les praticiens, au profit du médicament nouveau, né de la veille, et que demain oubliera. Les résines, les térébenthines, les Baumes ont été pendant des siècles les seuls agents cicatrisants employés dans le traitement des plaies : nous ne savons plus les employer.

Nous savons désormais que l'*antisepsie* vraie, faite avec des agents vraiment antiseptiques, est le plus souvent hostile aux tissus du malade plus qu'aux microbes qu'ils recèlent. Et nous savons, au contraire, combien vaut mieux, dans le traitement des plaies, la simple propreté chirurgicale, l'*asepsie*. Ne serait-ce pas le moment de réétudier scientifiquement l'action des topiques que la médecine d'autrefois avait reconnu propres à favoriser la guérison des ulcères, l'éclosion des bourgeons de bonne nature et la cicatrisation des plaies atones?

Aujourd'hui encore, quand un des innombrables ouvriers qui travaillent le bois se coupe ou se blesse, il sait très bien passer sur sa coupure une couche de vernis à meuble, de vernis au copal...

Parce que ces hommes sont restés des *praticiens*, sans études théoriques, ils ont gardé le contact avec les choses et se passent de main en main les procédés du métier.

Quant à nous, à force de culture théorique, nous perdons de vue ce qui devrait faire le fond même de nos études, ce que la pratique journalière avait appris à nos anciens, et nous parlons même avec dédain de l'*empirisme* médical.

VII

L'acide chromique en dermatologie.

Employer peu de médicaments et qu'ils soient tous bons, doit être le principe premier de tout médecin praticien. Parmi les médicaments que le dermatologiste doit savoir mettre en œuvre, il faut noter *l'acide chromique*. L'acide chromique se présente sous la forme de petits cristaux en aiguille, de couleur rousse, déliquescents. Il peut être utilisé particulièrement dans trois cas que j'étudierai successivement :

1° Tous les médecins connaissent la glossite syphilitique tertiaire, la langue grosse, irrégulière, bosselée, couverte de tractus cicatriciels blanchâtres et labourée de crevasses. Dans le traitement de ces fissures, de ces rhagades et exulcérations fort douloureuses, les attouchements bi-hebdomadaires au pinceau mouillé d'une solution d'acide chromique au 1/5e font merveille.

Il va sans dire que contre de telles lésions les traitements locaux sont accessoires, mais le patient qu'ils soulagent ne les trouve pas pour cela insignifiants ;

2° Une deuxième utilisation de l'acide chromique qu'il faut connaître concerne les végétations ano-génitales des anciens blennorrhagiques. C'est là encore une de ces misères que le médecin peut considérer comme négligeables, mais dont le malade prend moins aisément son parti.

Ces douzaines de petits choux-fleurs roses et sensibles à tout contact qui pullulent en couronne dans la rainure balano-préputiale ou bien font au frein du prépuce comme un chaton de bague, dont l'accroissement en nombre et en dimensions oblige le malade à de périodiques excisions, sont vraiment insupportables.

Ces végétations sont anti-esthétiques, gênantes, malpropres et par l'irritation de voisinage qu'elles entretiennent exposent incessamment le sujet à des contagions plus sérieuses. L'acide chromique est contre elles un agent précieux.

Lorsqu'on a une suffisante habitude de ce médicament, on peut l'employer pur. On prend un pinceau fait d'un bois d'allumette et d'un flocon d'ouate mouillé et étanché. On le roule dans des cristaux d'acide chromique en poussière. On touche ensuite chaque végétation directement. Mais il faut éviter tout coulage.

A moins d'une grande habitude, mieux vaut donc se servir d'une solution aqueuse au 1/5e.

Quand la cautérisation a été bien faite, la végétation se racornit, prend la couleur et l'aspect d'un grain de tabac et se détache après quelques jours.

Très promptement le patient prendra l'habitude de ce procédé et le maniera lui-même sans difficulté. Avec un peu de temps et de patience, on arrive à un résultat complet et durable;

3° Enfin l'acide chromique a un troisième usage thérapeutique, le plus important peut-être de tous, dans le traitement de l'*éphidrose plantaire*, vulgo : sueur fétide des pieds.

C'est encore là une maladie qui ne tue pas et qui n'en est pas moins une affliction perpétuelle pour le malade. L'éphidrose plantaire comporte tous les degrés depuis le pied moite à peine malodorant, jusqu'au pied trempé de sueur, de sueur fétide affreusement.

Que n'a-t-on pas proposé contre cette infirmité repoussante? Or, de l'avis unanime des patients, rien ne vaut l'usage de l'acide chromique.

On peut se servir de solutions de taux variables, la plus pratique à 4 p. 100 :

    Eau distillée. . . . .   1 litre
    Acide chromique cristallisé . . . . .   40 grammes.

On l'applique comme une teinture d'iode, par friction avec un bouchon d'ouate hydrophile, en insistant au niveau des plis interdigitaux et sous-digitaux.

Cette friction sera répétée d'abord tous les jours, ensuite tous les deux jours, tous les trois jours. Beaucoup de sujets peuvent par la suite n'en plus faire emploi qu'une fois par semaine.

Le résultat est immédiat, l'odeur fétide disparaît absolument et pour un temps assez long. Quand elle se reproduira, on recommencera le badigeon avec cette seule règle de n'en pas faire deux par jour, au moins sans quelque prudence, car on risquerait une éruption locale analogue à de l'érythème polymorphe et d'une durée de quelques jours.

Je n'insiste pas. Mais je remarquerai que dans les trois cas principaux, très différents, où l'acide chromique peut être utilisé en dermatologie, il est à peu près sans rival. Les résultats qu'il fournit, aucun autre topique ne les donne. Que le médecin lui fasse donc dans sa mémoire une place à part, afin qu'au moment voulu il s'en souvienne.

VIII

Le cataplasme de fécule en dermatologie.

Il y a des médecins qui sourient quand on leur parle de cataplasmes. Au fond d'eux ils traitent leur interlocuteur de commère et ne s'aperçoivent pas qu'en pensant ainsi, ils s'approprient simplement, sur le cataplasme, l'opinion défavorable que d'autres leur ont soufflée. Beaucoup de gens détestent la routine, ils crient contre elle, mais ils la suivent.

Un cataplasme, quel qu'il soit, vient d'être bouilli quand on l'applique, il est donc aseptique, et comme il reste peu d'heures en place, il ne peut s'y être corrompu.

Mais, dira-t-on, à quoi sert un cataplasme? Je sais bien, répondrai-je, que le règne des émollients est passé. Néanmoins le cataplasme de fécule peut rendre des services, l'expérience le prouvera. Et d'ailleurs, vous qui rejetez avec mépris le cataplasme, peut-être vous servez-vous des pansements humides. L'un et l'autre, à mon sens, doivent agir semblablement comme des radiateurs. Posés froids, ils décongestionnent et diminuent une température locale trop élevée. Ce faisant, ils permettent des échanges et des actes cellulaires qui ne se font pas régulièrement à de trop hautes températures et favorisent les réfections épidermiques. D'ailleurs peu importe le mode d'action théorique d'un médicament; l'important pour le malade, et même pour le médecin, c'est qu'il guérisse. Ne craignez donc pas d'être traité de rétrograde pour avoir usé de vieux moyens et essayez des cata-

plasmes quand il y a lieu, simplement parce que
votre malade et vous vous en trouverez bien.

D'abord, sur cent médecins, combien savent faire
un cataplasme de fécule? Bien peu, sans doute, surtout parmi ceux qui le méprisent. Suivez donc la re-
cette de cuisine que je vais donner.

On fait bouillir 4 à 5oo grammes d'eau (deux grands
verres) dans une casserole, et, pendant qu'elle bout,
on délaie, d'autre part, dans une soucoupe, et parfaitement bien, une cuillerée à dessert de fécule de
pomme de terre dans une cuillerée à dessert d'eau
tiède. Le tout étant prêt, lorsque l'eau de la casserole
sera en pleine ébullition, vous la retirez du feu, vous
attendez que l'ébullition s'arrête et, à ce moment,
vous versez d'un seul coup le contenu de la soucoupe dans la casserole. Si vous avez réussi, vous
verrez sous vos yeux se produire un singulier phénomène d'hydratation; la petite quantité de fécule
délayée, jetée dans cette grande quantité d'eau la
solidifiera en gelée, si vite que les rides mêmes de
l'eau auront fait prise et se seront solidifiées dans leur
forme. Vous avez ainsi une gelée de la consistance
d'une gelée de viande, que vous débiterez en tranches
comme un pâté.

On a fait bouillir d'autre part un linge fin, usé, ou
une tarlatane, et pour préparer le cataplasme on a lavé
au savon le marbre d'une cheminée, d'une table ou
d'une commode. Sur cette table, on déplie le linge
bouilli et essoré; sur le linge, on place une tranche
de gelée, ou plusieurs côte à côte, suivant les dimensions que l'on doit donner au cataplasme. On ferme
le linge au-dessus de lui et il est prêt à être posé. Je
sais bien que l'asepsie réalisée ainsi est très relative,

mais nous ne faisons pas ici de la chirurgie, et, mille fois pour une, la peau sur laquelle le cataplasme sera posé est très infectée. Encore une fois, pas de théorie, de la pratique.

Le cataplasme doit être posé froid, car son rôle, la plupart du temps, est antithermique ; il ne doit rester en place que six à huit heures au maximum, si l'on veut éviter qu'il s'altère ; n'être pas trop épais, car il coule ; n'être pas trop mince, car il sèche. Son épaisseur doit être en général un peu moindre que celle d'un doigt.

Un des inconvénients du cataplasme, c'est qu'en séchant par ses bords, il colle à la peau et l'abîme quand on l'enlève. On prévient cet inconvénient en graissant le bord du cataplasme avant de l'appliquer sur la peau, soit avec une vaseline à l'oxyde de zinc au 1/10, soit avec de l'huile fraîche d'amandes douces.

Dans quels cas dermatologiques peut servir un cataplasme de fécule ? Dans tous les cas de dermite aiguë, de quelque cause qu'elle relève, et plus la température locale est élevée, plus l'utilité du cataplasme sera certaine. Toutes les brûlures épidermiques, principalement de cause chimique, dues à l'essence de térébenthine, au chlore, aux bases fortes, s'en trouveront bien, de même les dermites médicamenteuses, les érythèmes iodoformés, formolés, salolés, etc., sous cette réserve que le cataplasme convient surtout aux dermites de peu de surface et les pansements humides aux dermites de surface plus grande. Mais je le répète, dans le traitement des dermites aiguës, le cataplasme vaut mieux et donne des résultats meilleurs que les pansements humides simples. Ce n'est pas là une vue de l'esprit, c'est un fait d'expérience. Peut-être la gelée de fécule a-t-elle en soi une valeur thérapeutique que l'eau pure n'a pas. Peut-être simplement la mollesse et le poids du cataplasme assurent-ils un contact plus étroit avec les surfaces sur lesquelles on l'étend, et aussi son rôle de radiateur est-il mieux rempli. Ce qui le prouverait, c'est que souvent, lorsque le cataplasme s'échauffe, son efficacité diminue, et que le cataplasme laissé en permanence, ou changé deux fois par jour, ne donne pas ce que donne le cataplasme changé toutes les deux ou trois heures. On conçoit que la pratique fasse varier en ceci la technique des applications. Et puis, la nécessité peut conduire une thérapeutique plus que le vouloir propre du médecin. Le cataplasme de fécule demande des soins plus attentifs qu'un simple pansement humide ou un bain local permanent, et le médecin, suivant la région atteinte, suivant ce que vaut l'entourage du malade, ou telle autre condition accessoire, peut être amené à conseiller l'un là où il eût préféré l'autre.

Il faut, en somme, retenir de ce qui précède les indications les plus fréquentes du cataplasme de fécule et la manière de l'exécuter. Il faut retenir aussi ce fait que, à côté de l'asepsie bien comprise, il y a le fétichisme de l'asepsie ; ceux qui proscriront le cataplasme le feront au nom du microbe, sans même avoir fait leurs classes de bactériologie élémentaire. Et ceux qui font de la bactériologie journellement pourront ne pas craindre de s'en servir.

IX

Traitement des phtiriases par le xylol.

Le xylol est une *diméthylbenzine* $C^6H^4\langle\begin{smallmatrix}CH^3\\CH^3\end{smallmatrix}$, on l'emploie tous les jours en histologie pour préparer les coupes microtomiques à l'imprégnation par les résines.

J'en ai connu les propriétés au laboratoire. C'est un dissolvant des graisses, un agent de nettoyage énergique, légèrement cuisant pour la peau, mais non caustique. Je crois l'avoir employé le premier en thérapeutique dermatologique. Je l'ai utilisé dans des buts très différents, tantôt en frictions excitantes sur les plaques peladiques, tantôt comme dégraissant dans la séborrhée ; mais où le xylol s'est révélé excellent, c'est dans le traitement des phtiriases.

Voulez-vous faire une expérience ? Prenez une mouche vivante et faites-lui toucher du bout de la patte ou de l'aile une goutte de xylol. La mouche change de couleur instantanément. Elle est morte. En une seconde le xylol a pénétré par capillarité dans le corps de l'insecte, et par toutes ses trachées *il l'a imprégnée en masse*. On comprend quel merveilleux parasiticide ce médicament peut être.

Pur, il provoque quand on l'applique sur la peau, sur de grandes surfaces, une cuisson un peu vive. Il vaut mieux l'employer dilué. Se rappeler à ce sujet que le *xylol* comme l'éther de pétrole, la benzine, etc., n'admet pas le mélange avec l'eau ou les solutions aqueuses. Le mélange que j'utilise en pratique, c'est :

Liqueur d'Hoffmann . . . .
Xylol purifié . . . . { āā PE.

On l'emploie en larges frictions sur toutes les régions parasitées. Ces frictions sont pratiquées avec un fort tampon d'ouate hydrophile bien mouillé de ce mélange.

Le résultat est complet et instantané. Ce liquide est d'une propreté parfaite. Il sèche aussitôt. Son odeur éthérée disparaît quand il s'évapore. A la seconde même, il pénètre et détruit tous les parasites qu'il touche, et s'il a été bien appliqué, il pénètre les *lentes* presque aussi vite que les parasites vivants.

Ce liquide est d'application pénible. Il brûle, mais il ne détermine point d'éruption traumatique ou de dermite, même au pubis, dans les aines ou aux aisselles où la peau est fine et sensible.

Son application même immodérée, même renouvelée quotidiennement pendant une semaine, détermine au plus une desquamation analogue à celle que donnerait *une* application de teinture d'iode.

Ces inconvénients sont vraiment peu de chose si on les compare aux dermites rouges souvent si pénibles qu'on voit suivre les applications du traditionnel onguent gris, lorsqu'elles ont été mal faites, ou trop abondamment; ou lorsque ce médicament, si malpropre d'ailleurs et si dégoûtant, a été laissé trop longtemps sur place ou mal savonné, ce qui est de règle.

X

Le sulfure de carbone saturé de soufre
dans le traitement de la séborrhée fluente.

Le médicament que je présenterai maintenant, s'il a de grandes vertus, a de gros défauts. Son odeur est exécrable et diffuse au loin, il est excessivement volatil et inflammable à distance. Enfin son application cause une cuisson des plus vives.

Ces inconvénients sont tempérés par ce fait qu'ils sont tous très passagers. En effet l'odeur de ce produit, son inflammabilité et la douleur que cause son application ne persistent que le temps que dure son évaporation à la surface de la peau : et son évaporation est l'affaire de quelques secondes.

Si vous voulez comprendre la valeur du sulfure de carbone dans le traitement des séborrhées les plus intenses, rappelez-vous que le sulfure de carbone dissout les graisses comme une benzine et qu'il dissout aussi le soufre, lequel est par excellence l'agent thérapeutique des séborrhées et acnés.

Ainsi le sulfure de carbone saturé de soufre se présente comme le médicament théorique le plus parfait des séborrhées intenses et des alopécies dont elles s'accompagnent. Car il nettoie d'abord la peau séborrhéique de la graisse qui la recouvre, et les orifices folliculaires de la graisse qui les remplit et qu'ils déversent. En outre, le sulfure de carbone, quand il s'évapore, partout où il a pénétré laisse déposer à l'état naissant, et comme la poudre la plus fine, le médicament le plus propre à diminuer l'hypersécrétion séborrhéique et ses conséquences.

Ce médicament est d'un emploi très limité, et il faut insister sur ce point, d'autant plus que le mot séborrhée est un de ces mots commodes qui ont servi aux médecins mal informés à désigner n'importe quoi. Le sulfure de carbone n'a vraiment sa valeur que contre les séborrhées pures — *non pelliculaires* — et excessives (*flux huileux*). Enfin certaines peaux fragiles ne supportent le soufre sous aucune forme ; il détermine sur elles des dermites traumatiques. Ces peaux fragiles ne supportent pas mieux le sulfure de carbone saturé de soufre que le soufre en général. Il est pourtant à remarquer que le sulfure de carbone, dont l'application est si cuisante, traumatise extrêmement peu le tégument. C'est le soufre et non le sulfure de carbone qui chez certains sujets amène un léger degré d'épidermite. Tous les dermatologistes connaissent la dermite du soufre et j'en ai parlé ici même à propos de la frotte et de la gale.

Donc le sulfure de carbone employé dans les seuls cas d'hyperséborrhée non squameuse (flux sébacé de Rayer, acné sébacée de Biett) donne des résultats excellents et tels que nombre de malades, lorsqu'ils en ont usé, ne voudraient revenir à d'autres, sous aucun prétexte. C'est que ce médicament qui a de si gros défauts a de bien grandes qualités. Son action énergique contre une maladie qui, à son degré maximum, ne comporte presque pas d'autres traitements vraiment actifs, suffirait à elle seule à lui donner droit de cité dans la thérapeutique dermatologique. Mais son emploi, en outre, est si commode ! Avec un bouchon d'ouate hydrophile mouillée de cette solution, une friction de quelques secondes suffit. On objectera l'odeur, mais il suffit d'ouvrir la fenêtre de la chambre ; l'inflammabilité à grande distance, mais ce danger est de quelques secondes, si l'on a soin de jeter aux cabinets ou mieux encore de placer dehors sur l'appui de la fenêtre, ou de jeter dans la rue la boulette qui vient de servir à la friction. La cuisson est très vive, mais elle sert au malade qui sait, par elle, les points de la peau où la friction a passé et peut ainsi faire son traitement même le soir sans glace et sans lumière.

On peut dire aussi : le sulfure de carbone est dangereux à respirer comme l'oxyde de carbone et pour les mêmes raisons ; il se fixe sur l'hémoglobine comme l'oxygène, mais ce n'est pas les trois bouffées que le patient en respire pendant sa friction qui peuvent avoir une action toxique. On pourrait aussi bien dire que le sulfure de carbone est un abortif puissant, car peu d'ouvrières travaillant à la vulcanisation du caoutchouc peuvent mener à bout une grossesse. Mais il s'agit là de professionnelles vivant des heures dans une atmosphère viciée. Rien de comparable aux conditions dans lesquelles on se servira du sulfure de carbone contre une séborrhée.

Les avantages du sulfure de carbone pour le malade sont considérables. Même en l'appliquant deux fois par jour, ce qui n'est pas souvent nécessaire, c'est *une minute* de travail. Le médicament ne laisse après lui que la légère odeur du soufre et nullement celle des sulfures. Il ne laisse sur la peau qu'un poudrage d'un blanc jaunâtre imperceptible. Ces traces n'obligent pas forcément à faire savonnage entre chaque application... Bref, on comprend que des malades obligés à un traitement, ne fût-ce que par propreté simple, des malades qui, généralement, ont suivi, pendant des mois, des traitements douloureux (exfoliation par les pâtes savonneuses, à la résorcine, à l'acide salicylique) ou au moins très ennuyeux (pâtes soufrées, pommades cadiques) parce qu'ils obligent à des nettoyages, à des savonnages, etc., trouvent excellent un traitement à la fois plus actif que ceux qu'ils ont suivis, et qui leur demande moins de peine.

Le sulfure de carbone, comme les benzines, les éthers du pétrole, etc., ne se mélange pas à l'eau, et son mélange avec alcools, éthers, acétone, etc., précipite le soufre qu'il contenait. En conséquence, on doit employer la solution pure et sans mélange.

> Sulfure de carbone saturé de soufre
> et non sursaturé . . . . 100 grammes.

Prescrivez-en peu — 100 grammes — dans un flacon de verre bouché avec un bouchon de liége, car le bouchon de verre rodé serait bientôt couvert de cristallisations et laisserait passer des vapeurs. Recommandez ce flacon à la sollicitude du patient. Dites-lui l'inflammabilité à distance du produit qu'il emploiera, et ne craignez pas de lui en faire un peu peur. Cela vaut mieux.

Il est à remarquer que ce traitement est plus aisé à pratiquer sur un cuir chevelu d'homme à cheveux courts que sur un cuir chevelu de femme ; et très heureusement, pour une jeune fille à qui ce médicament serait utile (hyperséborrhée fluente du visage), il y aura cent hommes qui s'en serviront avec profit pour le traitement de leur calvitie.

Ce médicament a en effet deux utilisations principales. On peut l'employer dans la séborrhée fluente du visage chez les jeunes gens. C'est une affection rare, critique, plus fréquente chez la jeune fille entre quinze et vingt-cinq ans, et dans laquelle le visage se couvre chaque jour d'une graisse boueuse, jaune, demi-concrète comme un cérumen et qui n'est ni l'exhalaison séreuse des eczémas impétigineux, ni l'exfoliation de squames demi-grasse des eczémas dits séborrhéiques ou pityriasis stéatoïdes.

Pour assurer le diagnostic, il suffit d'ailleurs d'exprimer un pli de la peau, on fait sourdre comme des vermicelles, des filaments de graisse par les pores sébacés béants.

L'emploi du sulfure de carbone chez l'homme dans la séborrhée du vertex, qui constitue peu à peu la calvitie vulgaire, est beaucoup plus fréquent. Mais dans cette affection même, la valeur du sulfure de carbone est bien limitée aux seuls cas hyperséborrhéiques et de séborrhée non pelliculaire.

On peut conseiller cette friction le soir, après un savonnage (ce qui augmente l'action du médicament mais beaucoup aussi la cuisson qu'il provoque), ou sans savonnage préalable.

Le matin, une friction à la brosse à tête ou avec une boulette d'ouate hydrophile enlèvera la poussière de soufre restée en surface. On pourra, si l'on veut, terminer la toilette locale par une friction alcoolique et éthérée dégraissante.

Le sulfure de carbone saturé de soufre peut être employé durant des années, quotidiennement, sans interruption, sans inconvénient aucun. Plus souvent on rencontrera des cas moyens, dans lesquels l'hyper séborrhée n'existera que pendant la saison chaude, et dans lesquels on prescrira le sulfure de carbone, seulement au cours des trois mois d'été. Le patient usant quotidiennement, par la suite, de lotions toniques et dégraissantes de type plus banal.

Dans les séborrhées intenses, le sulfure de carbone saturé de soufre est un des rares médicaments, je dirais presque le seul, dont l'effet paraisse durable, même après qu'on en a cessé l'emploi et qui diminue manifestement l'intensité du flux de graisse constitutif de la séborrhée.

Dans la séborrhée dépilante qui fait les chauves, lorsque le médecin sait bien dans quels cas le conseiller, il obtiendra avec lui des résultats, non pas merveilleux — c'est le type de l'affection dans laquelle nous ne faisons pas de miracles — mais excellents ; une énorme diminution du taux de la chute des cheveux et un assèchement relatif du cuir chevelu.

Ainsi le sulfure de carbone saturé de soufre est le type de ces médicaments dermatologiques dont l'emploi est très restreint mais très défini, et qui dans certains cas précis donnent au médecin des résultats meilleurs qu'aucun autre.

XI

L'huile de cèdre comme succédané de l'huile de cade.

L'huile de cade, extraite par distillation du bois de genévrier oxycèdre est, au su de tous les dermatologistes, le médicament par excellence des affections du cuir chevelu. Il semble que son application soit utile, même aux cuirs chevelus sains. Son action antipelliculaire est évidente, il n'est presque pas d'état morbide de cette région qui ne puisse bénéficier de son application judicieuse et méthodique. Ce serait presque le médicament philocome universellement efficace, et il serait journellement employé, n'étaient ses graves défauts. Ce n'est pas seulement une huile, c'est un goudron, gras, poisseux et de l'odeur la plus rebutante qui soit.

On a maintes fois essayé de masquer les défauts de ce goudron, en enlevant par distillation ses essences les plus malodorantes, en le filtrant sur diverses matières poreuses, etc., ainsi a-t-on les huiles de cade désodorisées, les *junipérine*, les « oxycédrine », les « oléo-cade ». La plupart de ces manipulations enlèvent à l'huile de cade certaines de ses qualités. L'huile de cade vraie reste supérieure à tous les produits travaillés qu'on a tirés d'elle.

Pourtant, rien ne servirait mieux la dermatologie que de trouver à l'huile de cade un succédané sans odeur ou parfumé. C'est ainsi que je me suis trouvé essayer les vertus thérapeutiques des divers goudrons, des huiles empyreumatiques et des diverses essences de bois qu'on peut trouver dans le commerce. J'ai essayé, il y a longtemps déjà, l'essence de bois de genévrier, mais sans lui trouver grande vertu. Il n'en est pas de même de l'huile ou essence de cèdre que j'expérimente depuis trois années et dont les qualités médicinales me paraissent certaines.

Elle n'est plus du tout utilisée en dermatologie, mais il n'en a pas toujours été ainsi, et la *cedria* des auteurs anciens semble avoir désigné tantôt l'huile de cade et tantôt l'huile de cèdre, quoique plus souvent cette dernière.

La parenté botanique des genévriers et des cèdres est certaine à ce point que les divers auteurs les ont tantôt séparés et tantôt réunis dans la même famille. Il n'est donc pas étonnant de voir leurs goudrons et leurs essences participer de leur parenté quant à leurs effets thérapeutiques. Il n'est pas étonnant non plus de voir que beaucoup d'auteurs anciens les aient confondues. Cependant, l'huile de cade est un goudron, l'huile de cèdre est une essence ; de là, beaucoup de différences dans les qualités physico-chimiques de ces deux produits.

L'huile de cade est un goudron épais, noirâtre, poisseux, nauséabond, l'huile de cèdre est un liquide d'un jaune ambré ; et son odeur forte, mais parfumée, nous est bien connue par le bois des crayons fabriqués, comme l'essence, avec le cèdre de Virginie.

Les différences extérieures entre l'huile de cade et l'huile de cèdre supposent des différences chimiques considérables et correspondantes. En effet, les chimistes nous montrent entre le goudron de cade et l'essence de cèdre bien plus de dissemblances que de parentés. Elles n'ont guère de commun qu'un certain nombre de carbures supérieurs de formule élevée, les *cadinènes*.

En s'appuyant sur les dissemblances dans la constitution chimique (d'ailleurs imprécise) de ces deux produits, on n'aurait donc pu supposer une grande analogie dans leurs effets thérapeutiques. Pourtant, cette analogie existe, et dans beaucoup d'affections du cuir chevelu, on peut utiliser l'essence de cèdre à côté de l'huile de cade ou à sa place.

Il y a deux huiles ou essences de cèdre : l'essence commerciale et l'essence utilisée en optique. Celle-ci est recuite et travaillée par des procédés qui demeurent en partie secrets et qui sont, ou à peu près, le privilège d'une maison. C'est l'essence commerciale de cèdre de Virginie que j'ai seule utilisée. Elle nous vient de Virginie et du Canada, extraite des copeaux de fabrication des crayons. C'est un produit qui paraît assez constant pour qu'on soit sûr de se le procurer identique en tous pays.

On peut l'employer pur, en onctions. On peut le mélanger à parties égales à de l'huile de cade désodorisée, on peut aussi le mélanger aux huiles soufrées par combinaison qui existent désormais dans la pharmacopée : Thigénol Roche, Denisol Brisson, Thioricinol Vigier, etc., on aboutit à des formules du genre de celle-ci, par exemple :

Oléocade Cavaillès . . . .
Denisol Brisson. . . . . $\left.\right\}$ àà 10 grammes.
Essence de cèdre . . . .

Quinze gouttes de ce produit peuvent suffire pour un massage de cuir chevelu chaque soir. On savonne chaque matin.

Cette huile mixte, dans laquelle l'huile de cade est décolorée et désodorisée, et dont l'huile soufrée est peu malodorante ne garde, ou à peu près, que le parfum du cèdre, un peu violent, c'est vrai, mais mille fois plus acceptable que celui du goudron de cade. Un tel produit peut s'employer d'une façon très utile dans le traitement des séborrhées dépilantes, et particulièrement de la calvitie chez l'homme. Dans les cas moyens, le résultat en est souvent excellent, lorsque les applications en sont un peu longuement continuées. C'est également un traitement excellent des états séborrhéiques de la femme quand ils s'accompagnent de dépilation. On peut en prescrire l'application la veille d'un savonnage hebdomadaire, ou même j'ai vu des patientes en accepter trois applications par semaine, les deux premières suivies d'un poudrage à la poudre de talc et d'iris qu'on enlèvera, à la brosse, le lendemain, et la troisième seulement suivie d'un savonnage.

C'est un traitement un peu pénible, mais dont les ennuis sont largement compensés par le résultat. L'alopécie diminue et s'arrête, et chez la femme, après trois mois, la repousse des cheveux de remplacement est déjà manifeste.

L'essence de cèdre peut, d'ailleurs, s'incorporer à des brillantines, où elle fait excellemment, car elle donne aux cheveux un brillant remarquable :

Huile de vaseline . . . .)
  — de ricin. . . . . $\bar{a}\bar{a}$ 10 grammes.
Essence de cèdre . . . .)

Elle peut aussi être utilisée en des pommades, dans lesquelles l'essence de cèdre tient la place de l'huile de cade ou bien lui est associée ; ainsi, dans cette pommade très active contre les états pelliculaires rebelles du cuir chevelu et de la moustache, etc. :

Essence de cèdre . . . .)
Huile de cade désodorisée . . . . .) $\bar{a}\bar{a}$ 5 grammes.
Oxyde jaune Hg. . . . .)
Résorcine. . . . .) $\bar{a}\bar{a}$ 1 —
Vaseline . . . .)
Lanoline . . . .) $\bar{a}\bar{a}$ 10 —

Voilà donc un médicament excellent qui, sans faire oublier l'huile de cade, pourra souvent en masquer l'emploi ou la remplacer. Son action thérapeutique est certaine et ne doit pas être oubliée à l'occasion.

Je ne manque jamais de signaler les cas très nombreux, malheureusement, où l'on a vu disparaître de la thérapeutique de très utiles produits dont on retrouve les vertus, des siècles plus tard. Ces oublis que j'ai signalés à propos du Baume du Commandeur, de l'eau d'Alibour, de la pierre divine, etc., sont toujours regrettables. Dans un art de pratique comme le nôtre, qu'on apprend de ses maîtres, oralement et cliniquement, ils sont difficiles à concevoir et ils sont fréquents néanmoins.

Voici encore un médicament, utilisé couramment au temps de Pline l'Ancien et de Dioscoride, et dont on a cessé depuis deux mille ans d'utiliser les propriétés. N'est-ce pas chose incroyable qu'on puisse faire de très bonne thérapeutique avec des médicaments que les anciens connaissaient et que nos maîtres ne connaissaient plus. Comment la tradition orale de leur valeur peut-elle se perdre ?

Une objection s'est posée à moi, fort ignorant des techniques de la chimie d'autrefois. Comment les anciens qui ne connaissaient pas l'alambic, obtenaient-ils des essences ? Et j'ai appris ce que plusieurs de mes lecteurs doivent savoir, mais que quelques-uns, sans doute, ignorent : que les anciens qui ne connaissaient pas l'alambic, connaissaient fort bien la distillation. Ils distillaient les goudrons en vase clos et les essences à ciel ouvert au-dessous d'un réseau de laine. Et c'est sur ce condenseur improvisé que les essences se déposaient en fines gouttelettes. Ce procédé, s'il n'économise pas les matières premières, est d'une simplicité et d'une ingéniosité que je trouve admirables. Pour un peu, avec des réseaux de laine superposés, les anciens eussent fait de la distillation fractionnée. Après tout, ne l'ont-ils pas fait ?

Et je me rappelle mon étonnement en découvrant, à Florence, dans la pharmacie de Santa Maria Novella, un alambic de la Renaissance disposé de la façon la plus évidente pour la distillation fractionnée, alors que je croyais celle-ci dater seulement du dernier siècle.

XII

De l'acétate de thallium et de son emploi dans le traitement de l'hypertrichose chez la femme.

Il y a quelques années on mena grand bruit un instant autour d'un médicament nouveau, auquel on reconnaissait des vertus surprenantes dans le traitement des entérites ; ce médicament était l'*acétate de thallium*. Depuis lors il disparut complètement de la thérapeutique. Pour beaucoup de médicaments la destinée fut semblable, et il n'y aurait pas lieu de s'en étonner ; cela prouve que nos affections et nos dédains en thérapeutique sont également injustifiés. Le médecin qui expérimente un médicament nouveau se hâte de publier ses vertus avant même de les bien connaître. Celui qui ne l'a pas trouvé, fait son procès et le condamne avec une hâte semblable. Ce qui manque le plus au médecin c'est la méthode et c'est aussi le temps sans lequel on ne fait rien qui vaille.

La vogue naissante de l'acétate de thallium fut arrêtée court par son action fâcheuse et formidable sur le système pileux ; guérir une entérite est bien, mais

non au prix de la perte totale de la chevelure, et c'est
ce qui se produisit maintes fois. Vers 1897, je pus
être témoin de toute une série d'accidents de ce
genre et elle me permit de conclure qu'en donnant
au sujet 0,005 d'acétate de thallium par kilogramme
de son poids, on peut obtenir douze à quinze jours
après, non pas toujours mais le plus fréquemment,
une alopécie pouvant amener la chute totale de ses
cheveux en quelques jours, la tête se trouvant
aussi nue que dans la plus accomplie des pelades
décalvantes.

Un jour, en se peignant, la malade décolle ses cheveux par poignées, le peigne les feutre avec les cheveux restés solides. Et c'est en cet état que la patiente
vient consulter. Le lendemain, les autres cheveux
tombent de même ; la dénudation est complète en cinq
ou six jours. Quelquefois il reste une touffe de cheveux isolée ou bien un cheveu sur cent ou sur mille,
quelquefois rien. Et la brutalité de cette chute est
sans égale, elle n'est comparable qu'à celle que produisent les rayons X. Jamais on n'observe une alopécie en masse évoluant avec une telle rapidité même
dans la pelade décalvante la plus active. J'ai pu faire
ainsi des diagnostics inattendus et je raconterai à ce
propos un cas particulièrement intéressant.

Toujours en 1897, une dame vint me trouver avec
son mari, pour une alopécie en masse que rien n'ex-
pliquait. Elle l'avait montrée la veille à un confrère
dont le diagnostic avait été : pelade nerveuse et qui
avait prescrit un traitement compliqué dont on me
montra l'ordonnance. Je regarde, je vois ces bou-
chons de cheveux feutrés, gros comme le poing,
retenus à la tête par les derniers cheveux solides. Et

le diagnostic partit tout seul : « Madame, vous avez pris de l'acétate de thallium il y a quinze jours. » Stupeur, dénégations… au fait, la malade n'en sait rien. Et alors on recherche l'histoire des quinze derniers jours : la malade était aux bains de mer, à Dinard, quand elle fut prise de symptômes dysentériques très pénibles. Et la chose durant encore après huit jours et s'aggravant, elle et son mari revinrent à Paris.

C'était au mois d'août. Ils ne trouvèrent pas le médecin qu'ils voulaient, consultèrent celui qu'ils purent. Il ordonna des pilules qui produisirent bon effet. Mais ni la patiente, ni son mari n'ont regardé ce qu'elles contenaient. « Vous rappelez-vous la date de cette ordonnance et le pharmacien qui l'exécuta ? — Oui, c'était le 20 août, dans une pharmacie de la place du Théâtre-Français. » — « Allez m'en chercher copie pendant que madame vous attendra. » Une demi-heure après le mari rapportait la formule suivante :

Acétate de thallium . . . . 0^{gr},52
en 4 pilules, 2 par jour.

Je fis peser la malade. Elle pesait, habillée, 61 kilogrammes. En quatre jours, elle perdit ses cheveux jusqu'au dernier, sauf deux petits pinceaux au-devant des oreilles. Elle porta perruque quelques mois. Ses cheveux commencèrent à reparaître après six semaines. La pousse fut normale et régulière.

On conçoit qu'un médicament qui produit de pareils effets n'ait pas fait fortune. Mais on conçoit moins que les dermatologistes aient si peu songé à utiliser ses vertus si rares et si spéciales.

Je l'ai tenté dans deux buts très différents.

La première idée qui me vint fut d'essayer l'acétate de thallium pour guérir les teignes. Si l'on pouvait faire tomber spontanément les cheveux des teigneux, qu'on ne peut épiler parce qu'ils sont cassants, on guérirait la teigne tondante.

J'essayai le médicament par ingestion et en applications externes directes, en pommades au 1/10° sur les régions à dépiler. J'espérais par ce dernier moyen un résultat plus parfait. Les résultats furent étonnants. A l'intérieur je n'avais pas osé dépasser 0,005 par kilogramme et les résultats furent inconstants et incomplets, mais avec l'acétate de thallium employé en pommade j'obtins dix-neuf jours après le début des applications, qui n'avaient été continuées que quinze jours, une dépilation parfaite et totale. J'eus six cas de guérison complète de teignes tondantes, la tête étant tout à fait nue et débarrassée de tous cheveux sains et malades.

Mais je fus aussitôt arrêté par des accidents d'intoxication assez inquiétants que je n'avais pas prévus. Plusieurs malades eurent de la sialorrhée, de la tachycardie et même des ecchymoses sous-cutanées et de l'albumine.

J'interrompis aussitôt toute application du médicament, et, de longtemps, je n'osai plus m'en servir. En réalité, l'acétate de thallium est d'une assez haute toxicité, et son maniement doit être entouré des plus strictes précautions.

Les rayons X vinrent plus tard résoudre le problème de la dépilation automatique des teigneux et de la guérison des teignes. L'acétate de thallium disparut donc tout à fait de la thérapeutique... Je me demande encore si l'expérimentation n'arriverait pas à préciser exactement les doses auxquelles on obtiendrait à coup sûr la dépilation totale des teigneux sans leur nuire, et si on n'arriverait pas ainsi à un traitement des teignes plus maniable et plus universellement pratique que la dépilation par les rayons X.

Si la teigne avait l'importance de la syphilis, la question mériterait assurément d'être reprise et elle serait probablement menée à bien. Mais il semble que la dose à employer côtoierait de près la dose toxique pour les reins, et à personne il ne paraîtra prudent de risquer une néphrite pour guérir une teigne. C'est pourquoi l'expérimentation sur l'homme ne peut guère être reprise. Et l'expérimentation animale, en ce qui concerne la chute du poil (l'événement me l'a montré) ne permet en rien de conclure à la chute du cheveu chez l'homme.

Mais si la recherche de la dépilation totale par l'acétate de thallium cessait d'être légitime, on pouvait essayer à des doses inférieures aux doses toxiques l'action locale du même médicament sur l'hypertrichose. Supposons pour un sujet de 60 kilogrammes environ une pommade contenant $0^{gr}.30$ d'acétate de thallium ; avec elle on ne risquera aucune intoxication puisque la malade avalât-elle cette dose ne risquerait que la perte de ses cheveux.

Si l'on prescrit d'en appliquer chaque soir pour la nuit gros comme un ou deux grains de blé sur la lèvre supérieure trop duveteuse d'une femme, tout accident doit pouvoir être évité, y compris la chute des cheveux, mais qu'arrivera-t-il sur la lèvre? C'est la question que je me suis posée et que j'ai pu résoudre sur une douzaine de cas environ depuis cinq ou six ans.

Voici la crème à l'oxyde de zinc et à l'acétate de thallium que j'ai employée dans ce but :

> *Acétate de thallium* 0ᵍʳ.30
> Oxyde de zinc. 2ᵍʳ.50
> Vaseline . . . .   20 grammes.
> Lanoline . . . . ⎰
> Eau de roses . . . . ⎱ *àà* 5   —

Eh bien, je dois dire que l'application de cette crème chaque soir sur le duvet de la lèvre et des joues m'a régulièrement donné en dix-huit mois environ la diminution de moitié grandeur et grosseur du duvet sur lequel on l'appliquait. Le nombre de poils reste le même, leur grosseur et leur longueur ont diminué de moitié et leur couleur semble devenir moitié moins foncée, ceci résultant sans doute seulement de la diminution de volume des poils. Naturellement ce ne sont pas les mêmes poils qui diminuent sur place, ils tombent et se remplacent par d'autres moins forts.

J'ai longtemps hésité à publier ces résultats, parce qu'une expérience longue et répétée pouvait seule les mettre hors de doute. Je crois pouvoir les affirmer aujourd'hui.

Tous les moyens qu'on a proposés dans le même but ont leurs inconvénients : l'eau oxygénée blondit le poil mais ne le détruit pas, les dépilatoires le rasent, l'électrolyse pratiquée sur un duvet est difficile, longue, coûteuse et presque toujours elle fait des trous alopéciques dans un duvet qui, de sa nature, est uniformément réparti. Il en résulte une alopécie en clairières disgracieuses et que la patiente est amenée à compléter par l'épilation à la pince dont le résultat n'est pas plus heureux.

Entre tous ces moyens qu'on a quelquefois des raisons de prescrire ou de tolérer, la pommade à l'acétate de thallium a ses indications particulières que voici. On amène souvent au médecin des jeunes filles brunes de quinze à vingt ans, chez lesquelles le duvet de la lèvre ou des joues est déjà trop visible. Or, ce duvet en dix ans doublera, cela est certain. Retarder par des moyens simples son développement est une chose utile. C'est dans ce cas que l'acétate de thallium doit être employé.

Mon expérience a porté aussi en d'autres cas, sur la lèvre supérieure de femmes faites, dont le duvet était déjà une moustache et qui ne pouvaient faire de l'électrolyse et avaient peur des dépilatoires. Et c'est dans ces cas que j'ai obtenu la diminution de moitié, de poils déjà longs de près d'un centimètre environ, ce qui faisait l'expérience particulièrement probante. Je n'ai pourtant jamais obtenu par ce moyen la disparition totale du duvet. Mais toutes les malades qui ont continué l'emploi du médicament en ont vérifié elles-mêmes l'action et leur avis était unanime et catégorique.

Aux doses où je l'ai employé, je n'ai jamais observé une action quelconque du médicament sur la chevelure des patientes.

Ma conclusion est donc que l'acétate de thallium doit désormais — à ces doses — et par voie externe, faire partie des moyens médicaux à employer contre l'hypertrichose. Son action est lente et faible, mais, à mon avis, progressive et certaine.

Peut-être pourra-t-on augmenter son action locale

en faisant intervenir l'ionisation. C'est une chose à chercher, mais dont je n'ai point encore l'expérience.

XIII

Traitement du psoriasis par les piqûres d'énésol.

Nous ne savons rien de l'étiologie du psoriasis et les moyens dont nous disposons contre lui sont restés purement empiriques. Ils sont, a peu de chose près, ce qu'ils étaient au début du siècle dernier.

La figuration du psoriasis, ses taches squameuses rondes qui s'élargissent excentriquement pendant que leur centre se guérit quelquefois spontanément, cette figuration, dis-je, a pu faire croire à quelques dermatologistes à l'origine parasitaire de cette maladie. Et il faut dire que l'anatomie pathologique de ses lésions pourrait appuyer cette opinion, car la squame-croûte du psoriasis est constituée par une série de suffusions leucocytaires entre des étages successifs de stratifications d'épiderme kératinisé.

Mais rien d'autre n'est venu, quant à présent, appuyer cette hypothèse. Le psoriasis ne s'est jamais montré contagieux. Sa transmission héréditaire, même à deux générations d'intervalle, semble un fait indiscutable. On ne peut guère non plus révoquer en doute plusieurs observations dans lesquelles on a vu le psoriasis, à la suite d'une émotion très vive, apparaître brusquement ou disparaître de même (Obs. personnelle). Enfin, l'existence possible de nombreuses arthropathies en concomitance avec le psoriasis semble accuser des troubles nerveux centraux, d'origine, de mécanisme et de nature indéterminés.

Bref, nous ignorons tout à fait ce qu'est le psoriasis.

L'expérience des siècles a montré l'action topique remarquable des goudrons et de leurs dérivés pyrogénés sur les lésions cutanées qui constituent, dans la plupart des cas, toute la maladie, mais cette action est souvent incomplète et n'est jamais durable. En l'état actuel des choses, cette maladie apparaît inguérissable. Or, ce n'est pas une maladie bénigne. Les lésions peuvent couvrir la moitié de la surface du corps. Et si, dans quelques cas rares, les poussées de psoriasis sont séparées par des années d'intervalle, bien plus nombreux sont les cas où les poussées sont subintrantes et l'état de maladie perpétuel.

Dans ces conditions, on a beaucoup cherché quelle médication interne pourrait réduire tout au moins le psoriasis, sinon le faire disparaître. On a dit que le régime strictement végétarien, *sans œufs, ni lait, ni beurre,* y serait parvenu. Mais, dans quel cas a-t-on pu trouver des malades pour suivre à la lettre un tel traitement. Moi, je n'en ai jamais rencontré.

On a mille fois conseillé de nombreuses suppressions alimentaires sans justifier par une démonstration quelconque la raison des prohibitions faites.

Assurément, les intoxications chroniques, particulièrement l'alcoolisme, semblent aider au développement de la maladie et rendre surtout la peau intolérante aux médicaments externes, qui l'améliorent, mais là se borne ce que l'on sait un peu sûrement.

Il y a cinquante ans, on faisait du psoriasis une manifestation de l'herpétisme (?), et comme l'arsenic était le médicament qu'on disait heureux dans cette diathèse, il fut alors beaucoup conseillé. C'était la liqueur de Fowler ou de Pearson que l'on prescrivait. Les livres en disent encore du bien, un bien que je n'ai pas vérifié. Et si l'on recherche quels sont les traitements suivis par les psoriasiques de l'Hôpital Saint-Louis, c'est toujours le traitement par l'huile de cade, l'acide pyrogallique, chrysophanique, etc., c'est-à-dire des traitements externes. Les traitements internes sont à l'essai ou d'effet purement moral.

Cependant, lorsque Gauthier eut appelé l'attention sur les composés arsenicaux organiques, Danlos essaya contre le psoriasis le cacodylate de soude à dose massive, avec quelques résultats apparents qui n'en généralisèrent pas l'emploi. Enfin, on doit noter un fait que plusieurs dermatologistes ont vérifié, quoique de façon très irrégulière. C'est l'action parfois étonnante du traitement mercuriel calqué sur celui de la syphilis dans certains cas de psoriasis, qu'aucun moyen commun ne parvenait à réduire. On l'a dit pour les onctions d'onguent hydrargyrique et pour les piqûres d'huile grise.

Mais ces résultats, pour tous ceux qui en ont été témoins, ont toujours gardé leur caractère d'exception. Jamais on ne les a obtenus en série.

Bref, on peut dire encore aujourd'hui qu'aucun traitement interne ne modifie le psoriasis d'une façon assez évidente et assez fréquente pour que les dermatologistes s'entendent sur celui qu'il faut prescrire. Aucune remarque ne peut mieux prouver que nous ne savons rien sur le sujet.

Hélas! je voudrais que ce que je vais dire changeât tout à fait cet état de choses, et je ne suis pas sûr qu'il en sera bien ainsi. Néanmoins, j'ai dans quelques cas obtenu un résultat inespéré de l'énésol dans le traitement interne du psoriasis, et l'objet de cette note est de l'indiquer.

C'est par hasard que j'ai observé l'action de ce médicament, et voici comment :

Il y a quatre ans vint me voir un malade de nationalité argentine, qui présentait, principalement sur les jambes, des taches de psoriasis, rouges, extrêmement réfractaires à tout traitement. Ce malade avait contracté autrefois la syphilis et voulait à tout prix que son psoriasis fût syphilitique. Malgré mes dénégations, il me parut mal convaincu du contraire. Il advint par la suite que le traitement purement externe que j'avais conseillé ne réussit pas et que le malade retourna dans son pays. A Buenos-Ayres, il s'adressa à son médecin ordinaire, qui crut à des lésions syphilitiques et le traita par des piqûres d'énésol. Très vite, toutes ses lésions disparurent, et il en fut ainsi deux fois de suite. C'est ce que me raconta le malade lorsqu'il me revit un an plus tard, plus convaincu que jamais de l'origine syphilitique de son psoriasis, dont il présentait d'ailleurs quelques lésions nouvelles.

Je ne crus pas à l'origine syphilitique de son psoriasis, mais je me promis de vérifier sur d'autres l'action antipsoriasique possible de l'énésol. A la réflexion, les cas d'amélioration de psoriasis par le cacodylate de soude à haute dose signalés par Danlos et les quelques cas d'amélioration du psoriasis par des cures mercurielles m'étaient revenus en mémoire. L'énésol est un salicylarsinate de mercure, c'est-à-dire un arsenic organique comme le cacodylate et un composé mercuriel. Son action se rattachait donc à des faits déjà observés ; aussi, le premier psoriasique qui vint me voir reçut-il de moi pour son médecin une lettre lui conseillant d'essayer les piqûres d'énésol. C'était un boucher en gros de la banlieue, homme de très grande taille, très gras, alcoolique, couvert de larges disques de psoriasis rouge, traité sans résultat par toutes les méthodes usuelles.

Je le revis deux mois plus tard, après vingt piqûres de 0^{gr},03, son éruption était transformée. On la voyait encore, mais elle était devenue d'un rose très pâle, à peine visible ; les lésions ne faisaient plus aucun relief sur la peau voisine et leur desquamation avait disparu.

J'ai revu ce malade un an plus tard, non guéri d'ailleurs, mais il avait trouvé la formule de son traitement : « Maintenant, me dit-il, plus de pommades, d'onguents et d'huile de cade ; quand mon psoriasis m'ennuie, je me fais faire quelques piqûres et j'en suis quitte pour six mois. »

Ce n'est certes pas là la guérison du psoriasis ; mais si les psoriasiques pouvaient tous dire la même chose, combien trouveraient-ils leur sort amélioré !

Depuis lors, j'ai soumis ou fait soumettre une douzaine de psoriasis au même traitement. Neuf sur douze en ont retiré grand profit. Et, chose remarquable, ce sont les psoriasis rouges, les plus intraitables par les moyens externes habituels, qui m'ont paru en bénéficier davantage.

Sur presque tous, le bénéfice a été évident et l'amélioration indiscutable, telle que plusieurs n'en avaient jamais obtenu de semblable.

Les doses, d'ailleurs, restent à fixer. Je n'ai prescrit ou administré l'énésol à ses doses maxima 0^{gr},03 par jour), mais seulement tous les deux ou trois jours. Il reste à voir si de plus fortes doses donneront des résultats meilleurs.

Dans les conditions où en sont rendues mes recherches, je ne suis pas autorisé à conclure, mais je puis demander aux confrères qui liront ces lignes de s'assurer si leurs malades psoriasiques ne bénéficieront pas du salicylarsinate de mercure autant qu'en ont bénéficié les miens et, si oui, de le dire.

Si leurs résultats confirmaient les miens, ce serait déjà un inappréciable bénéfice pour les malades de remplacer l'application presque permanente de pommades nauséabondes par des piqûres intra-musculaires presque indolores.

Il ne me reste qu'à souhaiter de n'être pas tombé sur une série clinique heureuse par hasard. Ce sera, en tout cas, une chose facile à établir pour ceux de mes confrères qui ont dans leur service un certain nombre de lits occupés par des psoriasiques à perpétuité.

XIV

Traitement de l'éphidrose plantaire par l'acide chromique et de l'éphidrose palmaire par les rayons X.

Il n'est pas d'infirmité plus désagréable au patient et à son entourage que l'excès d'excrétion sudorale des pieds et des mains.

Cet excès peut varier extrêmement depuis le degré le plus léger où la peau est à peine moite jusqu'au degré extrême où la sueur traverse les chaussures et les gants. Mais le degré le plus léger est déjà pénible. Que dire de l'autre? J'ai vu à la moindre émotion les gouttes de sueur ruisseler des mains et tomber à terre comme si la main sortait de l'eau. J'ai vu le patient atteint d'éphidrose plantaire obligé à des lavages bi-quotidiens, à deux changements de chaussures et de chaussettes par jour, pour rendre tolérable l'inconvénient presque inévitable de la bromhidrose ou fétidité de la sueur.

D'autres inconvénients s'ajoutent à ceux-là. Le patient atteint d'éphidrose palmaire ne peut écrire sans mouiller le papier sur lequel il écrit, il ne peut manier aucun objet métallique sans l'oxyder. Atteint d'éphidrose plantaire, il ne peut marcher, même quelques heures de suite. Le pied macéré se couvre d'exulcérations douloureuses surtout localisées autour du talon et sous l'avant-pied ; une demi-journée de marche le rend impotent pour le lende-main.

La gène des malades atteints de ces misères est de tous les instants. Ils n'osent tendre la main ou serrer celle qu'on leur tend, sachant que leur contact humide est désagréable. Ils ne peuvent accepter aucune partie un peu longue où ils n'auraient la liberté de quitter leurs chaussures et de faire leur toilette. En ce qui concerne les relations sociales, surtout les plus intimes, c'est un martyre. Ces cas sont assez rares dans leur forme grave, mais fréquents dans leurs formes légères.

On a indiqué mille remèdes à cela, comme il arrive quand il n'y en a pas de parfaits. Je veux parler des deux meilleurs, de ceux que je n'ai jamais vu quitter pour d'autres, et dont j'ai toujours vu les patients se féliciter quand les autres ne leur avaient pas réussi.

Aux pieds, je conseille les applications d'acide chromique, aux mains les applications de rayons X.

|

L'acide chromique (j'en ai parlé plus haut) est un sel roux qui se dissout très bien dans l'eau distillée. On l'emploie en solution de 1 à 10 o/o. J'emploie d'ordinaire la solution à 4 o/o, des solutions plus faibles étant incomplètement efficaces ; des solutions plus fortes pouvant déterminer un érythème analogue objectivement à l'érythème polymorphe.

Le mode d'application est simple. Il consiste à pratiquer un badigeon méthodique des orteils, de la face plantaire du pied et de ses bords, avec un pinceau d'ouate hydrophile. On laisse sécher sans essuyer.

La fréquence de ces badigeons doit varier avec l'intensité du cas. Mais bientôt les symptômes s'amendent et on espace les applications. On peut commencer par un badigeon quotidien, puis on n'en fait plus qu'un tous les deux jours. On arrive à n'en plus faire qu'un par semaine ou moins encore.

Le premier résultat est la disparition absolue et presque immédiate de la fétidité, avantage inestimable. L'exsudation, l'éphidrose, est diminuée mais elle ne disparaît pas. Le pied reste un peu moite quoique beaucoup moins. Je n'ai jamais vu d'inconvénient à ce traitement. Les cas les plus graves en bénéficient comme les cas légers.

Avec lui, la fétidité disparaît sans faute, de même les exulcérations dues à la stagnation de la sueur pendant la marche. S'il m'arrivait de rencontrer un cas plus rebelle, je traiterais l'éphidrose plantaire comme l'éphidrose palmaire dont je vais parler maintenant.

Une objection se pose ici tout naturellement. Comment ne pas traiter de même la même infirmité aux pieds et aux mains ? C'est que ses inconvénients ne sont pas les mêmes ici et là. Aux pieds, l'inconvénient grave c'est la fétidité ; aux mains, la fétidité n'existe pas, c'est la moiteur qui gêne à cause des incessants contacts.

Pour l'éphidrose plantaire, ce qu'il faut donc se proposer, c'est de faire disparaître la fétidité ; l'acide chromique y suffit d'emblée. Mais la moiteur, amoindrie, persiste, ce qui est à peu près sans inconvénients. Aux mains, d'ailleurs, l'acide chromique qui jaunit la peau, les ongles, est peu acceptable. Et puis son action n'est pas celle qu'on cherche.

II

Les *rayons* X agissent admirablement sur l'éphidrose palmaire ainsi que H. Noiré l'a montré le premier je crois. L'application faite suivant toutes règles ordinaires doit comporter cinq unités H, c'est-à-dire ne pas être suivie d'érythème à quatorze jours de distance, mais provoquer, à cette date, une sensation légère de cuisson de quelques heures, sans rougeur ni exfoliation.

On la répète deux fois à trois semaines d'intervalle, si la première application n'a pas donné de résultats complets et satisfaisants. Le résultat est la disparition de l'éphidrose. La main redevient sèche et normale.

J'ai vu, trois ans après une application de rayons X insuffisante, l'éphidrose se reproduire et disparaître après une seconde application. Je n'ai pas encore rencontré de cas rebelle à cette médication.

XV

Méthode de traitement des affections cutanées rebelles par plusieurs médications concurrentes.

Dans le traitement des affections cutanées qu'on sait d'avance chroniques et rebelles, le premier objet que le médecin doit se proposer c'est d'économiser le temps du malade; de lui éviter le temps perdu.

C'est le but de la méthode dont je veux parler ici et qui résume ma façon d'agir la plus habituelle.

Un fait primordial domine toute la pratique dermatologique, c'est que la peau de chaque malade réagit diversement à l'action d'un même médicament mêmement dosé. La même affection, dans la même forme apparente et au même degré, ne se guérira pas toujours par les mêmes médicaments, à même dose, chez les différents sujets. C'est un des faits que le médecin a beaucoup de peine à faire comprendre au malade. Il ne le pourra que par images et par comparaisons, en lui disant, par exemple, ce que je répète fréquemment: « que nous n'avons pas plus la même peau que le même visage », ce qui, dans la thérapeutique dermatologique, implique pour chaque malade la nécessité d'un tâtonnement.

Particulièrement en ce qui concerne les maladies chroniques, la nécessité de ce tâtonnement est indispensable, et il est nécessaire au médecin de l'expliquer au malade, sous peine de se diminuer à ses yeux, s'il paraît ne pas savoir exactement quelle thérapeutique instituer. Ne pas craindre, dans ce cas, de faire une sorte de petit cours au malade et de lui parler à peu près en ces termes :

« L'affection que vous présentez est l'une des plus tenaces et des plus rebelles qui soient. Elle offre cette particularité singulière que le médicament qui la guérit chez l'un n'a pas le même résultat chez l'autre. Il y a ainsi quatre ou cinq modes de traitements principaux à essayer. Si je vous les prescris l'un après l'autre vous perdrez à les essayer un temps précieux. Au contraire, vous gagnerez tout ce temps à les essayer concurremment. Partageons en quatre ou cinq parties les régions à traiter, la même partie ne devant jamais être traitée que de la même façon, d'ici que je vous revoie. Sur l'une vous ferez ceci, sur la seconde cela, sur la troisième vous pratiquerez ce troisième traitement. Après trois ou quatre semaines, vous me reverrez, je jugerai moi-même des résultats obtenus. Nous cesserons les traitements qui nous auront paru inefficaces, nous modifierons les meilleurs quant à leur dose, au besoin nous conjuguerons leur action. Ainsi parviendrons-nous, dans quelque temps, à la formule qui sera la *formule personnelle à votre peau* et qui vous amènera le plus vite à la guérison. »

Si vous en agissez ainsi, cette façon de faire non seulement ne vous déconsidérera en aucune manière aux yeux du malade, mais lui donnera la plus haute idée de votre savoir et de votre désir de lui épargner de dispendieuses visites, car il est rare que vous soyez le premier médecin que consulte un tel malade ; il saura donc par expérience que plusieurs traitements qu'on lui a conseillés ont été inefficaces. Votre discours lui expliquera ces échecs et lui fera espérer un résultat meilleur, parmi les traitements qu'il va essayer « en concurrence ».

D'ailleurs, ce que vous lui avez dit étant l'absolue vérité, il le vérifiera de lui-même au cours de sa maladie, et vous bénéficierez toujours de votre franchise dans son opinion.

Supposez un malade atteint d'eczéma ou d'urticaire chronique, de lupus érythémateux ou tuberculeux, ou de psoriasis, cette méthode aura également sa raison d'être. Quand on ne l'a pas pratiquée, on ne peut savoir à quel point elle peut être fructueuse.

Je n'ai pas la prétention d'envisager, dans un bref article, les divers traitements qu'on peut conseiller dans cinq des maladies cutanées les plus rebelles que nous connaissions. Et si je donne ici quelques méthodes de traitement du psoriasis, de l'eczéma ou des lupus, c'est simplement pour joindre l'exemple au précepte que je viens d'énoncer et montrer à quelle pratique il conduit.

I

Prenons d'abord le *psoriasis*. C'est une maladie ordinairement généralisée. Le patient en présente des plaques au cuir chevelu, aux coudes et aux avant-bras, aux jambes, etc. Voici en quel sens votre prescription sera conçue :

1º Sur une région, un bras par exemple, on appliquera chaque soir, par massage, très peu de la pommade suivante :

> Axonge fraîche . . . . 3o grammes.
> Acide chrysophanique . . . . o^{gr},3o
>   Q. S. à chaud.

et on poudre avec une poudre inerte :

> Poudre de talc . . . . ⎱
> Poudre d'iris . . . . ⎰ $\bar{a}\bar{a}$ 100 grammes.

2º Sur la région symétrique correspondante, on appliquera une autre pommade telle que :

> Précipité blanc (ammonio-chlorure
>   d'Hg.) . . . . 3 grammes.
> Lanoline . . . . 3o   —
> Verveine Q. S. pour parfumer.

et on poudrera de même.

3º Dans ces prescriptions, ne laissez pas d'employer même des spécialités, si vous les avez reconnues valables, si vous en savez la formule. Vous pourrez prescrire ainsi en un autre point, une jambe je suppose, la pommade anti-psoriasique de Brisson, qui est cadique et salicylée, et sur l'autre, le psorialan de Terrial, qui est un mélange d'oxyde rouge mercuriel et de moelle de bœuf.

4º Sur un placard psoriasique chronique de la région sacrée, vous appliquerez un emplâtre salicylé pyrogallique à 10 p. 100 de Cavaillès ou de Vigier.

5º Et, au cuir chevelu, vous essaierez toujours la grande pommade composée cadique que j'ai si souvent préconisée depuis quinze ans que je l'emploie :

Huile de cade désodorisée . . . . .
Lanoline . . . . {
Vaseline . . . . } *àà* 10 grammes.
Résorcine. . . . .
Ethiops minéral . . . . { *àà* 1
Acide pyrogallique . . . . }
Verveine . . . . { *àà* Q. S. p^r parfumer.
Mélisse. . . . . }

Toutes ces applications, faites chaque soir, comportent le matin un bain quotidien, dans lequel le malade se savonne avec un savon doux ou un savon de goudron tel que le savon au tétropal de Calliat.

Lorsque vous reverrez votre malade après trois semaines, interrogez-le, il vous guidera lui-même :

« Cette pommade m'a irrité la peau, celle-ci n'a pas paru avoir d'effet, mais celle-ci a beaucoup d'action. »

Supposez que votre malade ait retiré le plus de bien des applications chrysophaniques, vous reprendrez votre formule et lui ferez subir toutes modifications ; vous pouvez employer l'acide chrysophanique en nature, dans une solution chloroformique et recouvrir d'une traumaticine. Vous pouvez hausser les doses d'acide chrysophanique dans la pommade, l'employer, au cinquantième, au vingtième même dans quelques cas.

Si la grande pommade composée cadique et la pommade chrysophanique ont donné toutes deux de bons résultats, vous incorporez de l'acide chrysophanique à la pommade cadique dont il doublera ainsi l'effet.

Avec un peu de doigté posologique, un peu d'observation clinique, vous arriverez à établir pour votre

malade une formule tellement active et tellement
personnelle qu'aucune formule faite d'avance qu'on
lui aura conseillée *antérieurement* ne pourra entrer
en parallèle avec celle-ci.

Et vous verrez, surtout après avoir traité quinze
cas de psoriasis que, pour chacun, vous serez arrivé
à constituer une formule différente, la meilleure
pour chacun, et que si les malades échangeaient
entre eux leur formule, ils n'en auraient pas le même
résultat. Cela seul justifie le titre de cet article et la
méthode qu'elle préconise.

II

Si nous supposons un cas d'eczéma chronique, la
question n'est plus tout à fait la même, car, de sa
forme objective dépend le plus souvent le traitement
externe : un eczéma sec et lichénisé ne se traitera
pas comme un eczéma suintant, etc. Mais si, par
exemple, on se trouve placé devant un eczéma suintant ou fissuraire, partiellement lichénisé, le traitement garde des incertitudes, même pour le praticien
le plus consommé.

Tel cas bénéficiera du nitrate d'argent, tel de
l'ichthyol, tel autre du goudron de houille.

Il peut y avoir des cas, en apparence tout à fait
semblables, dont l'un bénéficiera d'applications soufrées alors que l'autre sera doublé en deux jours, du
fait des mêmes applications. La méthode des médications concurrentes aura donc autant de raisons
d'être utilisée dans l'eczéma que dans le psoriasis.

Sur un point vous recommanderez l'application

d'une solution de nitrate d'argent au quinzième qu'on
recouvrira d'une crème à l'oxyde de zinc. Sur un
point moins ancien, on se servira de la crème de zinc
pure, sur un autre on fera précéder son application
d'un badigeon d'ichthyol par exemple :

        Ichthyol . . . .   5 grammes.
        Résorcine.   1   —
        Eau distillée   100   —

Et, comme dans le psoriasis, les résultats guide-
ront les traitements suivants. Si c'est l'ichthyol qui
donne les meilleurs résultats, l'ichthyol, étant un
goudron soufré naturel, il y aura lieu d'essayer à
côté de lui les goudrons soufrés artificiels Thigénol-
Roche, baume Baissade, Denisol Brisson, thioricinol
Vigier, etc.

En maints cas, vous arriverez ainsi, après deux ou
ou trois visites, à doter votre malade d'un traitement
tel qu'il pourra n'en avoir point reçu encore d'aussi
efficaces.

III

Supposons un cas de *lupus érythémateux* en
quelques plaques disséminées. Répétez à votre malade
votre façon de faire et pratiquez sur l'une de ces
plaques, avec la fine pointe du galvano-cautère que
je décrirai plus loin une série de ponctuations de
deux millimètres de profondeur, toutes espacées d'un
millimètre à peine. Sur une seconde faites faire une
application des rayons X (teinte B du radiomètre
Sabouraud-Noiré). Sur une autre, faites une application d'acide carbonique neigeux de quinze secondes ;
sur le troisième, faites appliquer chaque nuit un

emplâtre salicylé pyrogallique à 10 p. 100 ; sur la dernière, un emplâtre au minium-cinabre de Vidal, et
donnez rendez-vous à votre malade dans quatre
semaines. Il est rare qu'après ces essais le médecin
ne voie pas, dès la seconde visite, sa ligne de conduite
toute tracée : on généralisera l'emploi du traitement
qui se sera montré le meilleur.

IV

Pour le *lupus tuberculeux*, autres prescriptions,
même méthode. Sur un point, le galvano-cautère à
grosse pointe unique, dirigé sur chaque tubercule
visible. Sur un autre, la scarification profonde au
scarificateur de Vidal. Sur un troisième, une application de radium. Sur tout le reste, la photothérapie de Finsen.

Il est entendu que la scarification s'adresse mieux
aux lésions ulcéro-végétantes du lupus, et la galvano-
caustique aux tubercules intracutanés, visibles par
transparence sous l'épiderme, mais ces règles connues
laissent encore beaucoup de marge aux variations
de la réaction cutanée individuelle.

J'ai vu un lupus tuberculeux traité depuis des
années par toutes méthodes recevoir plus de bénéfices
d'une application de radium que de cent applications,
médiocres d'ailleurs, des rayons Finsen.

Ainsi se vérifie en pathologie cutanée l'adage profond de médecine générale : Il n'y a pas de maladies,
il n'y a que des malades.

Et c'est ainsi que, dans notre incertitude des
causes secondes qui font réagir la peau à tel ou tel

agent modificateur, nous en arrivons à préconiser comme une méthode : le tâtonnement. Et nous ignorons tant de choses que nos malades ont avantage à s'y soumettre et à faire de leur lésion le réactif d'expériences dont ils seront finalement les bénéficiaires.

XVI

Sur les préjugés concernant les fards, les dépilatoires et les teintures.

Le sujet dont je veux brièvement traiter ici pourrait occuper un bon volume. Et à en juger par les questions qui me sont journellement posées, ce volume ne manquerait pas de lectrices.

Je ne veux parler pourtant que de trois préjugés, mais ces préjugés sont si communs, si enracinés, même parmi les médecins, que tous au moins les connaissent et que la plupart les considèrent comme des vérités.

I

Le premier de ces préjugés, c'est que « les fards abîment la peau du visage ». Je ne sais vraiment où ce préjugé a pu prendre base et racine, peut-être au temps jadis, lorsqu'on faisait les fards au blanc de plomb. Mais, quant à présent, il n'est pas de contre-vérité plus éclatante, et je dirais volontiers qu'appliquer des crèmes, même médiocres, sur le visage vaut mieux que de n'en pas mettre.

Je me demande comment le préjugé que j'attaque

a pu tenir si longtemps contre l'expérience de chaque jour. Comparez, d'une part, le teint d'une femme de trente ans à la campagne et à la ville ; comparez, d'autre part, à la ville, le teint d'une femme qui ne se farde pas au teint de celle qui se farde, au même âge, vous aurez la même progression de l'une à l'autre et toujours pour la même raison, parce que le plus beau teint appartient à celle qui l'a le mieux protégé contre les injures physiques du vent, du froid et du soleil.

Quel médecin peut ignorer que neuf femmes sur dix — à soixante ans — alors que la peau de leur visage est ravagée, gardent la peau de leur corps encore assez belle, plus belle au moins que la peau du visage. Pourquoi ? Parce que la peau du corps a toujours été protégée et celle du visage toujours nue.

Connaissez-vous la série de ces taches noires que les paysans appellent brutalement « fleurs de cimetière » et qui couvrent le dos des mains et le visage de certains vieux ? Pourquoi ne surviennent-elles que sur les régions découvertes ? Pour la même raison.

Le visage des paysans est toujours exposé au vent, au froid, au soleil. Celui de la femme de la ville l'est beaucoup moins souvent. Le visage qui porte une crème et une poudre ne l'est plus. Étant mieux protégé, il vieillira moins vite encore.

Quoi de plus faux que cette légende qui veut que le visage de nos actrices, apparemment joli à la scène, soit enlaidi de près, abîmé par l'usage des fards ! La vérité, c'est que nombre de nos actrices, à force de soins, conservent un visage plus jeune que la majorité des femmes de leur âge. Elles le doivent à l'usage des crèmes, et elles le savent bien.

Que la femme qui doute fasse un jour par expérience une longue course d'auto ou une ascension de montagne, avec une joue fardée et l'autre non, elle sera convertie le soir. La joue non protégée sera chaude, cuisante, et le lendemain elle pèlera légèrement. Dans huit jours, elle sera plus foncée que celle qu'on aura couverte.

Ce qui fait la mauvaise réputation des fards, c'est leur nom. Se farder, pour certaines femmes, encore aujourd'hui, c'est afficher de mauvaises mœurs. Certains peuples gardent encore cette opinion, comme certaines femmes du temps jadis croyaient, dit-on, que le bain était réservé aux seules femmes de mœurs légères. Qu'on les appelle des crèmes si l'on veut. Le nom n'importe pas. Le fait seul importe : un visage qui veut rester jeune ne doit pas être exposé tout nu aux intempéries.

Ainsi des crèmes même inertes et de tout point inactives sont meilleures pour un visage que l'absence de crème.

Qu'on sache donc qu'il n'y a pas de crèmes, qui, lorsque la peau les tolère bien, soient mauvaises pour elle. Si la peau les tolère sans rougeur, ni cuisson, il n'y a pas à craindre qu'elles fassent à la peau un mal invisible.

Voilà des choses que le médecin doit savoir et doit dire.

II

J'aborde un deuxième préjugé, au moins aussi enraciné dans l'esprit du médecin que le précédent :

« N'usez jamais des dépilatoires, dit-on, cela fait grossir le poil qu'on détruit. » Rien n'est moins démontré que cette proposition tranchante. Vous, médecin, qui parlez ainsi, appliquez sur votre bras tous les quinze jours à la même place, la même pâte épilatoire et voyez, après un an et plus, si vous avez augmenté le poil de cette surface par rapport au poil voisin. Je l'ai fait et j'ai vu que non. Ce que vous verrez et ce que ne dit aucun ouvrage dermatologique que je sache, c'est que les poils follets poussent très inégalement. Quelques jours après une épilation chimique de deux cents poils, je suppose, on en verra déjà quatre ou cinq sortant de la peau, alors que les autres ne grandissent pas.

Après dix jours, il n'y a pas plus de vingt à trente poils sur deux cents qui ont poussé visiblement, les autres dorment encore.

Après un mois, vous verrez encore la place épilée reconnaissable au nombre restreint des poils à sa surface. Parmi les poils du corps, il y en a donc qui poussent vite et d'autres lentement. Peut-être chacun a-t-il des phases d'activité et de sommeil.

Ce qu'il y a de certain, c'est qu'avec l'âge le poil grossit. Telle femme à vingt ans n'a qu'un duvet sur la lèvre. A trente ans c'est une moustache, et elle ne s'est jamais servi de pâtes épilatoires. Supposez qu'elle s'en fût servie, elle constaterait que son poil grossit d'année en année et, naturellement, elle accuserait le dépilatoire de ce qui est une loi naturelle. A mon avis, c'est ce que le médecin fait tous les jours, sans plus de certitude.

A parler en général, tous les dix ans le duvet importun des femmes double d'épaisseur, et de longueur, qu'elles se servent ou non des dépilatoires, mais le dépilatoire n'en est pas cause.

Le médecin doit-il donc s'opposer comme il le fait le plus souvent à l'usage des dépilatoires ? A mon avis, il ne s'y oppose que par préjugé. On lui a dit qu'ils sont mauvais, il le répète, mais il ne s'est jamais assuré de ce qu'il affirme. Et, s'il veut s'en assurer, il reconnaîtra que la preuve en est difficile. Je n'ai pu, quant à moi, me la donner.

Je reste persuadé de l'innocuité des dépilatoires, à une condition toutefois, c'est qu'ils ne soient pas irritants. Or, ce sont presque toujours des composés basiques sulfurés ou sulfhydriques, ils peuvent donc être irritants, d'où une certaine prudence dans leur formule ou dans leur emploi.

Mais de là à en répudier tout emploi, il y a une différence.

III

J'arrive aux préjugés concernant l'emploi des teintures. Ils sont certainement beaucoup mieux fondés que les précédents. Encore doivent-ils être discutés.

Le plus souvent vous entendrez dire : « Toutes les teintures sont mauvaises », ou bien : « je ne pourrais employer de teinture, j'ai les yeux trop sensibles ».

Or, la plupart des teintures ne sont pas mauvaises, et aucune ne fait mal aux yeux d'une façon particulière.

Distinguons, comme disait l'ancienne scholastique.

Une teinture peut nuire *au cheveu*, elle peut nuire *à la peau* du voisinage, et enfin elle peut nuire *à la santé* générale.

1° Presque toutes les teintures abîment légèrement le cheveu, parce qu'elles le pénètrent, le gonflent et le rendent plus ou moins cassant. L'eau oxygénée agit de même. Elle n'est pas dangereuse pour la santé, ni pour la peau, mais elle abîme le cheveu. Elle le sèche, le durcit, le grossit et le rend friable. Son extrémité est comme brûlée, elle s'émiette. Le cheveu très oxygéné se casse comme du foin sec. Ces résultats, naturellement, varient d'importance suivant la fréquence et l'importance des applications, mais, peu ou beaucoup, on les obtient toujours.

Beaucoup de teintures, on peut dire toutes, agissent de même. D'abord toutes demandent un savonnage avant, un savonnage après elles.

On pratique ces savonnages au savon noir ou au shampoing potassique. Ces traumatismes s'ajoutent à ceux de la teinture. La teinture, souvent, a besoin d'un fixateur : sulfures alcalins, bichromate, eau oxygénée, nouveaux traumatismes du cheveu.

Enfin, une teinture est rarement, du premier coup, ce qu'on veut qu'elle soit. Elle est trop foncée, au moins par places, elle est inégale, et alors on se servira de l'eau oxygénée pour en *descendre* le ton, pour l'éclaircir; nouveau traumatisme et non des moindres.

Il arrive donc, quelquefois, après dix ou quinze teintures et des oxygénations intercalaires et des corrections sans nombre, qu'un beau jour une partie, quelquefois la moitié, les deux tiers de la chevelure tombe, cassée à un travers de main de la peau. Les cheveux les moins altérés gardant seulement leur longueur. Que de femmes ont connu ce petit drame!

Donc il est vrai de dire que beaucoup de teintures

rendent le cheveu plus cassant et plus fragile qu'il ne l'eût été sans elles. Plus souvent on les applique et plus on risque ce résultat. Il peut arriver subitement quelques jours après une application.

Cependant, lorsqu'une chevelure n'a pas été trop maltraitée, ce résultat est peu marqué, assez peu pour passer inaperçu. Ce qu'il faut éviter, ce sont les malfaçons. Jamais, en particulier, on ne doit permettre de déteindre complètement à l'eau oxygénée une ancienne teinture avant d'en recommencer une autre. Car, dans ce cas, la rupture de beaucoup de cheveux est à peu près sûre et inévitable, et même, si on l'évite, les cheveux sont fragilisés de moitié.

En tout ceci, rien au fond de bien grave. Le cheveu brisé n'en pousse ni plus ni moins, sa racine n'est point atteinte, et tout se réduit à un plus ou moins grand nombre de cheveux cassés, que de bonnes applications bien faites évitent à peu près toujours.

2° Je passe à un second point. Les teintures peuvent-elles nuire à la santé générale des patientes?

Cela je l'ai beaucoup entendu dire, mais je ne l'ai jamais constaté qu'après les intoxications cutanées graves dont je parlerai plus loin. D'anciennes teintures au plomb ont pu donner du saturnisme. Je n'en ai pas rencontré. Ce sont des teintures à éviter, c'est certain, mais par prudence. J'ai vu beaucoup employer de teintures à l'acide pyrogallique sans en voir un cas d'intoxication. D'après Desmoulières, les teintures comprenant 10 p. 100 ou plus d'oxyde de cuivre lui auraient paru donner des maux de tête. Cette proportion de cuivre n'est jamais nécessaire, on pourra toujours l'éviter. L'observation de Desmoulières est à retenir, bien qu'elle ne puisse encore être considérée comme démontrée.

A cela se bornent les accidents d'intoxication générale. D'après ce qui précède, on peut les considérer comme à peu près nuls.

3° Reste donc un dernier point. Les teintures peuvent-elles nuire à la peau du voisinage? Et à cette question la réponse n'est pas douteuse. Oui, les teintures peuvent nuire beaucoup à la peau du voisinage, quelquefois d'une façon grave.

Il est un produit universellement employé dans la teinture des cheveux. C'est le chlorhydrate de paraphénylène diamine, dont l'usage dans les teintures est tellement aisé, commode et donne des résultats si prompts, si égaux, si parfaits que presque tous les coiffeurs lui donneraient la préférence s'ils ne craignaient pas les accidents, les revendications judiciaires, etc.

Ce qu'il y a de plus singulier, c'est que ces accidents s'observeront à peine, d'après mon observation, une fois ou deux sur mille teintures, si bien qu'un coiffeur aura pu satisfaire des quantités de clientes quand il rencontrera son premier accident.

En apparence, ces accidents peuvent être formidables. Deux jours après la teinture, la peau du front, des oreilles, des tempes, des paupières, des joues, du cou se gonfle et s'épaissit d'une sorte d'œdème mou qui rend le visage informe. Le tout s'accompagne de cuissons, de démangeaisons et quelquefois d'un flux eczématique abondant. La malade est défigurée et méconnaissable. On pense à l'érysipèle tout d'abord, mais *il n'y a pas de température*, l'eczéma aigu ne s'accompagne jamais d'un tel œdème. C'est la teinture qui est cause de tout. Et souvent la femme, interrogée devant son mari ou son ami, ne l'avouera pas.

Très ordinairement, les suites de cet accident sont bénignes. Après huit ou dix jours, tout est rentré dans l'ordre. Les phénomènes commencent déjà à régresser dès le quatrième jour de l'éruption.

Quelquefois, beaucoup plus rares (car je n'en ai pas rencontré moi-même), on voit des sujets continuer par la suite un eczéma plus tenace des bras, des mains, des pieds, dont ils avaient pu présenter déjà des atteintes.

On a signalé d'autres phénomènes, un état saburral des voies digestives, de l'albumine passagère témoignant d'une intoxication générale. On a même, dans un ou deux cas, accusé la paraphénylène diamine d'avoir provoqué la mort!... A celui qui étudie les faits impartialement, tout cela paraît énormément amplifié, et grossi démesurément.

Les faits d'intoxication paraissent dépendre de causes variables : d'une malfaçon dans l'application et d'un état général préalable de la patiente.

La paraphénylène diamine réduite par des oxydants peut donner lieu, ainsi que Desmoulières l'a démontré, à un poison analogue à certains venins animaux, la quinone diamide, d'où la nécessité absolue de savonner la peau lorsque la teinture est faite, pour éviter la stagnation de ce produit nocif à sa surface.

Certains chimistes vont jusqu'à dire que *jamais* il n'arrivera d'accidents si on savonne bien la peau après la teinture.

Je n'en suis pas sûr quant à moi. Car les accidents revêtent les caractères des idiosyncrasies et se répétent invariablement sur la même patiente lorsqu'elle les a une fois présentés.

On a souvent constaté de l'albumine dans les urines des patientes en éruption d'intoxication. Est-ce que cette albumine ne préexistait pas chez elles? Et les accidents n'ont-ils pas pour cause une défectuosité antérieure du fonctionnement rénal (ou hépatique). Il faudrait un grand nombre d'analyses pour conclure, et il n'y en a pas *une* qui ait été faite avant l'accident.

On pourrait sans doute trouver, par l'examen de l'index cryoscopique ou le rapport de l'azote total à l'urée, un foie dont le rôle antitoxique est altéré, ou bien dans les urines l'existence d'hématies et d'albumine, indiquant la même défectuosité du côté des reins. Mais cela n'est pas fait. Force nous est donc d'en revenir provisoirement à l'empirisme.

L'empirisme nous démontre que les accidents d'intoxication par la plus dangereuse des teintures sont presque toujours sérieux en apparence et presque toujours bénins et fugaces en réalité.

Ces accidents, paraissant liés à une idiosyncrasie du sujet lui-même, devra-t-on défendre la paraphénylène à une femme qui en a usé toujours sans accident? À mon avis, non, car l'expérience montre que si elle n'a pas eu d'accidents dans le passé elle n'en aura pas dans l'avenir.

Mais la proposition inverse est aussi vraie. Jamais une femme qui a eu des accidents avec ce produit ne doit désormais s'en servir, car à dix ans, à vingt ans d'intervalle les mêmes accidents se produiront.

La vraie question à poser est la suivante : Le médecin doit-il résolument écarter l'emploi de toute teinture contenant de la paraphénylène? La plupart des dermatologistes concluent par l'affirmative. J'hésite donc à formuler mon opinion qui est inverse. Mais en science tout ce qu'on croit vérité est bon à dire. Mon opinion s'appuie sur trois ordres de faits.

1° La paraphénylène ne donne guère qu'un accident sur 500 applications ou plus;

2° L'accident est en apparence sérieux, mais vingt-cinq fois pour une il est très bénin;

3° Les accidents se présentent semblables à ceux que peuvent causer des médicaments irritants que nous employons tous les jours malgré les inconvénients qu'ils présentent.

Combien un dermatologiste dans sa carrière aura-t-il causé de dermites soufrées? Peut-être des centaines. Et pourtant il emploie le soufre.

On continuera de même d'employer la paraphénylène parce que les accidents auxquels elle donne lieu sont très rares, et les services qu'elle rend, quotidiens. Ce qu'il faut donc est une méthode d'application simple et pratique — empirique — évitant tout accident.

La première règle — absolue — c'est que toute teinture à la paraphénylène doit être suivie sans délai d'un savonnage parfait de la tête entière.

Plusieurs chimistes affirment que cela suffit. J'y ajoute une recommandation qui m'a permis d'éviter plusieurs incidents. Trois jours avant le jour choisi pour la teinture, j'en fais faire un application sur une très petite surface de cuir chevelu, à la nuque. Cela se fait, par exemple, sur une surface de trois à quatre centimètres de diamètre.

Après deux jours, s'il y a une légère épidermite de voisinage avec gène, cuisson, œdème, vous récuserez la paraphénylène et jamais la patiente ne devra s'en servir.

Dans le cas contraire, vous pouvez faire faire la teinture en sécurité.

Ce procédé *de l'essai*, qui ne risque qu'une épidermite insignifiante, m'a toujours donné des résultats que la teinture de la tête entière a confirmé. Et je crois que si l'usage s'en généralisait on n'aurait pas d'accidents de teinture à déplorer.

A ces conditions l'usage de la paraphénylène diamine, qu'on n'empêchera pas à cause de la simplicité de son emploi, des bons résultats qu'elle donne et de la rareté des inconvénients qu'elle présente, pourrait être continué.

Si maintenant on voulait résumer la question des inconvénients que les teintures peuvent présenter, on pourrait dire :

I. — D'abord beaucoup de teintures ne satisfont pas les femmes qui les emploient parce que la couleur obtenue n'est pas ce qu'elles désirent.

II. — Toute teinture est assujettissante pour la femme et doit être retardée le plus possible : la femme étant avertie des inconvénients qu'elle comporte et dont le principal est la nécessité de la renouveler tous les trois ou quatre mois et de retoucher les racines avec elle toutes les trois semaines environ.

III. — Toute teinture rend le cheveu un peu fragile. Presque toutes les teintures mal appliquées peuvent le rendre cassant.

IV. — Il y a peu de teintures nocives, on peut presque dire qu'il n'y en a plus qu'une. Elle ne l'est que rarement. Les accidents qu'elle fournit, très impressionnants, sont rarement sérieux.

V. — On peut les éviter par un savonnage pratiqué aussitôt après la teinture et surtout par l'essai préalable de la résistance de la peau à son action, essai pratiqué d'abord sur une très petite surface.

VI. — Sous ces réserves et dans ces conditions les teintures sont à peu près inoffensives et le médecin ne semble pas en droit d'en interdire l'emploi.

CHAPITRE VII

PETITE CHIRURGIE DERMATOLOGIQUE

I. De l'ignipuncture galvanique fine dans la couperose. — II. Lupus érythémateux fixe et ignipuncture. — III. Du traitement des *nævi* par le galvanocautère. — IV. Chirurgie dermatologique des kystes sébacées du cuir chevelu. — V. La cautérisation aux deux crayons : de nitrate d'argent et de zinc. Procédé Collardi-Besnier. — VI. L'acide carbonique neigeux en dermatologie. — VII. De l'épilation à la pince.

I

De l'ignipuncture galvanique fine dans la couperose.

Tout le monde connaît la couperose. C'est la rougeur permanente des joues, du front ou du visage entier, causée par la dilatation des capillaires ou l'ectasie variqueuse des veinules cutanées devenues visibles par transparence. Cette définition montre qu'il y a deux types de couperose : *la couperose à rougeur diffuse* et *la couperose à vaisseaux visibles*. De là, deux traitements locaux de la couperose : le traitement par la scarification linéaire quadrillée fine qui s'adresse à la couperose à rougeur diffuse; j'y reviendrai sans doute quelque jour. Mais je veux parler aujourd'hui du traitement par l'ignipuncture galvanique fine de la couperose à vaisseaux visibles. Ce procédé bien manié est d'une aisance et d'une sûreté admirables, et, dans les cas où il convient de l'employer, il donne des résultats qu'on n'obtient avec aucun autre. Si j'ajoute que dans aucun livre dermatologique on ne la trouve indiquée, ni son manuel opératoire, on comprendra que je lui consacre ici ces quelques lignes.

Dans la couperose à vaisseaux visibles qui est de beaucoup la plus commune des couperoses, on doit encore distinguer le type à grosses veines variqueuses saillantes (rare) et le type à petits vaisseaux en lacis délié (fréquent), la technique à suivre pour leur trai-

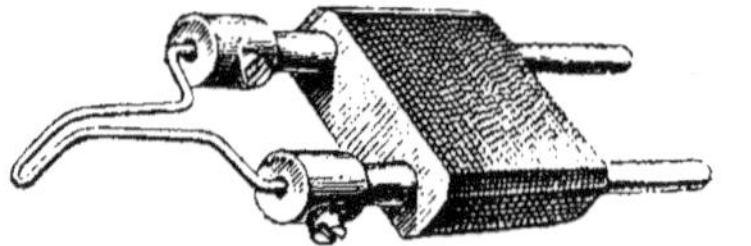 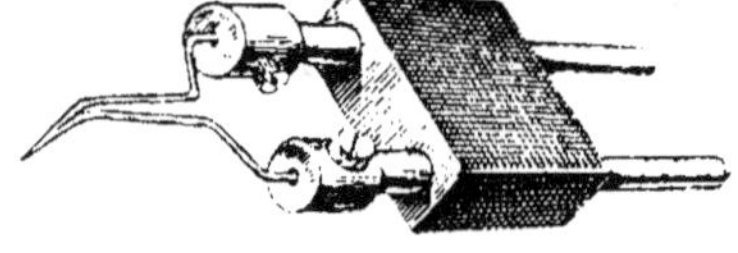

Fig. 45. Fig. 46.

tement n'étant pas la même; et, entre ces deux types, il y a naturellement tous les intermédiaires.

Avant d'aborder la description de la technique opératoire à suivre dans le traitement de ces affections, je supposerai connu de tous le principe du galvano-cautère, anse de platine dans laquelle passe un courant électrique qui la porte au rouge. Le galvano-cautère peut être monté sur une pile au bichromate, sur un accumulateur ou même sur un courant électrique urbain par l'intermédiaire d'un transformateur approprié. Sur les porte-cautères qui sont tous de même type je n'insisterai pas davantage; les cautères seuls ont de l'importance; voici les deux types que j'emploie, l'un à fine pointe aiguë, l'autre à grosse pointe mousse. Leur figuration dispense de toute description écrite.

Supposons le cas le plus fréquent : des lacis de veinules fines comme des cheveux; on se servira du plus fin cautère; et ici se place une remarque capitale : on ne doit jamais le porter au rouge vif, il doit toujours rester *au-dessous du rouge sombre*. Cela est facile, tous les appareils médicaux étant pourvus d'un rhéostat. Si vous voulez vous assurer que votre cautère est à la température convenable, et cela est capital, je le répète. prenez un flocon d'ouate hydrophile et touchez-le de votre cautère. Le cautère doit couper l'ouate en la brûlant. mais sans l'enflammer et sans même y faire naître de petites étincelles. Alors, avec le cautère tenu comme une plume à écrire, on commence l'opération. Il s'agit de ponctuer chaque petit vaisseau dans sa longueur. Chaque ponctuation ayant un millimètre de profondeur à peine et étant située à un millimètre et demi environ de la voisine. Je suppose une arborescence vasculaire comme autour de certains *nævi*. les ponctuations suivront exactement le tracé du tronc et des branches, comme si on voulait les dessiner en pointillé. De même, un par un, tous les tracés vasculaires visibles seront ponctués semblablement. La douleur de la piqûre est assez médiocre pour qu'on en puisse faire cinq et six cents en une même séance. Evidemment il y faut de la patience de la part de l'opérée et du doigté de la part de l'opérateur. mais, rien en cela n'est vraiment difficile.

Cette opération bien faite ne doit pas donner une goutte de sang. Si du sang sort d'une piqûre, c'est que votre cautère était trop chaud. Supposons que la chose soit arrivée et qu'une veine fournisse quelques gouttelettes de sang. Changez aussitôt votre cautère pointu pour votre cautère mousse, toujours *porté au-dessous du rouge sombre*, et touchez avec lui, en surface, le point qui saigne, vous arrêterez l'hémorragie aussitôt.

Ce procédé de l'ignipuncture fine a une énorme supériorité sur la scarification linéaire quadrillée employée dans le même cas. D'abord il n'est pas aveugle, on touche les vaisseaux *qu'on voit*, un par un, non pas les régions intercalaires où il n'y a pas de vaisseau visible. En second lieu, l'intervention n'est pas sanglante, avantage considérable dans le traitement des nerveuses. Enfin et surtout une scarification de tout le visage ou seulement des deux joues, c'est deux jours de chambre et huit jours d'interruption de la vie sociale; le même travail fait à l'ignipuncture, la victime pourra dîner en ville le surlendemain, sans provoquer une seule question indiscrète, tant les traces de l'intervention seront peu de chose.

Sans doute, lorsqu'une grosse séance aura été faite comportant de 500 à 700 piqûres, le visage tout entier sera rouge, gonflé, cuisant pendant quelques heures. Mais deux ou trois heures de pansement humide apaiseront bien vite cette réaction inévitable. Dès le lendemain le visage peut demeurer sans pansement, couvert d'une minime quantité de crème de zinc, la malade pouvant sortir en ville avec une simple voilette; le surlendemain elle peut se montrer le visage nu.

Mais, dira-t-on, ne risquez-vous pas ainsi des traces définitives? Non, si ce manuel opératoire a été celui que je viens d'exposer. Après quinze jours, il n'est possible de revoir la trace des piqûres que si le visage s'anime fortement. Alors les ponctuations rouges reparaissent un instant. Après trois semaines, on ne doit plus jamais les voir.

Comment agit ce traitement? Evidemment par cicatrice sectionnant le vaisseau. Chaque ponctuation fera une écluse; dès lors le vaisseau devient imperméable et disparaît dans toute sa longueur. Il va sans dire que tous les vaisseaux touchés ne disparaissent pas intégralement. Après une séance, la surface traitée a perdu un quart, un tiers, une moitié de ses vaisseaux. Comme avec la scarification, il faut plusieurs séances pour assurer un résultat complet. Un cas moyen en demande de 5 à 7, espacées de trois semaines à deux mois chacune. Il n'y a aucun avantage à les rapprocher trop. A chaque séance suivante, on retouchera les vaisseaux restés, toujours de la même façon. J'ai vu des résultats excellents obtenus par ce procédé et plusieurs fois chez des malades que des scarifications (à la vérité souvent mal faites), avaient rebutées.

Naturellement, plus les vaisseaux à détruire sont visibles, plus le procédé est valable. Plus les vaisseaux sont fins, plus ce procédé devient délicat et peut fournir d'insuccès avec une main inhabile. Mais quand on en a bien saisi la technique opératoire, on est étonné du nombre de cas auxquels il s'applique et très heureusement.

Deux mots seulement, au sujet du traitement des couperoses à grosses veines variqueuses. C'est le triomphe du procédé, mais la technique à employer est différente. D'abord, ces veines sont presque toujours d'autant plus superficielles qu'elles sont plus grosses, un léger contact du doigt les vide. Dans ce cas, recourir au gros cautère à pointe mousse et s'en servir comme de l'autre. Faire avec lui des ponctuations espacées de deux millimètres, en suivant le trajet du vaisseau. Il faut que ces ponctuations soient très rapprochées mais surtout *très superficielles*; un quart de millimètre de profondeur suffit souvent. Du reste, avec un peu d'habitude, on mesure ce que, dans chaque cas, doit être l'intervention. Un œil averti, suivant la pointe du cautère, voit à chaque ponctuation une trace de sang apparaître, brunir et disparaître au contact du platine.

Ici, les traces de l'intervention sont plus persistantes; après quinze jours les points rouges demeurent encore. Ils ne s'effacent bien complètement qu'après un mois ou six semaines. Mais si l'intervention a été ce qu'elle doit être, les résultats sont surprenants. Le seul correctif qu'il faille ajouter à la description de ces techniques opératoires, c'est que, dans le traitement de la couperose par la galvanopuncture comme dans le traitement de la couperose par les scarifications linéaires quadrillées fines, il est aisé de commettre des fautes opératoires, quand on n'a pas appris comment bien faire, et que le seul fait d'opérer sur un visage qui peut n'être plus jeune, mais qui veut rester joli, doit rendre l'opérateur ou très adroit ou très circonspect.

II

Lupus érythémateux fixe et ignipuncture.

Dans l'opinion de la génération médicale qui a précédé la nôtre, la scarification et la galvano-puncture passaient pour moins souvent heureuse dans le traitement du lupus érythémateux fixe que dans celui du lupus tuberculeux. C'est surtout parce que l'on croyait alors les lésions anatomiques du lupus érythémateux très peu profondes, et que l'on pratiquait scarifications ou piqûres ignées, beaucoup trop superficiellement.

Maintenant que l'on sait les altérations dermiques et hypodermiques du lupus érythémateux, on a été conduit à une tout autre application des mêmes moyens thérapeutiques, et ces applications sont suivies d'un bien meilleur résultat. Comme beaucoup de nos confrères peuvent l'ignorer encore, je suis amené à en dire ici quelques mots. Après avoir parlé de la galvano-puncture fine dans le traitement de la couperose, il n'est pas inutile de montrer que le même petit instrument que j'ai décrit, le galvano-cautère à pointe fine peut avoir des utilisations très différentes.

Tout le monde médical connaît le lupus érythémateux fixe. Il naît chez des tuberculeux latents, jeunes gens et adultes, à grosses glandes, à cicatrices ganglionnaires, présentant ou non quelque lésion tuberculeuse décelable.

Aujourd'hui la nature tuberculeuse ou toxi-tuberculeuse du lupus érythémateux fixe ne peut faire de doute, mais il y a de nombreux cas cliniques dans lesquels le point de départ de l'infection ne saurait être retrouvé.

Les lésions objectives du lupus érythémateux sont quelque peu variables de forme, très aisément reconnaissables cependant, si l'on veut bien se rappeler d'abord de leur lente évolution lorsqu'elles sont une fois constituées, et si l'on veut bien surtout se rappeler les trois principaux noms différents qui lui ont été donnés. Devergie appelait cette affection : herpès crétacé : *herpès* parce que ses lésions sont rampantes et grossièrement annulaires, *crétacé* parce que le bord en est couvert d'écailles blanches minces et très adhérentes et dont l'ablation aux ongles est un peu douloureuse.

Cazenave avait baptisé le lupus érythémateux : séborrhée congestive, *congestive* parce que le bord de la lésion est ordinairement un ourlet rouge permanent ; *séborrhée* parce que les orifices sébacés sont d'ordinaire dilatés sur toute la surface de la lésion, et obstrués d'un bouchon corné assez semblable en apparence au comédon de la séborrhée huileuse.

Enfin, les Allemands appellent cette lésion *atrophie cutanée*, et ce nom rappelle le dernier de ses principaux caractères. Elle guérit par le centre, qui devient une cicatrice blanche déprimée, pendant que le bourrelet rouge de son pourtour s'élargit.

Ceux qui se rappelleront les trois noms donnés au *lupus érythémateux* se rappelleront ainsi ses caractères objectifs.

Ses lésions, souvent multiples, sont disséminées d'ordinaire sur le visage, le cou, le cuir chevelu. Quelquefois les lésions sont rares et petites. Il va sans dire que les difficultés du traitement croissent avec l'étendue des taches.

Contre ces lésions, on a prescrit mille topiques

divers ; tous ont pu sembler valables, puisque la maladie peut rétrocéder spontanément (elle se termine alors par cicatrice). Mais la plupart sont d'une complète inefficacité. Les moins mauvais sont les pommades mordantes, plus ou moins analogues à celle-ci dont le dosage peut d'ailleurs être modifié de toutes façons :

Soufre précipité.		
Acide salicylique..	àà 1 gramme.	
Acide pyrogallique		
Résorcine.		
Ichthyol	5 —	
Vaseline	3o —	

Mais toutes les pommades pyrogalliques salissent la peau et ne peuvent guère être employées qu'au cuir chevelu.

A mon avis, le meilleur traitement du lupus érythémateux en petites plaques est l'*ignipuncture fine profonde*. Pour cela on se sert du galvano-cautère à pointe fine (fig 46) et que j'ai récemment décrit ici même, et l'on attaque la lésion par son bourrelet périphérique qui est son point de développement. On opère avec la pointe portée au rouge vif, mais non au rouge blanc. Le rouge vif est nécessaire, parce que les ponctuations doivent être profondes ce qui éteint le cautère à chacune d'elles. Moins chaud, il ne pénétrerait pas assez profondément. Plus chaud, il ferait saigner. Donc l'opération consiste à ponctuer tout le bourrelet périphérique de la lésion d'une série de piqûres de deux à trois millimètres de profondeur fines comme un trou de fine épingle et rapprochées les unes des autres, à un millimètre environ. Ces séances laissent une trace visible pendant dix jours. Elles doivent être répétées toutes les trois semaines. Ordinairement le bénéfice devient apparent vers la troisième intervention. Les lupus, on le sait, ont la vie dure ; il ne faut pas s'attendre à ce que la galvano-puncture fasse ce miracle de les guérir tous, ni très vite. Pourtant j'ai vu des guérisons confirmées après cinq ou six séances pour des plaques petites ou moyennes.

Il va sans dire qu'une décharge tuberculeuse interne peut toujours, chez le malade, faire apparaître des plaques nouvelles. Le patient sera prévenu d'avance pour qu'il n'attribue pas naïvement la naissance de l'une à la guérison de l'autre.

De tous les moyens que le praticien peut avoir en main pour traiter le lupus érythémateux, en beaucoup de cas aucun ne vaut celui-là. Je le préfère à la méthode des scarifications linéaires quadrillées, presque toujours trop superficiellement faites pour agir. Quant à se servir du gros galvano-cautère à pointe mousse, qui est si utile dans le traitement du *lupus tuberculeux*, il faut dire que son emploi dans le traitement du *lupus érythémateux* est à rejeter complètement.

III

Du traitement des nævi par le galvano-cautère.

Il est maintes sortes de *nævi* qui n'ont de commun que d'être congénitaux, et beaucoup même ne semblent pas l'être. Ils ont semblé naître à dix, douze, quinze ans et davantage, en sorte que la patiente les croit nouveaux. Quoi qu'il en soit, une fois apparus, ils demeurent et, lentement, ils s'accroissent. Qu'il s'agisse de nævi vasculaires, de nævi pigmentaires non saillants, de nævi saillants et pigmentaires ou de nævi saillants non pigmentaires, il n'y a guère d'exemple de leur diminution spontanée. Il y a maints exemples de leur accroissement lent, mais continu. Combien de vieilles présentent de ces petites tumeurs saillantes, quelquefois pédiculées : framboises ou grains de raisin, roses, violettes, brunes, et leurs photographies de jeunes filles n'indiquaient rien de semblable.

Au début de la vie, on peut voir des nævi surtout vasculaires, qui ont tendance à disparaître dans les six ou dix ans qui suivent. Mais, passé ce laps de temps, leur disparition est exceptionnelle. A partir de la trentième année, leur accroissement est de règle. En vingt ans, ils doublent, et ces seings, ces signes, ces grains de beauté, réputés d'abord, je ne sais pourquoi, un agrément, sont devenus pour tous les yeux d'une grande laideur.

Ce qu'il y a de pire, c'est que les nævi ne s'observent guère solitaires. Il est plus fréquent d'en trouver quatre ou cinq, ou vingt sur le même visage que d'en trouver seulement un seul. Ce sont le plus souvent de petites tumeurs fibreuses hémisphériques, d'un diamètre et d'une saillie de deux à trois millimètres et plus, ou bien encore ce sont des taches brunes en forme de coupoles surbaissées, souvent pileuses par surcroît.

Enfin, certaines peaux, surtout passé la trentaine, se couvrent dans la région du cou, et du décolleté chez la femme, de petites tumeurs grosses comme un grain de mil ou d'orge, molles, grises et de l'effet le plus fâcheux. Ce sont des *molluscums pendulums* très petits, mais très nombreux. Ainsi la peau, en vieillissant, est-elle sujette, même en dehors des états morbides de la sénilité, à diverses incommodités

Il est assez facile d'y remédier. Quand il s'agit de petites tumeurs pédiculées, l'usage d'autrefois était de les lier à leur pied d'un fil de soie bien serré, provoquant leur dessiccation et leur chute. Aujourd'hui, toutes ces petites tumeurs s'enlèvent au galvano-cautère (fig. 45). De la main gauche, on les tend avec une pince à griffe et on sectionne leur pied à l'anse galvanique, d'un coup. On peut ainsi, en une séance, en enlever vingt, trente, quarante et davantage, car la douleur est à peine sensible. Le résultat est excellent, sans faute possible.

L'usage du galvano-cautère est moins connu quand il s'agit de faire disparaître de petits nævi fibreux, saillants, mais non pédiculés. Cependant, leur destruction est aussi facile ; il s'agit seulement d'effacer à la pointe mousse, portée au rouge, toute la saillie de ces nævi, de les raboter, de les aplanir exactement jusqu'au niveau de la peau voisine. On détruit tout ce qui fait saillie. Le résultat est parfait. Et comme ce tissu est mal innervé, la douleur est toujours des plus médiocres.

Lorsqu'il s'agit de nævi bruns, en forme de coupole, moins saillants que les précédents et ordinairement pileux, le même travail est à faire : on efface leur saillie au galvano par des ponctuations assez proches pour se confondre. Et, dans ce travail, tous les petits poils qui garnissaient la surface du nævus sont déjà détruits. Il reste les gros, dont l'implantation est plus profonde. On les détruira dans la suite par l'électrolyse.

Lorsqu'il s'agit de nævi en taches, mais non saillants, le même instrument peut servir, mais, au lieu d'utiliser la grosse pointe mousse de l'anse galvanique, il faut se servir de la pointe très fine que j'ai décrite plus haut, et qui est pointue comme une aiguille. Avec elle, on crible la tache nævique de fines piqûres espacées de façon que les points piqués occupent la même surface que les points laissés sans piqûre ; chaque piqûre d'un millimètre de profondeur environ. Ces piqûres ne laissent aucune trace. La tache foncée du nævus s'éclaircit en laissant à sa place un réticulum foncé (ce qui reste du nævus) avec des mailles claires qui correspondent aux premières piqûres. Dans une seconde séance, on recommencera en disposant les piqûres suivant le réticulum foncé qui persiste. En deux ou trois séances, on arrive ainsi à faire disparaître tout à fait, même des nævi caractérisés par la seule tache noire et ne faisant aucune saillie. Quand ces interventions sont pratiquées comme elles doivent l'être, elles ne laissent point de traces. A peine les nævi les plus gros et les plus saillants laissent-ils une trace un peu plus blanche que la peau, à peine visible.

La plupart des jeunes filles savent maintenant que l'on peut faire disparaître de leur visage ces petites laideurs. Et on en voit qui veulent traiter jusqu'aux derniers et aux plus petits de leurs nævi, après avoir voulu d'abord ne faire disparaître que les gros. Rien que ce fait montre la finesse et la perfection des résultats qu'on peut obtenir.

Je ne parle pas des énormes protubérances qu'on peut voir sur les nez atteints de rhinophyma et qu'on peut traiter de même par ponctions galvaniques fines, espacées, profondes, amenant d'abord leur réduction progressive, et ensuite par la pointe mousse et grosse pour achever de les faire disparaître.

Ceci n'est plus de la coquetterie, c'est un ouvrage de nécessité et, bien exécuté, il donne aussi des résultats très satisfaisants.

En somme, je me suis toujours étonné de voir préconiser le plus souvent l'électrolyse et presque jamais le galvano-cautère dans le traitement des nævi. A mon avis, c'est le galvano qui doit être employé dans presque tous les cas, et l'électrolyse contre les seuls nævi vasculaires étendus, quand on ne peut utiliser contre eux le radium. Presque toujours, l'électrolyse laisse des traces ; la peau reste le plus souvent couverte de cicatricules capitonnées que le galvano aurait évité sans faute.

Bien manié, avec finesse et précision, le galvano-cautère est un instrument merveilleux et dont très peu de médecins connaissent les emplois multiples.

Après chaque cautérisation, il faut compter exactement treize jours pour la disparition complète des traces de l'intervention. On panse à la pommade à l'oxyde de zinc au vingtième et on lave à l'eau oxygénée à douze volumes tous les jours. Il est indiqué de ne renouveler les applications de galvano sur un même point qu'après trois ou quatre semaines d'intervalle, sans quoi on ne distingue pas nettement ce qui reste à faire et on s'expose à de petites erreurs, par exemple à traiter deux fois des lésions déjà disparues en prenant pour un point vasculaire à détruire, la rougeur encore existante d'une précédente intervention.

Je ne puis dire la fréquence d'application de cette

méthode. Elle est de tous les jours. Ce sont les jeunes femmes elles-mêmes, par contagion d'exemple, qui viennent solliciter une intervention que, sans l'exemple de leurs amies, elles n'eussent pas songé à faire faire.

En résumé, il est toujours prudent de faire disparaître du visage d'une jeune fille des nævi, même très petits, car ils croîtront. Et plus ils croîtront, plus on aura chance, en les détruisant, de laisser une trace cicatricielle à leur place.

IV

Chirurgie dermatologique des kystes sébacés du cuir chevelu.

Les kystes sébacés et leur extraction ont toute une littérature. Tous les médecins connaissent les loupes et il n'est besoin ni de les définir ni de les décrire, chacun sait ce dont je veux parler.

Les loupes ne sont nulle part aussi fréquentes qu'au cuir chevelu. Elles y sont rarement solitaires et, au contraire, souvent si fréquentes chez le même patient qu'on a prononcé à leur sujet le mot de *diathèse*.

En fait, le médecin est souvent consulté par des sujets de quarante à cinquante ans, de l'un et de l'autre sexe présentant deux, dix, vingt loupes et plus, de toute grosseur, depuis celle d'une noisette jusqu'à celle d'une noix verte et même davantage, bosselant leur cuir chevelu.

Or, il faut bien reconnaître que le dermatologiste est resté jusqu'ici très désarmé contre cette infirmité indolore, mais visible et déplaisante. Habituellement, il résume au patient la question dans les termes suivants : « Adressez-vous à un chirurgien, car il n'y a contre ces kystes que l'ablation chirurgicale totale qui réussisse. Chacun de ces kystes est distendu par une matière grasse semi-concrète, qu'on peut à la rigueur évacuer par une ponction galvanique, mais le trou reste béant, et quand on a vidé cette cavité kystique on n'a rien fait, car cette poche de graisse est entourée d'une enveloppe de consistance semi-cartilagineuse, et c'est elle qu'il faut enlever entière, car c'est elle qui fabrique et renouvellera son contenu. Sa nature est telle que sa rétraction est impossible, n'attendez pas qu'elle se ride, se flétrisse et soit évacuée, car cela n'arrivera presque jamais. Ce qui arrivera, c'est que l'orifice qu'on y aura pratiqué se comblera plus ou moins, et que le kyste évacué reprendra ses dimensions premières. Donc ce qu'il faut évacuer c'est la poche. »

Mais le patient pourrait répondre à votre discours par une argumentation très valable :

« J'ai quinze kystes sur la tête, alors ce n'est pas une opération, c'est quinze opérations qu'il faudra subir, avec rasage de la région, anesthésie locale par quatre piqûres de cocaïne très douloureuses au cuir chevelu, incision, dissection de la poche, suture ou agrafes et pansement. Chacune me maintiendra huit jours à la chambre et me laissera avec des surfaces rasées qui repousseront, Dieu sait quand. »

Si c'est une femme, elle ajoutera : « C'est ma chevelure saccagée et des laideurs visibles que vous m'imposez pour des mois. »

Or, ces arguments, même si le sujet mal averti ne

les présente pas au médecin, le médecin ne doit pas omettre de les présenter au malade ou à la malade sous peine de récriminations sans nombre et très justifiées.

D'ailleurs, si la patiente, par une prudence très naturelle, n'a fait enlever qu'une de ses loupes par le chirurgien, soyez assuré qu'elle vous présentera les autres en vous disant : « Tout, excepté ce qu'on m'a fait. » Et elle a mille raisons de parler ainsi pour éviter ce qu'elle a souffert des piqûres *anesthésiques* (!) car le cuir chevelu est d'une densité de tissu conjonctif qui les rend très pénibles, et des sutures ou agrafes, et des pansements et des laideurs consécutives, etc. Et quand la chose survient chez une femme du monde, à trente-cinq ans, jugez la série d'autres motifs qu'elle vous produira.

Eh bien je voudrais donner à mes confrères, dermatologistes professionnels ou occasionnels, le moyen d'agir, de bien agir, et de réussir à débarrasser pour toujours la malade de son infirmité, sans les inconvénients précités et avec le minimum de soins et de peine.

Ce n'est pas une intervention médicale, je n'en connais pas de bonne, il n'y en a pas. Le problème à résoudre est toujours l'avulsion de la coque cartilagineuse du kyste, mais on peut réduire la douleur de cette avulsion et ses ennuis au minimum, tout en opérant correctement, et c'est ce que je veux montrer ici.

L'outillage de l'opérateur est celui qui ne manque à aucun dermatologiste : un galvano-cautère, une sonde cannelée et une spatule (la vieille spatule à cérat du temps jadis, qui est bien l'un des outils les plus pratiques pour le dermatologiste et dont je dirai un jour les multiples usages, en dehors des usages désuets auxquels on l'employait autrefois).

L'arsenal thérapeutique est encore plus simple, des pinceaux d'ouate et de la teinture d'iode.

Ceci dit, voici comment on procède : l'opération comprend trois temps : ouverture, décollement et avulsion.

Premier temps : OUVERTURE. — Avec la pointe mousse du galvano-cautère chauffé au rouge, mais modérément pour éviter toute émission sanguine, on fait, en plein milieu de la tumeur, une incision dont la longueur égale environ la moitié du diamètre apparent du kyste.

Remarquez qu'il ne s'agit nullement d'ouvrir la poche, bien au contraire, mais d'ouvrir la peau au-devant d'elle. Et cela est extrèmement facile, car la coque du kyste est si dure que le galvano-cautère s'arrête à sa surface, et, à moins qu'on insiste ou qu'on appuie, ne l'ouvre pas. Cette incision sur une peau normale est très peu douloureuse ; si la peau est amincie au-devant du kyste, la douleur est encore moindre.

Supposons qu'un débutant ait ouvert le kyste, l'incident est sans importance, et le reste de l'opération en sera à peine gêné. Mais il vaut mieux ne pas l'ouvrir.

Deuxième temps : DÉCOLLEMENT. — Abandonnant alors son cautère, l'opérateur prend la sonde cannelée, et faisant bâiller entre deux doigts l'ouverture qu'il vient de faire, il introduit doucement la sonde entre la poche et la peau. Puis, par des mouvements de discision et de décollement, il élargit le trou qu'il vient de faire, et, peu à peu, il fait le tour de la poche en décollant de la peau tout son hémisphère supérieur, et cela le plus complètement, le plus régulièrement et le plus profondément possible. Jamais il ne s'écoule de sang si l'opération a été bien faite, à peine une trace de sérosité sanglante.

Laissant alors la sonde cannelée, l'opérateur prend en main la spatule en se servant de sa petite extrémité faite en cuiller. Il l'insinue dans la rainure de décollement déjà pratiquée, et, point par point, il refoule le kyste en masse vers le point opposé à celui où appuie l'instrument. Ce mouvement continue l'œuvre de la sonde cannelée. La main sent très bien se rompre les adhérences de la poche dans la profondeur. Ainsi, en une minute, le kyste se trouve presque partout dégagé des tissus voisins. Notez, d'ailleurs, que, si l'opérateur n'a pas de spatule, dont le type est ancien et démodé, il se servira de la petite curette fenêtrée en forme de cuiller de Besnier ou de tout instrument de forme analogue, dont les bords ne soient pas tranchants. Le tout est de procéder assez doucement pour ne pas rompre le kyste.

Troisième temps : AVULSION. — Le décollement du kyste étant ainsi presque achevé, l'opérateur conduisant sa cuiller jusqu'au-dessous du kyste et produisant une pesée au-dessous de lui le soulèvera vers l'orifice qu'il franchira peu à peu grâce à son élasticité, qui rappelle celle d'une petite balle de caoutchouc. Et c'est seulement quand le kyste sera à demi hors de la peau qu'on le saisira entre deux doigts le conduisant par des tractions ménagées à son expulsion. Toute pince déchire. Les doigts valent mieux qu'elle. Le kyste sort en entier, encore clos. Le malade, dont la souffrance, de son aveu même, a été peu de chose. voit le volume du kyste avec étonnement surtout par rapport à l'étroit orifice qui lui a livré passage.

Le pansement sera des plus simples, la cavité laissée par le kyste est vide. Il n'y a pas de sang, ou à peine : deux ou trois gouttes au maximum. On prend un pinceau largement imbibé de teinture d'iode et on écouvillonne avec lui la cavité. On badigeonne de même son orifice et c'est tout. Le badigeon de teinture d'iode sera renouvelé tous les deux jours. La cicatrice, qui persistera, sera à peine large et longue comme un trait d'ongle, pas plus, pour un kyste gros comme une petite noix.

Ni pince, ni agrafe, ni collodion. Rien. Il ne faut pas oublier que ce kyste est d'origine épidermique, que la plaie faite n'ouvre pas de brèche profonde, et qu'en agissant proprement il n'y a nulle chance de mécompte.

L'opération avec le cautère et des outils flambés peut être pratiquée au milieu de la chevelure, sans aucun rasage, ni antisepsie préalable, le cautère stérilisant tout ce qu'il touche. Je n'ai jamais eu même un incident d'infection.

J'ai pu, sur le même sujet, renouveler trois fois sur trois kystes différents la même intervention dans la même séance, preuve que la douleur était pour chacune des plus supportables.

J'ai pratiqué cette opération sur des malades qui, auparavant, avaient eu recours au chirurgien pour d'autres kystes semblables, tous m'ont dit combien ils préféraient ce mode opératoire à tout autre. C'est pourquoi je le décris. Il n'en est pas de plus pratique et de plus simple à ma connaissance.

Cette intervention, comme celles que nous pratiquons sur les lupus, les kéloïdes, le molluscuum contagiosum, les papillomes, etc., rentre donc dans le domaine du dermatologiste et dans celui de la chirurgie cutanée la plus élémentaire.

Nos confrères chirurgiens ne nous en voudront pas d'agir à leur place dans des cas qui, pour eux, sont ennuyeux et de nul intérêt.

V

Les cautérisations aux deux crayons dans le traitement des scrofulodermites fongueuses, végétantes ou ulcéreuses.

Voici un procédé de traitement des écrouelles du temps jadis, des scrofulodermites d'aujourd'hui, que tous les praticiens devraient connaître et dont ils devraient user couramment. Il est applicable d'ailleurs à toutes les ulcérations chroniques non spécifiques. Ce procédé a été imaginé par Collardi de Bologne mais c'est mon vénéré maître, E. Besnier, qui le premier l'utilisa méthodiquement et en régularisa l'usage. C'est à lui que je dois de le connaître, c'est donc par erreur que plusieurs médecins anglais m'en ont attribué récemment la paternité.

En fait, il s'agit d'une cautérisation double et successive avec deux crayons, l'un de nitrate d'argent, l'autre de zinc métallique.

Le crayon de nitrate d'argent est celui de la pharmacopée ordinaire. Le crayon de zinc est un morceau de zinc pur de la dimension et de la forme d'un crayon de bureau. Pratiquement il est bon d'en avoir

plusieurs, trois ou quatre, dont les extrémités ont
des formes différentes : pointues, mousses, olivaires,
plates, telles que la figure ci-dessous les représente.
Un crayon courbe pourrait être utile pour suivre
le trajet de certaines fistules. Quand le médecin veut

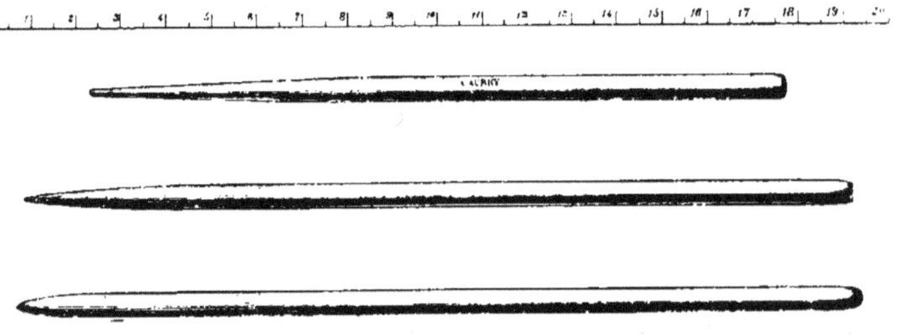

Fig. 17.

pratiquer la cautérisation double, il commence par
passer au nitrate d'argent les bourgeons charnus, les
fongosités qu'il veut détruire ou les anfractuosités
de l'ulcération, ou tout le trajet de la fistule, quand
il s'agit d'une fistule tuberculeuse anale ou ganglionnaire par exemple.

Ceci fait, il prend de même le crayon de zinc et
refait avec lui la même opération qu'il vient de pratiquer au crayon de nitrate d'argent.

Aussitôt le malade ressent une douleur plus vive
que celle de la première cautérisation, et tous les
points touchés deviennent d'un noir d'encre. De
même le bâton de zinc dont on s'est servi.

Que s'est-il passé? il s'est produit une double
décomposition : le nitrate d'argent est devenu acide
nitrique libre d'une part et argent naissant et *colloïdal*
d'autre part, pendant qu'il se formait du nitrate
acide de zinc. La couleur noire est celle de l'argent
libre.

Cette méthode a un léger inconvénient objectif, la teinte noire qu'elle donne aux parties cautérisées. Mais elle fournit des résultats excellents, particulièrement dans la scrofulo-tuberculose cutanée, surtout dans ses formes exubérantes fongueuses ou fistuleuses.

Cette cautérisation peut, avec avantage, être répétée chaque semaine jusqu'à guérison ou même quand il s'agit de végétations très exubérantes, deux fois par semaine. Et les bons effets qu'elle fournit sont très rapidement appréciés du malade et du médecin.

Ce procédé peut être applicable à toutes les ulcérations dont la guérison tarde, comme par exemple aux chancres mous, aux ulcères de jambes, etc. Je sais un chirurgien qui l'a utilisé dans la métrite.

En dermatologie, ce procédé peut d'ailleurs être combiné avec l'emploi du sous-carbonate de fer que nous avons décrit plus haut. On cautérise l'ulcération aux deux crayons et on la panse au sous-carbonate de fer.

Lorsqu'on s'est servi du crayon de zinc métallique comme je l'ai dit, toutes ses parties qui ont touché le nitrate d'argent sont devenues noires. Pour que le crayon de zinc puisse servir de nouveau, il faut le frotter soigneusement avec du papier de verre ou d'émeri jusqu'à ce qu'on ait retrouvé (en une minute), sous la couche noire, le métal blanc et luisant.

VI

L'acide carbonique neigeux en dermatologie.

L'une des meilleures acquisitions faites par la dermatologie en ces dernières années est l'emploi, comme modificateur et comme caustique, de l'acide carbonique neigeux.

L'utilité de ce procédé, non seulement pour tous les dermatologistes mais pour tous les praticiens, est incontestable. Sa technique est facilement assimilable, même par ceux qui n'ont pas eu l'occasion de la voir expérimenter, car elle peut être décrite aisément. Elle peut rendre des services dans beaucoup

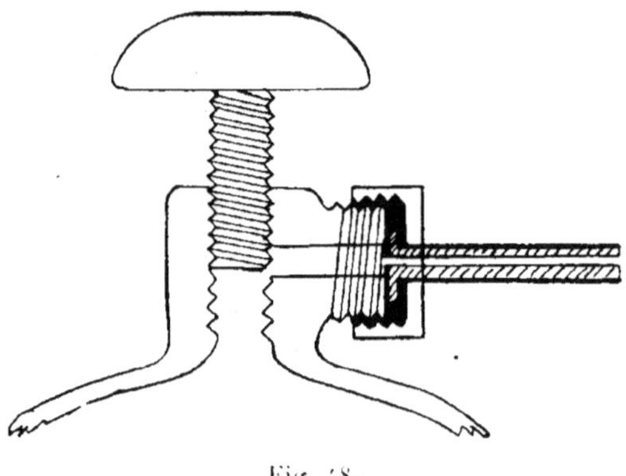

Fig. 48.

d'affections cutanées : nævi, couperose, pelade, lupus érythémateux, lupus vulgaire, scrofulodermites et lépromes.

On achète partout aujourd'hui des obus métalliques remplis d'acide carbonique liquide. L'obus plein coûte environ 35 francs mais, vide, il se recharge pour quelques francs. Il est fermé par une vis formant vanne et qu'on manœuvre à la main par une poignée en forme de volant d'automobile (fig. 48).

Le jet sort latéralement par une tubulure de 5 centimètres de long environ creusée d'un canal de 2 millimètres de diamètre.

Lorsqu'on veut se procurer de l'acide carbonique

neigeux, on place la tête de l'obus en position légèrement déclive et l'on coiffe l'orifice latéral d'une poche faite avec le poing dans une peau de chamois et qu'on maintient, de la main gauche, serrée et fermée autour de la tubulure, pendant que de la main droite on

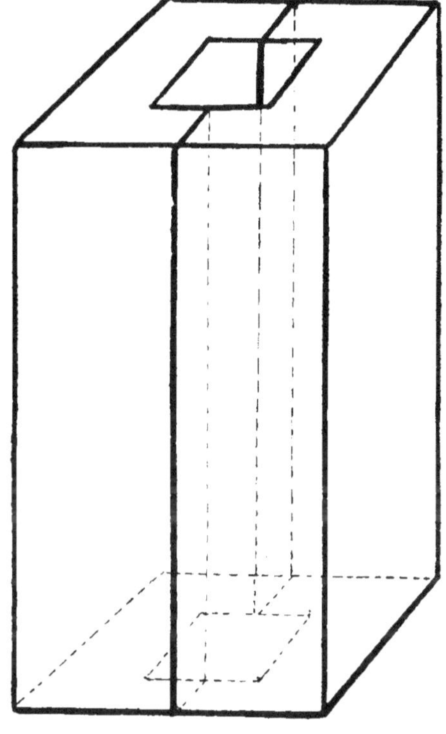

Fig. 49.

ouvre la vanne. Un jet brusque se produit, le gaz filtre au travers de la poche et la détente brusque du gaz le congèle partiellement. On referme la vanne. On ouvre la poche, et dans tous ses plis on trouve une neige concrète très analogue à de l'amidon. Avec une spatule on en râcle tous les fragments, et voici comment on les utilise.

... Au préalable, on a fait construire par le menuisier un petit appareil ainsi conçu : une rainure de
1 centimètre et demi de large et de 7 millimètres de
profondeur a été pratiquée sur une épaisse planche
de chêne de 20 centimètres de long, bien plane. La
rainure faite, on a scié cette planche par le travers et
rabattu l'une sur l'autre ses deux moitiés de façon
que les deux demi-gouttières se regardent, les deux
planches juxtaposées constituant un moule en forme
de règle, ouvert aux deux bouts (fig. 49.

Bien entendu, les deux parties de ce moule doivent
être vissées l'une sur l'autre et inamovibles. Cet
appareil est complété par une règle de bois dur glissant à frottement dans le moule.

On place ce moule ouvert, debout sur un papier
propre. On le remplit avec la neige carbonique que
l'on pilonne avec la règle ; quand on a introduit ainsi
dans le tube de bois toute la neige qu'on a recueillie,
on la tasse de deux ou trois bons coups de marteau
appliqués sur le bout libre de la règle. Prenant alors le
moule en main, avec la règle on démoule le crayon
de glace carbonique qui ressemble exactement à un
morceau de craie à tableau et qui en a la dureté.
C'est alors qu'on peut s'en servir pour les applications thérapeutiques. On prend ce crayon entre les
mors d'une pince, ou simplement roulé dans la peau
de chamois, et on l'applique sur la lésion que l'on
veut traiter, pendant un laps de temps qui varie de
cinq à quarante secondes suivant les résultats qu'on
veut obtenir.

Le temps n'est d'ailleurs pas le seul facteur essentiel dont il faut tenir compte, il faut tenir le plus
grand compte aussi de la force avec laquelle le crayon

est appliqué sur la peau. Suivant qu'on l'appuie
mollement ou fortement, le résultat variera du simple
au double, c'est là un point qu'il ne faut jamais perdre
de vue.

Contre la couperose, l'application doit être de
cinq secondes, de cinq à sept contre la pelade, de
dix à quinze contre le lupus érythémateux, de quinze
à vingt et même trente et quarante secondes contre
les lupus tuberculeux et les scrofulodermites. Mais
à partir de dix secondes, si le crayon est un peu
appuyé sur la peau, on aura une brûlure suffisante
pour entraîner une cicatrice superficielle, cicatrice
qui sera plus profonde pour une application plus prolongée.

I

Parlons d'abord *de la couperose*. Si l'on applique
étroitement le bout du crayon de glace sur une peau
couperosique pendant cinq secondes, on la retirera
laissant une empreinte cutanée déprimée qui dégèle
en une minute et devient le siège d'une réaction
congestive assez intense. Quelquefois une phlyctène
apparaît le lendemain. Cette phlyctène peut se produire même après cinq et six jours. Elle sèche, et la
peau revient à la normale. Mais quand toute trace de
brûlure a disparu, l'empreinte du crayon est marquée
par une tache blanche sur laquelle les petits vaisseaux ont disparu.

Ce procédé remplit donc très bien son but en ce
qu'il fait parfaitement disparaître les petits vaisseaux
de la couperose. Mais il est très difficile de faire les

applications de crayon assez égales, assez exactement juxtaposées pour que la trace blanche géométrique de l'application ne persiste pas sur le visage
débarrassé de sa couperose.

C'est pour éviter cet inconvénient que le Dr Noiré
a remplacé ingénieusement le procédé d'application
du crayon, place par place, par une friction prolongée
des régions couperosiques avec le crayon saisi par
le travers. Dans ce procédé, on ne maintient pas
même une seconde le crayon sur le même point,
mais on fait avec lui, sur la peau couperosique, une
friction rude de sept à dix secondes, suivant l'étendue de la surface à traiter.

L'effet produit est beaucoup plus égal, mieux
réparti. Avec ce procédé, on ne risque pas de taches
blanches partielles disgracieuses, et le résultat final
après une ou deux interventions de ce genre est
pleinement satisfaisant.

II

D'après ce qui précède, on se rend compte que le
crayon d'acide carbonique, taillé en pointe au canif,
comme un crayon ordinaire, pourrait être appliqué à
la cure des petits *nævi vasculaires* qu'on voit souvent
paraître et se développer sur de jeunes visages. Mais
leur cure parfaite, à la pointe fine du galvano-cautère,
me paraît un procédé moins aveugle, et, bien manié,
plus parfait. On ne préférerait le crayon de neige carbonique que chez les enfants de six à douze ans, que
la pointe rouge du galvano peut terrifier au point
d'en rendre l'usage inapplicable.

III

Le crayon d'acide carbonique peut être appliqué au traitement des *plaques peladiques*.

Nous avons dit et répété, après Vidal et bien d'autres, que le médecin qui veut guérir une plaque peladique doit la maintenir constamment en état d'irritation légère. Rien n'est plus facile avec la neige carbonique, car une application de sept à huit secondes donnera au point touché une réaction qui durera dix à douze jours. Une seule règle, celle de ne pas dépasser ce temps dans l'application, sans quoi, on risquerait une cicatrice qui serait d'ailleurs superficielle et, à moins d'un gros écart, n'entraînerait pas une dépilation définitive.

IV

Dans le traitement du lupus érythémateux, la neige carbonique peut donner des résultats excellents. On sait combien cette maladie est tenace et rebelle ; tel cas sera amélioré par la haute fréquence à dose révulsive, tel autre par les cautérisations à la pointe fine du galvano-cautère, tel autre par les emplâtres salicylés pyrogalliques au dixième... On ne peut s'attendre à ce que la neige carbonique ait raison de tous les cas. Mais dans certains, surtout au cours de leur premier développement, son action est souvent merveilleuse, et la guérison peut être obtenue en une ou deux applications sur les points traités, ce qui paraîtra miraculeux à tous ceux qui connaissent la ténacité de cette affection.

L'application doit être, je l'ai dit, de dix à quinze secondes, suivant les cas, et renouvelée toutes les trois semaines. Je panse la brûlure superficielle qui suit, à quelques jours d'intervalle, avec une pommade au sous-carbonate de fer au quarantième.

Les applications doivent être répétées toutes les trois semaines ou tous les mois, jusqu'à preuve de l'efficacité ou de l'inefficacité de la méthode. En deux mois, on saura toujours si l'effet est bon ou nul. Si, après deux ou trois applications, l'effet est nul, ne pas s'opiniâtrer, car dès la première application l'effet est bon quand le procédé doit se montrer efficace.

V

Pour le *lupus tuberculeux* et les *scrofulides ulcéreuses*, il faut aller jusqu'à trente et quarante secondes d'application, c'est-à-dire jusqu'à la nécrose des tissus. Et dans ce cas, la réaction à l'intervention thérapeutique est réellement douloureuse pendant quelques jours. Ici, la neige carbonique n'est qu'un procédé rapide, très actif, mais qui ne détrônera ni la photothérapie de Finsen, ni l'emploi du radium, ni aucune des anciennes méthodes de traitement, car dans la cure d'un grand lupus tout doit être employé concurremment.

Les lupus tuberculeux sur lesquels l'application carbonique agit le mieux sont les lupus larges infiltrés, non ulcérés. Après quelques interventions, on voit se produire par places des îlots de cicatrice blanche, découpant en morceaux distincts la surface lupique. La cicatrice est belle et parait durable.

L'avantage du procédé est de faire beaucoup de besogne en peu de temps. C'est un procédé de première attaque, surtout utile pour les malades de banlieue qui viennent se faire soigner à la ville et ne se présentent au médecin que tous les mois ou toutes les six semaines.

Dans ces cas, le malade auquel on aura pratiqué des applications de quarante secondes doit être prévenu de la réaction vive et durable qui suivra. Les pansements au liniment oléo-calcaire d'abord, puis à la pommade au sous-carbonate de fer au $1/40^e$, m'ont donné les meilleurs résultats pour hâter et parfaire la cicatrisation.

VI

Je n'ai pas eu l'occasion d'appliquer la neige carbonique au traitement externe des lépromes, mais je sais qu'on s'en est servi utilement. Le cas échéant, je n'hésiterais pas y recourir et à traiter les lépromes comme les lupus tuberculeux, avec lesquels ils présentent tant de points de ressemblance.

En résumé, le crayon de neige carbonique comprimé donne de bons résultats dans la thérapeutique de plusieurs affections dermatologiques, que nous guérissions moins souvent ou moins bien avant lui. L'outillage que demande l'application de cette méthode est peu dispendieux, l'apprentissage de la main presque nul. Ce sont autant de raisons qui la recommandent. Son utilisation dans un service hospitalier dermatologique est quotidienne.

On a inventé récemment un dispositif plus compliqué que celui que j'ai décrit, peut-être un peu plus commode pour la clientèle de ville, mais notablement plus coûteux : un détendeur en métal troué, intérieurement revêtu d'amiante, remplace la peau de chamois et s'adapte à l'extrémité d'un petit obus d'acide carbonique dont la capacité suffit à la fabrication d'un crayon ; la maison fournit d'avance un certain nombre de ces obus et les remplace au fur et à mesure des besoins.

Après avoir usé des deux procédés, je préférerais encore l'ancien, au moins dans la pratique hospitalière.

Je ne sais à qui nous sommes redevables de cette technique nouvelle. Je l'ai tenue du professeur Jadassohn (de Berne), il y a trois ans, et je crois l'avoir introduite à Saint-Louis. Depuis lors, presque tous les services de l'hôpital en font usage. Elle a donné lieu l'an passé à une communication de Gouin et de Pautrier, et ces auteurs, comme moi, se félicitent des résultats qu'elle leur a donnés.

VII

De l'épilation à la pince.

Maintenant, très peu de dermatologistes, même professionnels, savent apprécier ce que vaut le procédé de l'épilation à la pince, appliqué au traitement de plusieurs maladies des régions pilaires. Dans l'avenir, sans doute, beaucoup moins encore sauront sa juste valeur, car l'épilation par les rayons X supplantera de plus en plus l'épilation manuelle.

Ce serait pourtant une erreur de croire que les

rayons X pourront dans tous les cas remplacer la main de l'épileur. J'ai assez contribué à mettre au point les techniques d'application des rayons X dans le traitement des teignes et à en faire généraliser l'emploi pour n'être pas suspect de partialité en parlant ainsi.

Mais d'abord, les rayons X, lorsqu'on les emploie dans un but d'épilation sont d'un maniement délicat : une trop faible dose n'épile pas, une trop forte dose peut empêcher « la repousse », en sorte que certains radiologistes des plus expérimentés pourtant, hésitent encore à s'en servir dans ce but. Et pour y réussir à coup sûr, il y faut de la pratique. Et puis, on ne verra pas d'ici longtemps le médecin praticien avoir une installation de rayons X à sa disposition. Beaucoup de centres urbains même en seront longtemps dépourvus. Une bonne pince à épiler coûte trois francs, et même en s'en servant maladroitement on peut encore faire avec elle beaucoup de besogne utile.

Je n'ai pas à faire ici l'histoire de l'épilation ; l'antiquité l'a connue ; l'Italie n'en a jamais perdu la tradition, semble-t-il, et la Renaissance l'importa en France, avec les Valois et leurs mariages italiens. Cependant, l'épilation, même lorsqu'on l'utilisa dans les maladies qu'elle peut guérir, ne fut jamais systématiquement employée avant Bazin. C'est lui qui le premier comprit la valeur thérapeutique de l'épilation. Avec sa fougue habituelle, il en généralisa l'emploi dans toutes les teignes, parmi lesquelles il rangeait à tort la pelade et les sycosis inflammatoires. Alors on vit à l'hôpital Saint-Louis des épileurs dressés à leur état et y atteignant une maîtrise que le temps présent ne connait plus. C'est la génération médicale issue de Bazin, celle des Lailler, des Vidal, des Besnier, qui précisa le mieux les cas où l'épilation est utile. Besnier surtout. Ceux qui n'ont pas connu ses épileurs ne se doutent pas de ce qu'est et de ce que peut faire en thérapeutique dermatologique une épilation bien faite.

Aujourd'hui, cette tradition, comme il est arrivé à d'autres, est en train de se perdre; les épileurs ne font plus d'élèves, et se font rares, parce que les maîtres ne les emploient plus. L'histoire de la dermatologie est pleine de ces reculs déplorables. Faute d'un enseignement traditionnel suffisant, on voit à chaque époque se perdre des progrès acquis, que les âges suivants auront plus tard à retrouver.

Il y a peu de principes qu'on puisse formuler concernant la technique de l'épilation. Le premier est que la main de l'opérateur soit vive, car la douleur produite par l'avulsion rapide d'un poil est quasi nulle et celle que produit l'avulsion lente est insupportable. Le petit coup sec de la main qui tient la pince est indispensable, et pour l'acquérir, le mieux est de s'essayer sur soi; on aura vite fait de trouver le coup de pince le moins douloureux.

S'il s'agit d'une épilation du cuir chevelu, l'opérateur tient la tête de l'opéré contre sa poitrine, s'il s'agit d'une barbe ou d'une moustache le malade est étendu dans un fauteuil et l'épileur se place à côté de lui, s'il s'agit d'une épilation de la nuque, le malade se place à califourchon sur une chaise basse, et le front appuyé sur son dossier. La règle pour l'opérateur est de *tendre* la peau à épiler avec les doigts de la main gauche le plus durement possible de façon

que la peau ne suive pas du tout les mouvements de
traction de la pince, et qu'ainsi le temps de l'avulsion
du poil soit le plus bref qu'il puisse être. La peau du
patient étant ainsi fortement tendue, la main droite
opère par petites pincées rapides.

On distingue vite une épilation propre et bien faite
qui n'a laissé aucun follet et n'a cassé aucun des poils
à extraire, d'une épilation malpropre caractérisée par
les deux défauts inverses. Pour être réellement utile,
une épilation doit être complète, et une épilation médiocre doit être reprise et corrigée.

Pour donner une idée de la rapidité de certaines
mains professionnelles, disons qu'une tête entière
peut être complètement épilée en quatre séances et
n'oublions pas que Sappey a compté trois cent mille
cheveux sur la tête humaine.

De même on peut voir une barbe entière, sans la
moustache, épilée en une seule séance, en trois heures
et demie environ...

Voyons maintenant en quoi et comment le procédé
de l'épilation mécanique peut être utile.

Il peut être utile pour enlever, de son follicule, un
cheveu habité par un parasite, quand celui-ci l'a envahi assez profondément pour qu'aucun antiseptique
ne l'atteigne, ce qui est la règle.

Telle est la raison d'être de l'épilation dans le favus ;
et elle y est si nécessaire qu'on ne le guérit pas sans
elle.

Aucun parasiticide quelconque, même gazeux, ne
peut stériliser même la moitié de la partie radiculaire du cheveu, incluse dans la peau. Or, le parasite du favus envahit toute la racine du cheveu, le
bulbe excepté ; dans ces conditions, l'épilation extirpe

avec le cheveu le parasite qu'on ne peut atteindre.

Évidemment, il reste, de-ci, de-là, quelques éléments parasitaires dans l'étui épidermique folliculaire du cheveu, et le cheveu neuf lorsqu'il repoussera pourra être envahi de nouveau, mais ce cas est l'exception, et à chaque épilation beaucoup de cheveux seront guéris définitivement. Après quatre ou cinq épilations, en quatre ou cinq mois, tous le seront. Ainsi l'épilation réalise dans le favus une sorte de stérilisation discontinue du follicule, qui conduit à la stérilisation totale et parfaite du cuir chevelu tout entier.

On peut affirmer sans démenti possible qu'en dehors de l'épilation il n'y a pas de guérison du favus et que l'épilation est le moyen nécessaire et suffisant de sa guérison.

Même si l'on se sert de la radiothérapie dans le traitement du favus, comme nous le faisons à l'École Lailler, l'épilation à la pince garde sa valeur pour reprendre ensuite les poils encore malades, au milieu de ceux que l'épilation par les rayons X a guéris du premier coup. Car, au contraire de la teigne tondante, que les rayons X guérissent d'un seul coup, le favus « à godets » n'est guéri par eux que partiellement, et quand la repousse se produit, quelques cheveux sont restés malades, que l'épileur doit découvrir et enlever.

L'épilation manuelle dans les teignes *tondantes* est moins valable, car si elle vise les cheveux malades, comme ils sont fragiles, elle les casse dans le follicule, où ils restent avec le parasite qu'ils contiennent, et si le rôle de l'épilation se borne à cerner les plaques malades, en enlevant les cheveux sains de leur pourtour, c'est un rôle secondaire. Du reste, je n'insiste pas sur ce point car, en ce qui concerne les teignes tondantes, il n'y a de traitement rapide valable que l'application des rayons X et tout autre est illusoire.

Mais dans beaucoup d'affections aiguës ou chroniques du cuir chevelu, de la nuque et de la barbe, le rôle de l'épilation de propreté est très important : ainsi dans les trichophyties d'origine animale qui font les kérions, dans les acnés décalvantes, kéloïdiennes, dans les plaies traumatiques des régions pilaires et dans toutes lésions croûteuses épaisses.

Dans le kérion, l'épilation enlève les cheveux morts, facilite l'issue du pus intra-folliculaire, et transforme la région pilaire en une région glabre. On sait, en effet, que le follicule pilaire, vide de son poil, se transforme en un boyau épithélial plein en expurgeant sa cavité de tout ce qu'elle contient, débris épidermiques, pilaire, pus, etc. Cette répurgation automatique est des plus nécessaires dans l'acné kéloïdienne, ou suppurée du dos de la nuque, ou dans le sycosis.

Bazin croyait l'épilation bonne dans tous les sycosis parce qu'il les croyait tous trichophytiques. En réalité, l'épilation vaut mieux encore dans le sycosis pustuleux banal que dans le sycosis trichophytique.

Ce sont là des types morbides de régions velues parce que leur lésion est localisée aux follicules pilaires profonds. L'épilation les transforme (et non pas en apparence seulement) en régions glabres, la suppuration se tarit donc jusqu'à la réapparition du poil. C'est pourquoi l'épilation dans la plupart des affections où elle est utile doit être longtemps renouvelée dès que les cheveux ou poils peuvent être repris à la pince. Après chacune se fait une répurgation momentanée du follicule. Après beaucoup, on arrive souvent à une répurgation définitive. On voit ainsi des malades, qui savent par expérience le bénéfice de l'épilation, en arriver à s'épiler eux-mêmes. Dans les sycosis les plus récidivants de la barbe, la guérison peut ne survenir qu'après deux ou trois ans d'épilations répétées, mais je parle des cas les plus graves, beaucoup guérissent plus vite, après trois ou quatre épilations. Ainsi, arrive-t-on dans la plupart des cas à réduire aux seules lésions cicatricielles l'acné kéloïdienne de la nuque qui n'est que le sycosis de cette région. D'ailleurs, l'épilation dans beaucoup de cas n'empêche pas l'application adjuvante de topiques appropriés.

Il est à remarquer aussi, que dans la plupart des affections où l'épilation s'emploie, chaque épilation diminue le nombre des follicules malades, et qu'une épilation ultérieure devra rechercher entre les follicules déjà assainis ceux qui restent encore infectés. C'est là un travail qu'on ne peut demander aux rayons X.

Ceux-ci irradient une région qui deviendra tout à fait glabre. Avec eux c'est une épilation régionale qu'on obtient. Peu importe, dira-t-on, la besogne faite n'en est que plus sûre.

Ceci est vrai dans un certain nombre de cas, non pas dans tous. Beaucoup de malades atteints d'anciens sycosis préféreront garder leur barbe qui cache les cicatrices des lésions passées, et n'enlever parmi ces poils sains que les poils malades.

En outre, la bordure d'une région irradiée par les rayons X est nette, et il n'y a pas de transition entre la région dénudée et celle qu'on a protégée contre l'irradiation. La limite a donc toujours un aspect géométrique des plus insolites et des plus disgracieux que la pince évite parfaitement, en choisissant entre les poils sains les poils malades. Ceci est surtout vrai à la nuque. De même quand il s'agit de nettoyer la bordure d'une plaie traumatique, d'une brûlure, d'une lésion croûteuse, la pince seule peut suivre le contour de la lésion.

Enfin et surtout, je le répète, l'épilation aux rayons X demande une technique si parfaite et si délicate qu'entre beaucoup de mains même habiles, le patient risquera, même sans brûlure, quelque défaut de repousse. C'est un risque que la pince ne fait pas courir.

En résumé, dans un nombre immense de lésions folliculaires profondes, suppurées, l'épilation à la pince est le meilleur moyen de guérison. Plusieurs de ces lésions ne guérissent jamais sans épilation. Ainsi l'épilation répétée est l'unique moyen de guérir une teigne faveuse. Ces seuls mots montrent à quel point le praticien aurait tort d'ignorer ou de négliger un procédé technique qu'il peut s'assimiler à si peu de frais.

TABLE DES MATIÈRES

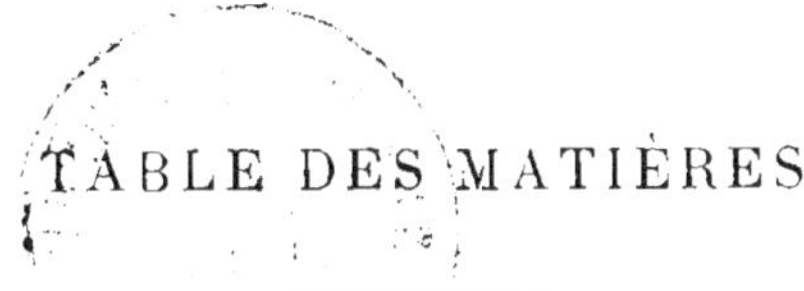

ÉVREUX, IMPRIMERIE CH. HÉRISSEY. PAUL HÉRISSEY, SUCC.